按摩全书

经络穴位

主　编：吴明霞

副主编：张霖云　林银英

编　委：万　宁　朱定钰　韩　凡　郑晓艳
　　　　李　圆　邱建清

海峡出版发行集团 THE STRAITS PUBLISHING & DISTRIBUTING GROUP ｜ 福建科学技术出版社 FUJIAN SCIENCE & TECHNOLOGY PUBLISHING HOUSE

图书在版编目（CIP）数据

经络穴位按摩全书／吴明霞主编.—福州：福建
科学技术出版社，2021.8
ISBN 978-7-5335-6531-2

Ⅰ.①经… Ⅱ.①吴… Ⅲ.①穴位按压疗法－图解
Ⅳ.①R245.9-64

中国版本图书馆CIP数据核字（2021）第160229号

书　　名	经络穴位按摩全书	
主　　编	吴明霞	
出版发行	福建科学技术出版社	
社　　址	福州市东水路76号（邮编350001）	
网　　址	www.fjstp.com	
经　　销	福建新华发行（集团）有限责任公司	
印　　刷	福建新华联合印务集团有限公司	
开　　本	787毫米×1092毫米　1/16	
印　　张	18.5	
插　　页	1	
图　　文	296码	
版　　次	2021年8月第1版	
印　　次	2021年8月第1次印刷	
书　　号	ISBN 978-7-5335-6531-2	
定　　价	49.80元	

书中如有印装质量问题，可直接向本社调换

目 录
CONTENTS

第一部分　常见病症特效按摩法

第一章
成人常见病症特效按摩法 1

第二章
小儿常见病症特效按摩法　22

第二部分　十四经穴图解

第三章
手太阴肺经　28

注：本书所涉及的日常常用穴，目录中以"☆"标示出。

第六章
足太阴脾经　74

中医看脾脏 / 75

脾经的主治病症 / 75

脾经腧穴 / 76

第七章
手少阴心经　88

中医看心脏 / 89

心经的主治病症 / 89

心经腧穴 / 90

第十章
足少阴肾经

中医看肾脏 / 141

肾经的主治病症 / 141

肾经腧穴 / 142

第十四章
足厥阴肝经
202

中医看肝脏 / 203

肝经的主治病症 / 203

肝经腧穴 / 204

第三部分　经外奇穴与儿童按摩特定穴

第十七章
经外奇穴

238

第十八章
儿童按摩特定穴
258

附录
穴名笔画索引
278

鼻出血

按揉上星5分钟，以酸胀为度。

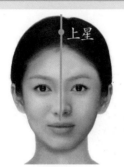

按揉阴郄，至出血停止。

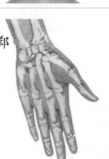

按揉昆仑5分钟，以不出血为度。

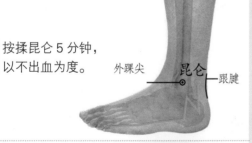

用示指和中指按揉迎香50次。

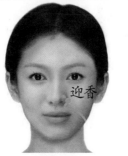

鼻炎

点按风池，以酸胀为度，每日2次。

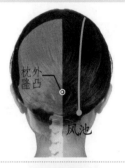

点按悬厘，以酸胀为度，每日2次。

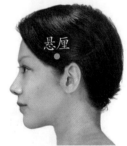

点按迎香，以酸胀为度，每日2次。

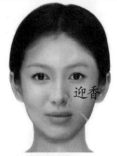

以拇指按揉合谷，每次5分钟，每日2次。

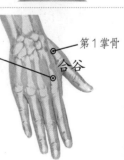

近 视

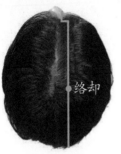

络却

拇指点按络却 5 分钟，以酸胀为度，每日 2 次。

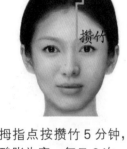

晴明

拇指点按晴明 5 分钟，以酸胀为度，每日 2 次。

攒竹

拇指点按攒竹 5 分钟，以酸胀为度，每日 2 次。

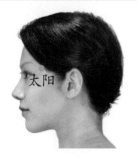

太阳

用示指、中指点按太阳 5 分钟，以酸胀为度，每日 2 次。

结膜炎

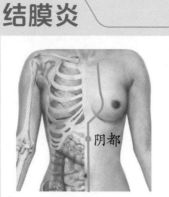

阴都

拇指掐按阴都 3~5 分钟，以轻微疼痛为度。

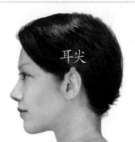
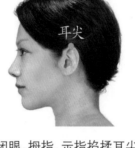

耳尖

闭眼，拇指、示指掐揉耳尖，以轻微疼痛为度。

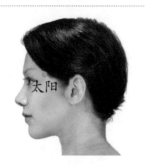

太阳

闭眼，拇指按揉太阳，以酸胀为度。

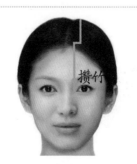

攒竹

拇指按揉攒竹 3~5 分钟，以酸胀为度。

耳鸣、耳聋

翳风

拇指按压翳风 3~5 分钟，以酸胀为度。

听宫

示指按压听宫，往耳屏方向用力。

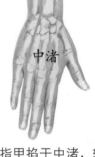

中渚

拇指指甲掐于中渚，轻轻拨动 5 分钟，以胀痛为宜。

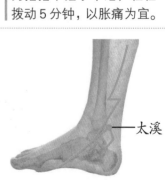

太溪

拇指揉双侧太溪 5 分钟，以酸胀为度，每日 2 次。

中耳炎

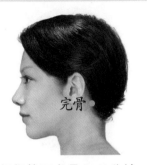

拇指按压完骨 3~5 分钟，以酸胀为度。

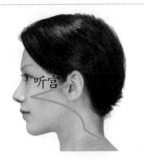

示指按压听宫，往耳屏方向用力。

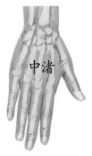

拇指指甲掐于中渚，轻轻拨动 5 分钟，以胀痛为宜。

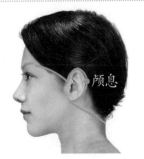

拇指按压颅息 3~5 分钟，以酸胀为度。

后头痛

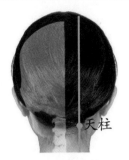

拇指向上弹拨天柱，以胀痛缓解为度。

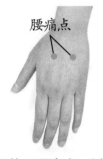

拇指按压腰痛点，以胀痛缓解为度。

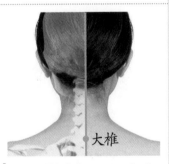

拇指弹拨大椎，以局部疼痛缓解为度。

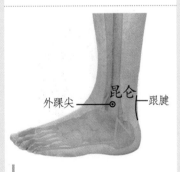

拇指按揉昆仑，以酸胀为度。

偏头痛

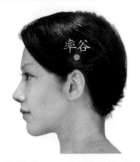

点按率谷，以酸胀为度，每日 2 次。

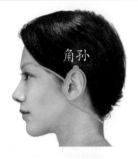

点按角孙，以酸胀为度，每日 2 次。

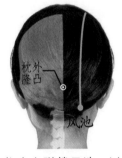

拇指向上弹拨风池，以胀痛缓解为度。

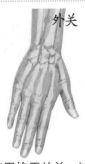

拇指指甲掐于外关，以局部胀痛为度（有电麻感更佳）。

头 痛

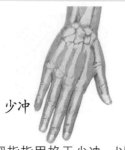

少冲

拇指指甲掐于少冲，以局部胀痛为度（类似针刺感为佳），持续 3 分钟。

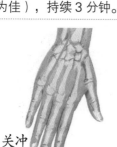

关冲

拇指指甲掐于关冲，以局部胀痛为度（类似针刺感为佳），持续 3 分钟。

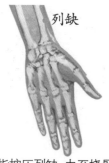

列缺

拇指按压列缺，力至桡骨面，上下按揉，持续 3~5 分钟。

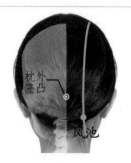

枕外隆凸 风池

拇指向上弹拨风池，以胀痛缓解为度。

三叉神经痛

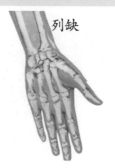

列缺

拇指按压列缺，力至桡骨面，上下按揉，持续 3~5 分钟。

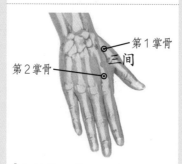

第 1 掌骨 三间 第 2 掌骨

拇指指甲掐于三间，上下搓揉 3~5 分钟。

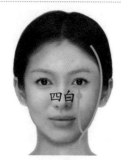

四白

示指按揉四白，以酸胀为度。

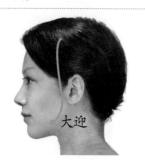

大迎

拇指按压大迎，配合口之开合 3~5 分钟。

失 眠

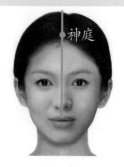

神庭

拇指点按神庭 5 分钟，以酸胀为度，每日睡前按压。

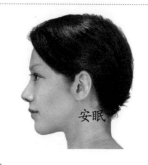

安眠

拇指点按安眠 5 分钟，以酸胀为度，每日睡前按压。

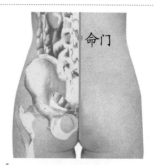

命门

拳轻敲命门 50 次。

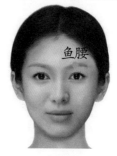

鱼腰

拇指点按鱼腰 5 分钟，以酸胀为度，每日睡前按压。

中风后遗症

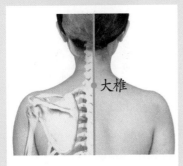

大椎

拇指弹拨大椎，以局部疼痛缓解为度，每日2次。

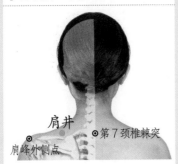

肩井
肩峰外侧点　　第7颈椎棘突

拳敲肩井，以局部肌肉酸胀为度，每日2次。

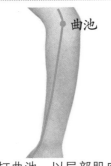

曲池

拍打曲池，以局部肌肉酸胀为度，每日2次。

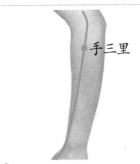

手三里

按揉手三里，以局部肌肉酸胀为度，每日2次。

阿尔茨海默病

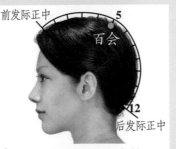

前发际正中　　5
百会
12
后发际正中

两手示指重叠稍用力按压百会，停留片刻后松开，反复5~6下，每日2次。

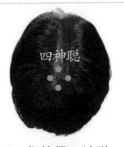

四神聪

两手示指按揉四神聪，每个穴位1分钟，力度稍重，每日2次。

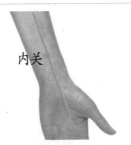

内关

拇指稍用力按压内关，停留片刻后放松，反复5~6下，每日2次。

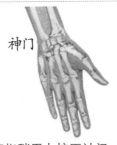

神门

拇指稍用力按压神门，停留片刻后放松，反复5~6下。同法按压对侧神门，每日2次。

牙 痛

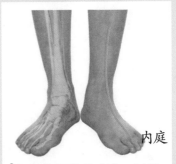

内庭

拇指指甲掐于内庭，以局部疼痛为度。

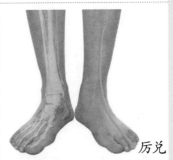

厉兑

拇指指甲掐于厉兑，以局部疼痛为度。

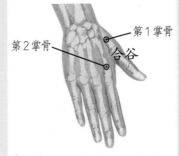

第2掌骨　　第1掌骨
合谷

拇指指甲掐于合谷，以局部疼痛为度。

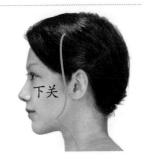

下关

拇指按揉下关，以酸胀为度，配合口开合运动。

咽 痛

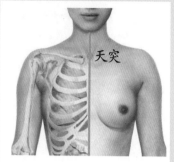

天突

拇指按揉天突 10~20 次，配合吞咽动作。

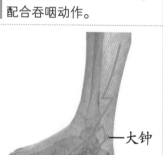

大钟

拇指按揉大钟 3~5 分钟，以酸胀为度。

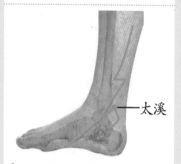

太溪

拇指按揉太溪 3~5 分钟，以酸胀为度。

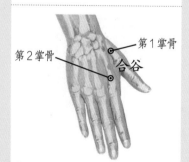

第2掌骨　第1掌骨
合谷

拇指按揉合谷 3~5 分钟，以酸胀为度。

慢性咽炎

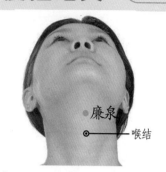

廉泉
喉结

拇指按揉廉泉 10~20 次，配合吞咽动作。

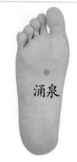

涌泉

拇指按揉涌泉 3~5 分钟，以酸胀为度。

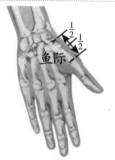

鱼际

拇指按揉鱼际 3~5 分钟，以酸胀为度。

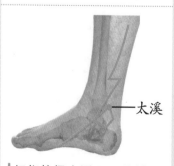

太溪

拇指按揉太溪 3~5 分钟，以酸胀为度。

肩周炎

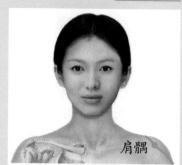

肩髃

拇指按揉肩髃，以酸胀为度，配合肩部活动，每日 2 次。

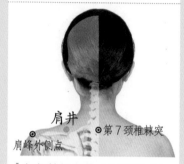

肩井
肩峰外侧点　第7颈椎棘突

拇指按揉肩井，以酸胀为度，配合肩部活动，每日 2 次。

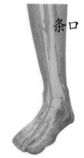

条口

拇指按揉条口，以酸胀为度，配合肩部活动，每日 2 次。

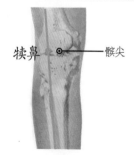

犊鼻　髌尖

拇指按揉犊鼻，以酸胀为度。

颈椎病

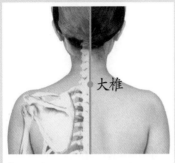

拇指弹拨大椎，以局部肌肉酸痛缓解为度，每日 2 次。

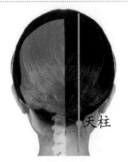

拇指向上弹拨天柱，以胀痛缓解为度。

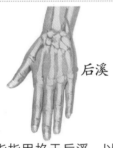

拇指指甲掐于后溪，以轻微疼痛为度，并缓慢活动颈椎。

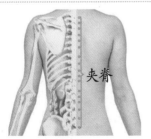

左右弹拨颈夹脊，以局部疼痛缓解为度，并缓慢活动颈椎。

急性腰扭伤

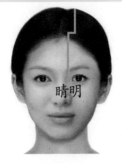

拇指点按睛明 5 分钟，以酸胀为度，每日 2 次。

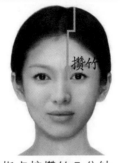

拇指点按攒竹 5 分钟，以酸胀为度，每日 2 次。

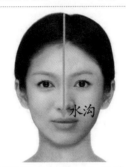

拇指点按水沟 1~2 分钟，以酸胀为度，每日 2 次。

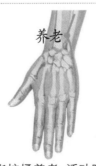

拇指按揉养老，活动腕关节，每日 2 次。

坐骨神经痛

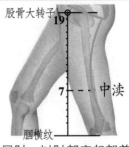

屈肘，以肘部突起部着力于中渎，以酸胀为度，每日 2 次。

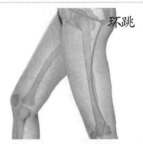

屈肘，以肘部突起部着力于环跳，以酸胀为度，每日 2 次。

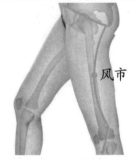

拳敲风市 3~5 分钟，以酸胀为度，每日 2 次。

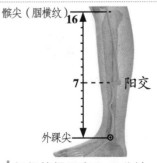

拇指按揉阳交 3~5 分钟，以酸胀为度，每日 2 次。

落 枕

腰肌劳损

肱骨外上髁炎（网球肘）

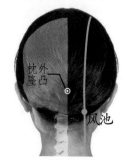

拇指向上弹拨风池，以胀痛缓解为度。

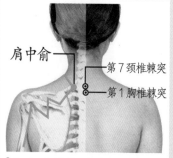

拇指点按肩中俞，以胀痛缓解为度，并活动颈部。

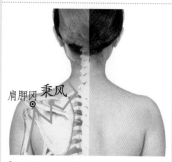

拇指点按秉风，以胀痛缓解为度，并活动颈部。

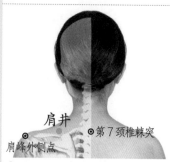

拇指点按肩井，以胀痛缓解为度，并活动颈部。

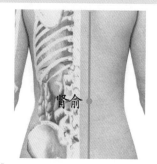

拇指点按肾俞5~10分钟，随呼吸加减力度，每日2次。

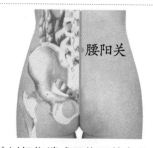

以拇指端或罗纹面着力于腰阳关，持续不断地推按3~5分钟。

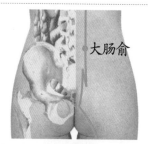

拇指点按大肠俞5~10分钟，随呼吸加减力度，每日2次。

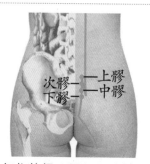

拇指按揉八髎3~5分钟，以酸胀为度。

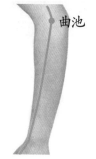

拇指按揉曲池3~5分钟，以酸胀为度。

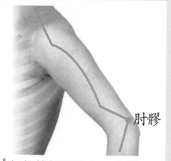

拇指按揉肘髎3~5分钟，以酸胀为度。

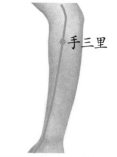

拇指按揉手三里3~5分钟，以酸胀为度。

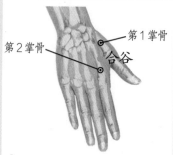

拇指按揉合谷3~5分钟，以酸胀为度。

腕管综合征

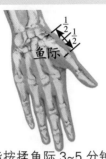

拇指按揉鱼际 3~5 分钟，以酸胀为度，同时轻缓活动腕部。

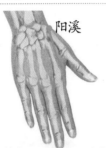

拇指按揉阳溪 3~5 分钟，以酸胀为度，同时轻缓活动腕部。

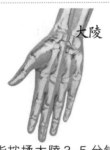

拇指按揉大陵 3~5 分钟，以酸胀为度，同时轻缓活动腕部。

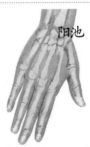

拇指按揉阳池 3~5 分钟，以酸胀为度，同时轻缓活动腕部。

桡骨茎突狭窄性腱鞘炎

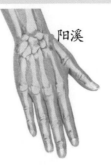

拇指按揉阳溪 3~5 分钟，以酸胀为度。

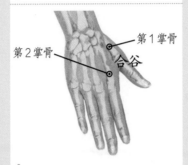

拇指按揉合谷 3~5 分钟，以酸胀为度。

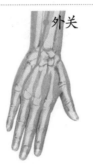

拇指按揉外关 3~5 分钟，以酸胀为度。

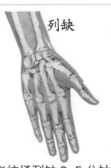

拇指按揉列缺 3~5 分钟，以酸胀为度。

退行性膝关节炎

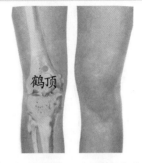

拇指按揉鹤顶，以酸胀为度，同时让膝关节轻缓屈伸。

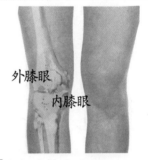

拇指点按内外膝眼 5~10 分钟，每日 2 次。

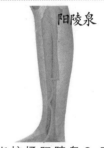

拇指按揉阳陵泉 3~5 分钟，以酸胀为度，同时让膝关节轻缓屈伸。

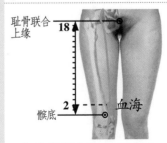

拇指按揉血海 3~5 分钟，以酸胀为度，同时让膝关节轻缓屈伸。

咳嗽痰多

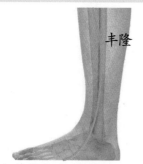
丰隆

拇指按揉丰隆 3~5 分钟，以酸胀为度，每日 2 次。

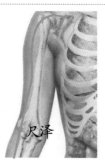
尺泽

拇指按揉尺泽 3~5 分钟，以酸胀为度，每日 2 次。

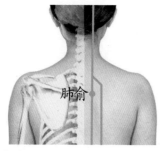
肺俞

拇指按揉肺俞 3~5 分钟，以酸胀为度，每日 2 次。

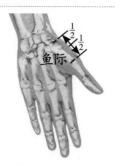
鱼际

拇指按揉鱼际 3~5 分钟，以酸胀为度，每日 2 次。

咳 嗽

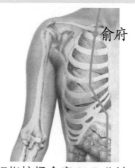
俞府

拇指按揉俞府 3~5 分钟，以酸胀为度，每日 2 次。

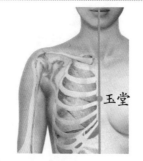
玉堂

拇指按揉玉堂 3~5 分钟，以酸胀为度，每日 2 次。

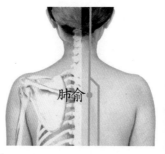
肺俞

拇指按揉肺俞 3~5 分钟，以酸胀为度，每日 2 次。

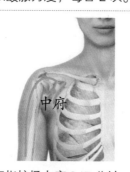
中府

拇指按揉中府 3~5 分钟，以酸胀为度，每日 2 次。

气 喘

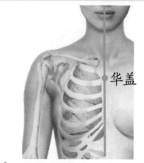
华盖

拇指按揉华盖 3~5 分钟，以酸胀为度，每日 2 次。

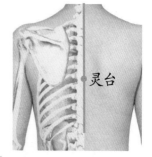
灵台

拇指按揉灵台 3~5 分钟，以酸胀为度，每日 2 次。

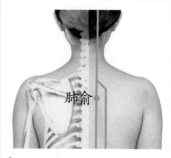
肺俞

拇指按揉肺俞 3~5 分钟，以酸胀为度，每日 2 次。

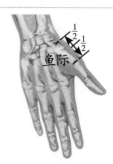
鱼际

拇指按揉鱼际 3~5 分钟，以酸胀为度，每日 2 次。

胸 闷

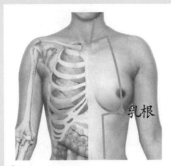

拇指按揉乳根 3~5 分钟，以酸胀为度，每日 2 次。

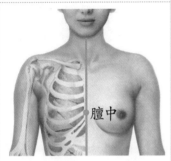

拇指按揉膻中 3~5 分钟，以酸胀为度，每日 2 次。

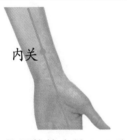

拇指指甲掐按内关 3~5 分钟，以轻微疼痛为度（有电麻感为佳），每日 2 次。

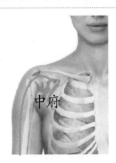

拇指按揉中府 3~5 分钟，以酸胀为度，每日 2 次。

感 冒

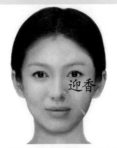

双手拇指同时按揉双侧迎香，以鼻窍稍通为度，每日 2 次。

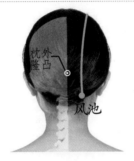

拇指弹拨风池，以酸胀为度，每日 2 次。

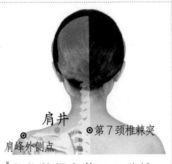

拇指按揉肩井 3~5 分钟，以酸胀为度，每日 2 次。

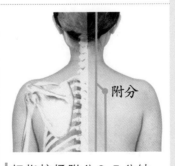

拇指按揉附分 3~5 分钟，以酸胀为度，每日 2 次。

支气管哮喘

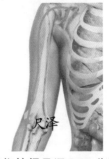

拇指按揉尺泽 3~5 分钟，以酸胀为度，每日 2 次。

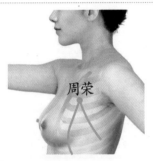

拇指按揉周荣 3~5 分钟，以酸胀为度，每日 2 次。

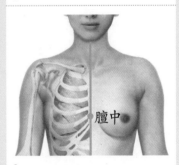

拇指按揉膻中 3~5 分钟，以酸胀为度，每日 2 次。

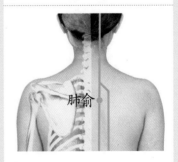

拇指按揉肺俞 3~5 分钟，以酸胀为度，每日 2 次。

肺 炎

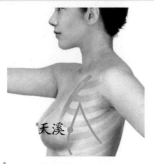

拇指按揉天溪 3~5 分钟，以酸胀为度，每日 2 次。

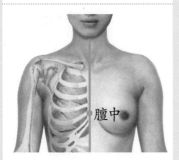

拇指按揉膻中 3~5 分钟，以酸胀为度，每日 2 次。

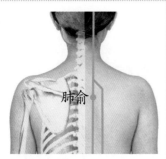

拇指按揉肺俞 3~5 分钟，以酸胀为度，每日 2 次。

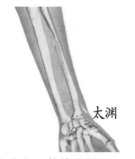

拇指指甲掐按太渊 3~5 分钟，以每日 2 次。

心 悸

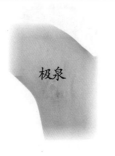

拇指按揉极泉 3~5 分钟，以酸胀为度。

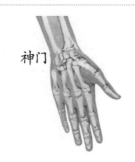

拇指指甲掐按神门 3~5 分钟，以轻微疼痛为度。

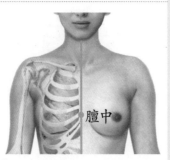

拇指按揉膻中 3~5 分钟，以酸胀为度，每日 2 次。

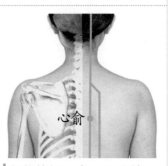

拇指按揉心俞 3~5 分钟，以酸胀为度，每日 2 次。

心绞痛

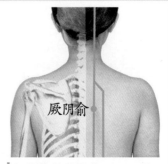

拇指按揉厥阴俞 3~5 分钟，以疼痛为度，每日 2 次。

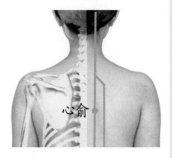

拇指按揉心俞 3~5 分钟，以疼痛为度，每日 2 次。

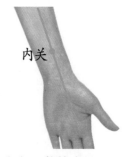

拇指指甲掐按内关 3~5 分钟，以疼痛为度，每日 2 次。

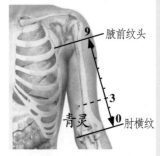

拇指按揉青灵 3~5 分钟，以酸胀为度，每日 2 次。

冠心病

拇指按揉极泉 3~5 分钟，以酸胀为度，每日 2 次。

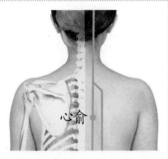

拇指按揉心俞 3~5 分钟，以疼痛为度，每日 2 次。

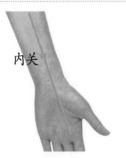

拇指指甲掐按内关 3~5 分钟，以疼痛为度，每日 2 次。

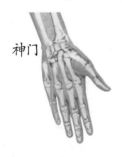

拇指指甲掐按神门 3~5 分钟，以疼痛为度，每日 2 次。

呃 逆

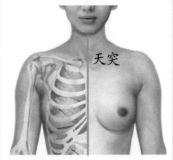

拇指点按天突，并配合吞咽动作，持续 1~3 分钟。

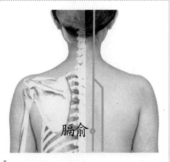

拇指按压膈俞 3~5 分钟，以酸胀为度，每日 2 次。

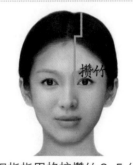

拇指指甲掐按攒竹 3~5 分钟，每日 2 次。

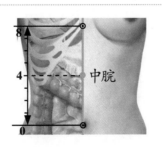

顺时针掌揉中脘 36 次，每日 2 次。

胃 痛

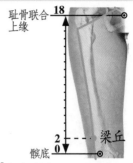

拇指按揉梁丘 3~5 分钟，以酸胀为度，每日 2 次。

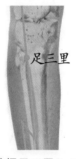

拇指按揉足三里 3~5 分钟，以酸胀为度，每日 2 次。

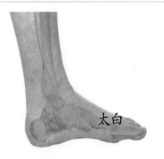

指掐太白 3~5 分钟，以酸胀为度，每日 2 次。

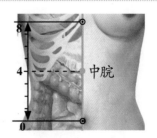

顺时针掌揉中脘 36 次，再逆时针掌揉中脘 36 次，每日 2 次。

消化不良

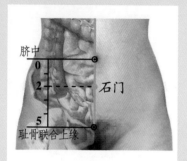

掌揉石门 3~5 分钟，每日 3 次。

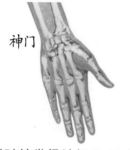

顺时针掌揉神门 5~10 分钟，每日 3 次。

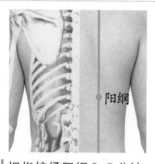

拇指按揉阳纲 3~5 分钟，以酸胀为度，每日 3 次。

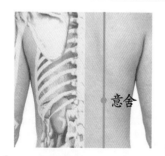

拇指按揉意舍 3~5 分钟，以酸胀为度，每日 3 次。

呕 吐

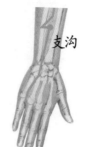

以拇指指甲掐按支沟 3~5 分钟，以酸胀为度，每日 2 次。

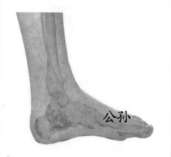

拇指按揉公孙 3~5 分钟，以酸胀为度，每日 2 次。

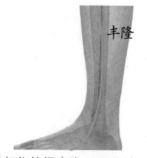

拇指按揉丰隆 3~5 分钟，以酸胀为度，每日 2 次。

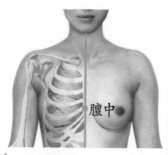

拇指按揉膻中 3~5 分钟，以酸胀为度，每日 2 次。

膈肌痉挛

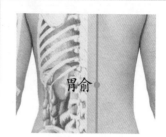

双手握拳用指间关节稍用力按压胃俞 2 分钟后放松，反复 5~6 次。

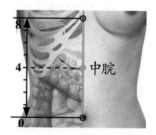

示、中二指并拢按揉中脘，顺时针方向揉转 2 分钟，力度稍重，每日 2 次。

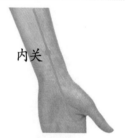

用拇指用力按压内关，停留片刻后放松，反复 5~6 次，每日 2 次。

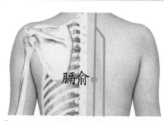

双手握拳绕于背后，用掌指关节稍用力按压膈俞，停留片刻后放松，反复 5~6 次。

腹痛

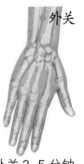

外关

指掐外关3~5分钟，以酸胀为度，每日2次。

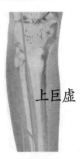

上巨虚

拇指点按上巨虚3~5分钟，以酸胀为度，每日2次。

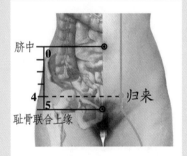

脐中 0
4
5
耻骨联合上缘
归来

掌揉归来3~5分钟，每日2次。

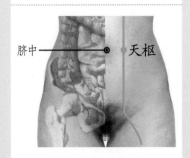

脐中 天枢

掌揉天枢3~5分钟，每日2次。

便秘

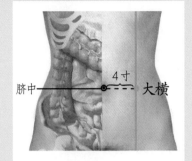

脐中 4寸 大横

顺时针掌揉大横3~5分钟，每日3次。

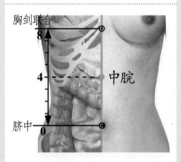

胸剑联合 8
4
脐中 0
中脘

顺时针掌揉中脘3~5分钟，每日3次。

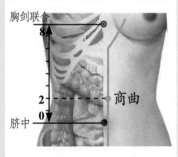

胸剑联合 8
2
脐中 0
商曲

顺时针掌揉商曲3~5分钟，每日3次。

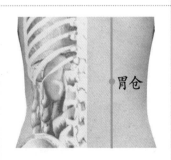

胃仓

顺时针掌揉胃仓3~5分钟，每日3次。

腹泻

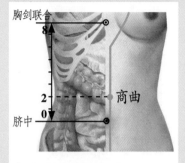

胸剑联合 8
2
脐中 0
商曲

逆时针掌揉商曲3~5分钟，每日3次。

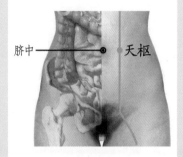

脐中 天枢

逆时针掌揉天枢3~5分钟，每日3次。

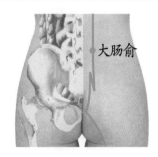

大肠俞

拇指按揉大肠俞3~5分钟，以酸胀为度，每日3次。

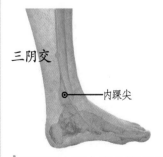

三阴交
内踝尖

拇指以中等力度点按三阴交3~5分钟，每日3次。

胃 炎 　　　肠 炎 　　　慢性胆囊炎

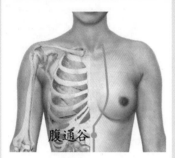

逆时针掌揉腹通谷3~5分钟，每日3次。

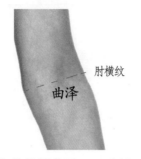

拇指按揉曲泽3~5分钟，以酸胀为度，每日3次。

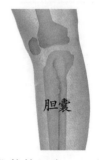

拇指掐按胆囊1~3分钟，以轻微疼痛为度，每日3次。

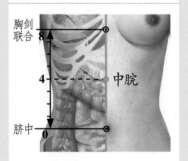

顺时针掌揉中脘3~5分钟，每日3次。

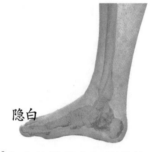

拇指掐按隐白1~3分钟，以轻微疼痛为度，每日2次。

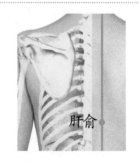

拇指按揉肝俞3~5分钟，以酸胀为度，每日3次。

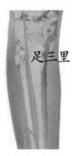

拇指按揉足三里3~5分钟，以酸胀为度，每日3次。

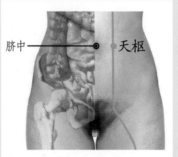

逆时针掌揉天枢3~5分钟，每日3次。

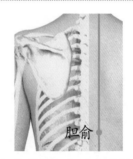

拇指按揉胆俞3~5分钟，以酸胀为度，每日3次。

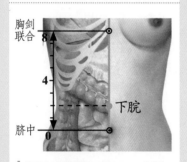

顺时针掌揉下脘3~5分钟，每日3次。

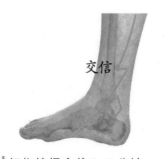

拇指按揉交信3~5分钟，以酸胀为度，每日3次。

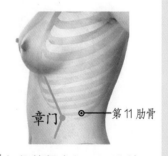

拇指按揉章门3~5分钟，以酸胀为度，每日3次。

水 肿

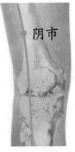

阴市

拇指用力按揉阴市 3~5 分钟，以酸胀为度，每日 3 次。

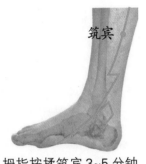

筑宾

拇指按揉筑宾 3~5 分钟，以酸胀为度，每日 3 次。

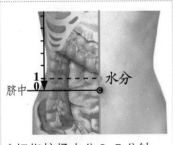

脐中　水分

拇指按揉水分 3~5 分钟，以酸胀为度，每日 3 次，可配合艾灸。

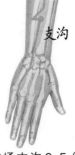

支沟

拇指按揉支沟 3~5 分钟，以酸胀为度，每日 3 次。

痔 疮

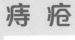
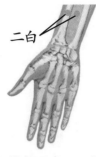

二白

拇指掐按二白 1~3 分钟，以轻微疼痛为度，每日 2 次。

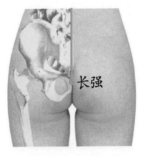

长强

拇指按揉长强 3~5 分钟，以酸胀为度，每日 3 次。

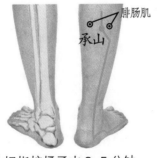

腓肠肌

承山

拇指按揉承山 3~5 分钟，以酸胀为度，每日 3 次。

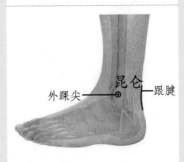

昆仑

外踝尖　跟腱

拇指按揉昆仑 3~5 分钟，以酸胀为度，每日 3 次。

脱 肛

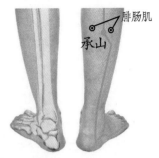

腓肠肌

承山

拇指按揉承山 3~5 分钟，以酸胀为度，每日 3 次。

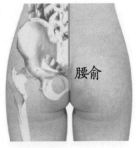

腰俞

拇指按揉腰俞 3~5 分钟，以酸胀为度，每日 3 次。

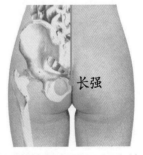

长强

拇指按揉长强 3~5 分钟，以酸胀为度，每日 3 次。

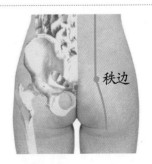

秩边

拇指按揉秩边 3~5 分钟，以酸胀为度，每日 3 次。

尿潴留

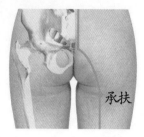

承扶

屈肘，以肘部突起部着力于承扶按压3~5分钟，以酸胀为度，每日3次。

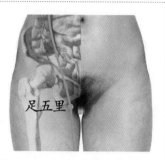

足五里

拇指按揉足五里3~5分钟，以酸胀为度，每日3次。

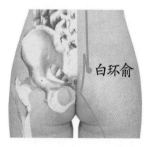

白环俞

拇指按揉白环俞3~5分钟，以酸胀为度，每日3次。

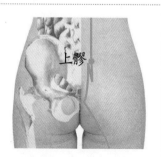

上髎

拇指按揉上髎3~5分钟，以酸胀为度，每日3次。

遗 尿

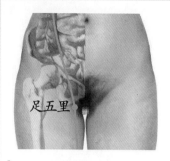

足五里

拇指按揉足五里3~5分钟，以酸胀为度，每日3次。

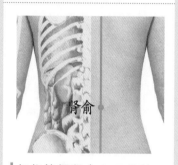

肾俞

拇指按揉肾俞3~5分钟，以酸胀为度，每日3次。

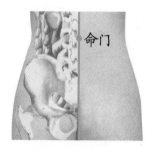

命门

拇指按揉命门3~5分钟，以酸胀为度，每日3次。

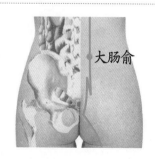

大肠俞

拇指按揉大肠俞3~5分钟，以酸胀为度，每日3次。

膀胱炎

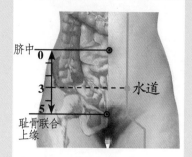

脐中　0
3
5
耻骨联合
上缘
水道

拇指按揉水道3~5分钟，以酸胀为度，每日2次。

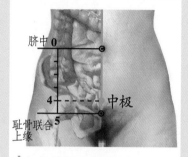

脐中　0
4
5
耻骨联合
上缘
中极

拇指按揉中极3~5分钟，以酸胀为度，每日2次。

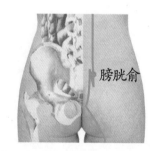

膀胱俞

拇指按揉膀胱俞3~5分钟，以酸胀为度，每日3次。

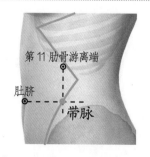

第11肋骨游离端
肚脐
带脉

拇指按揉带脉3~5分钟，以酸胀为度，每日3次。

阳 痿

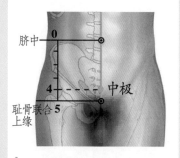

拇指按揉中极 3~5 分钟，以酸胀为度，每日 2 次。

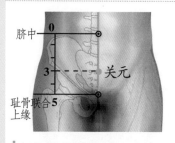

拇指按揉关元 3~5 分钟，以酸胀为度，每日 2 次，配合艾灸效果更佳。

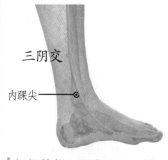

拇指按揉三阴交 3~5 分钟，以酸胀为度，每日 2 次。

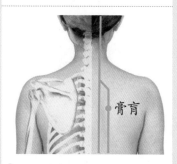

拇指按揉膏肓 3~5 分钟，以酸胀为度，每日 2 次。

肾 炎

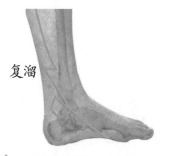

拇指按揉复溜 3~5 分钟，以酸胀为度，每日 2 次。

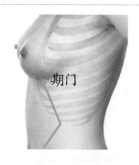

拇指按揉或掐按期门 3~5 分钟，以酸胀为度，每日 2 次。

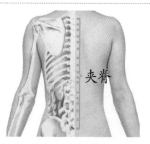

拇指按揉或弹拨腰夹脊 3~5 分钟，以酸胀为度，每日 2 次。

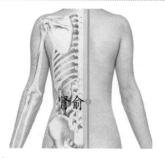

拇指按揉肾俞 3~5 分钟，以酸胀为度，每日 2 次。

痛 经

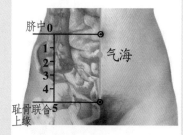

拇指按揉气海 3~5 分钟，以酸胀为度，每日 2 次，配合艾灸效果更佳。

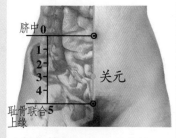

拇指按揉关元 3~5 分钟，以酸胀为度，每日 2 次，配合艾灸效果更佳。

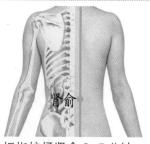

拇指按揉肾俞 3~5 分钟，以酸胀为度，每日 2 次，配合艾灸效果更佳。

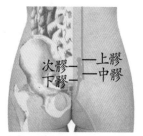

拇指按揉八髎 3~5 分钟，以酸胀为度，每日 2 次，配合艾灸效果更佳。

乳腺炎

拇指按揉膺窗3~5分钟，以酸胀为度，每日2次。

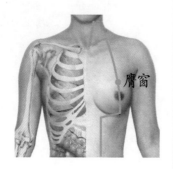
膺窗

拇指按揉膻中3~5分钟，以酸胀为度，每日2次。

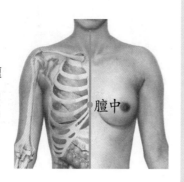
膻中

拇指按揉乳根3~5分钟，以酸胀为度，每日2次。

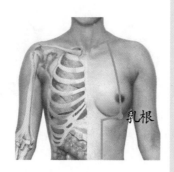
乳根

拇指按揉少泽3~5分钟，以酸胀为度，每日2次。

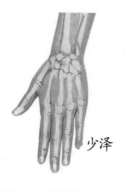
少泽

月经不调

拇指按揉腰阳关3~5分钟，以酸胀为度，每日2次，可配合艾灸。

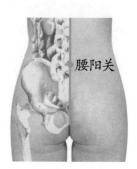
腰阳关

拇指按揉居髎3~5分钟，以酸胀为度，每日2次，可配合艾灸。

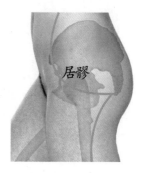
居髎

拇指按揉三阴交3~5分钟，以酸胀为度，每日2次，可配合艾灸。

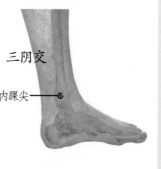
三阴交
内踝尖

拇指按揉地机3~5分钟，以酸胀为度，每日2次，可配合艾灸。

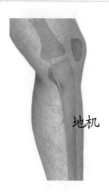
地机

闭 经

拇指按揉会阴
3~5 分钟，以
酸胀为度，每
日 2 次。

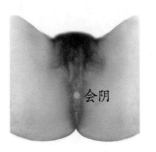

拇指按揉三阴
交 3~5 分钟，
以酸胀为度，
每日 2 次。

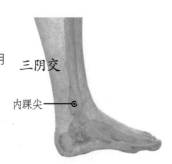

拇指按揉肾
俞 3~5 分钟，
以酸胀为度，
每日 2 次，可
配合艾灸。

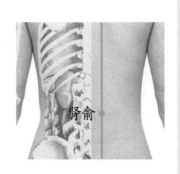

拇指按揉支
沟 3~5 分钟，
以酸胀为度，
每日 2 次。

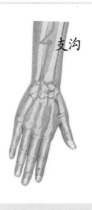

高血压

拇指掐按风池
3~5 分钟，以
酸胀为度，每
日 2 次。

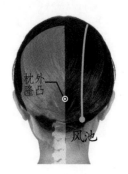

拇指按揉前顶
3~5 分钟，以
酸胀为度，每
日 2 次。

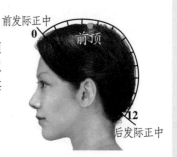

拇指按揉囟会
3~5 分钟，以
酸胀为度，每
日 2 次。

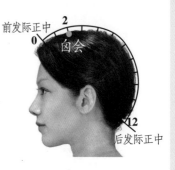

拇指按揉曲池 3~
5 分钟，以酸胀为
度，每日 2 次。

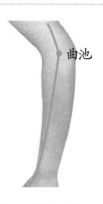

腹泻

补脾经：将小儿拇指屈曲，以拇指端循小儿拇指指尖桡侧缘向指根方向直推 100~500 次。

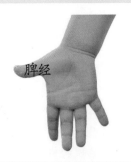

脾经

补大肠：固定小儿示指，以拇指指端由小儿示指指尖向虎口推 100~500 次。

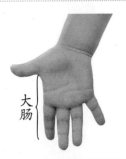

大肠

分推腹阴阳：小儿仰卧，用两拇指指端沿肋弓角边缘或自中脘至脐，向两旁分推 100~200 次。

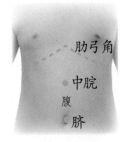

肋弓角

中脘

腹

脐

揉足三里：以拇指指腹稍用力按揉足三里 20~100 次。

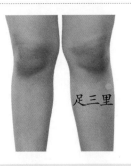

足三里

咳 嗽

推肺经：用拇指指腹旋推小儿无名指指腹，100~500 次。然后，用拇指指腹推小儿无名指指根部，100~500 次。

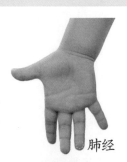

肺经

按揉天突：用中指指端按或揉天突 10~30 次。

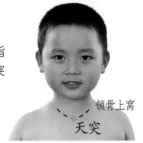

锁骨上窝

天突

揉膻中：用中指指端揉膻中 50~100 次。

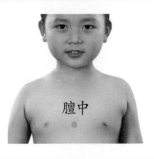

膻中

揉乳根：用两拇指同时揉两侧乳根 30~50 次。

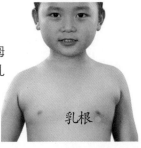

乳根

疳积

清补脾经：用拇指指腹作用于小儿拇指端至指根之间，往返推100~500次。

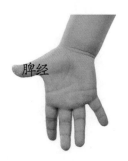

脾经

揉板门：用拇指在小儿大鱼际处，揉50~100次。

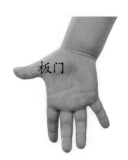

板门

推四横纹：小儿四指并拢，用拇指指腹从小儿示指横纹推向小指横纹100~300次。

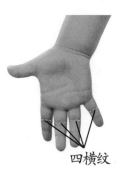

四横纹

顺运内八卦：以掌心为圆心，以圆心至中指根横纹内2/3和外1/3交界点为半径，顺时针画一圆，100~500次。

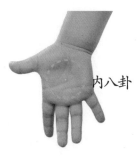

内八卦

脱肛

补脾经：将小儿拇指屈曲，以拇指端循小儿拇指指尖桡侧缘向指根方向直推，100~500次。

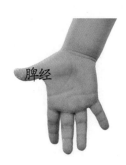

脾经

顺运内八卦：以掌心为圆心，以圆心至中指根横纹内2/3和外1/3交界点为半径，顺时针画一圆，100~500次。

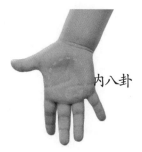

内八卦

推上七节骨：用拇指指腹作用于七节骨，自下向上直推100~300次。

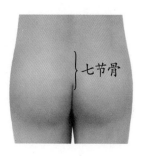

七节骨

揉龟尾：用中指指端作用于龟尾，揉动100~300次。

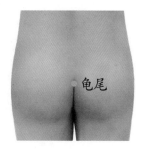

龟尾

遗尿

补肾经：用拇指指腹自小儿小指指根向指端推100~500次。

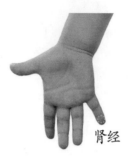

肾经

推三关：用拇指侧面自小儿腕横纹推向肘，推100~500次。

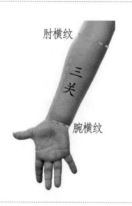

肘横纹

三关

腕横纹

揉三阴交：用拇指指腹用力按揉三阴交20~50次。

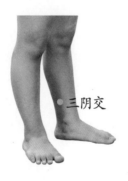

三阴交

摩丹田：用手掌摩丹田3~5分钟。

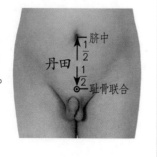

丹田

脐中

$\frac{1}{2}$

$\frac{1}{2}$

耻骨联合

便秘

清大肠：固定小儿示指，以拇指指端由小儿虎口推向示指指尖，100~500次。

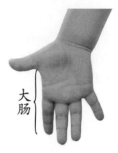

大肠

掐揉膊阳池：用拇指甲掐膊阳池3~5次，然后揉膊阳池100~500次。

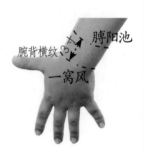

腕背横纹

膊阳池

一窝风

摩腹：用掌面或四指顺时针摩腹5分钟。

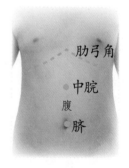

肋弓角

中脘

腹

脐

掐龟尾：用拇指甲掐龟尾3~5次。

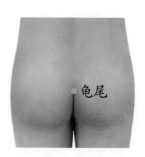

龟尾

呕 吐

推天柱骨：用拇指或示、中二指指面自上向下直推100~300次。

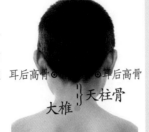

揉右端正：用拇指指腹揉小儿中指甲根尺侧赤白肉际处50次。

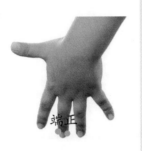

揉足三里：以拇指指腹稍用力按揉20~100次。

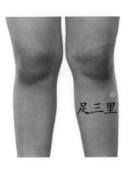

摩腹：用掌面或四指沿顺时针、逆时针方向交替摩腹5分钟。

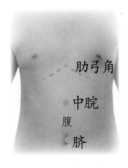

厌 食

清补脾经：用拇指指腹作用于小儿拇指端至指根之间，往返推100~500次。

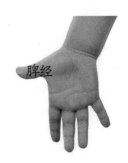

顺运内八卦：以掌心为圆心，以圆心至中指根横纹内2/3和外1/3交界点为半径，顺时针画一圆100~500次。

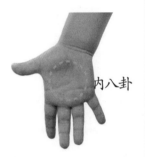

推四横纹：小儿四肢并拢，用拇指指腹从小儿示指横纹推向小指横纹100~300次。

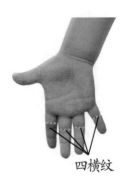

揉足三里：以拇指指腹稍用力按揉20~100次。

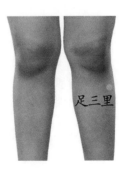

夜啼

清肝经：用拇指指腹自小儿示指指尖向指根方向直推100~500次。

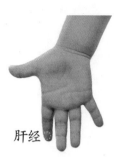

肝经

清心经：用拇指指腹自小儿中指指尖向指根方向直推100~500次。

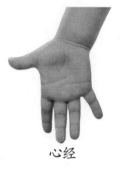

心经

掐、捣小天心：用拇指甲掐大小鱼际交接处3~5次，称掐小天心；用中指尖捣本穴10~30次，称捣小天心。

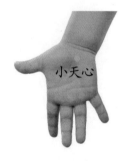

小天心

清天河水：用示、中二指指腹自腕横纹推向肘横纹100~500次。

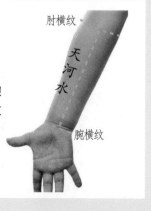

肘横纹

天河水

腕横纹

腹痛

摩腹：用掌面或四指顺时针摩腹5分钟。

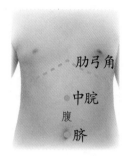

肋弓角

中脘

腹

脐

揉脐：用中指或掌根揉脐中100~300次。

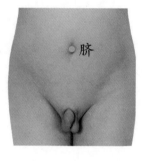

脐

掐龟尾：用拇指甲掐龟尾3~5次。

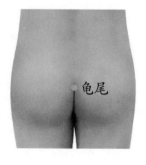

龟尾

推下七节骨：用拇指指腹作用于七节骨，自上向下直推100~300次。

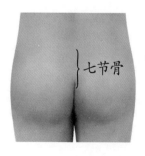

七节骨

流 涎

推胃经：用拇指指腹旋推小儿拇指掌面近掌端第一节100~500次。

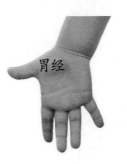

清天河水：用示、中二指指腹自腕横纹推向肘横纹100~500次。

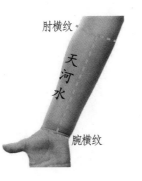

推四横纹：小儿四肢并拢，术者用拇指指腹从小儿示指横纹推向小指横纹100~300次。

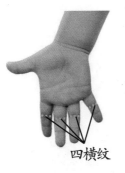

清补脾经：用拇指指腹作用于小儿拇指端至指根之间，往返推100~500次。

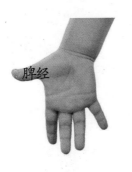

鹅口疮

清心经：用拇指指腹自小儿中指指尖向指根方向直推100~500次。

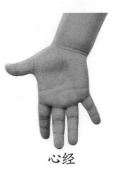

清脾经：以拇指端循小儿拇指指根桡侧缘向指尖方向直推100~500次。

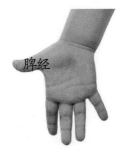

揉板门：用拇指在小儿大鱼际处揉50~100次。

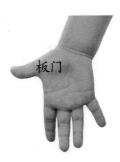

揉小天心：用中指指腹揉大小鱼际交界处100~150次。

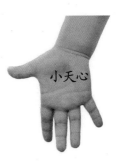

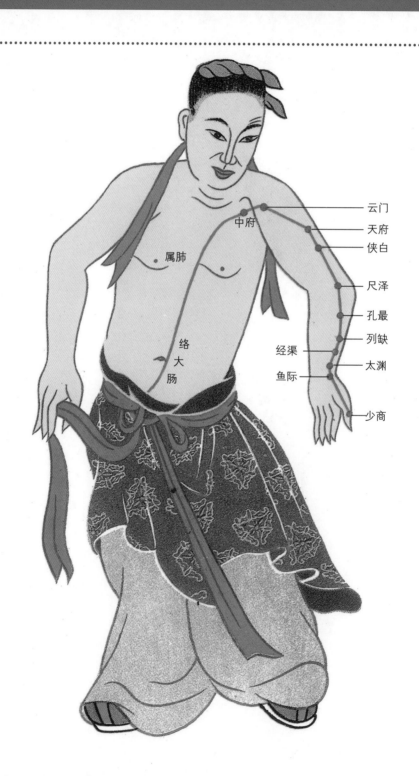

云门
中府
天府
侠白
属肺
尺泽
孔最
列缺
络大肠
经渠
太渊
鱼际
少商

古代经络图·手太阴肺经

中医看肺脏

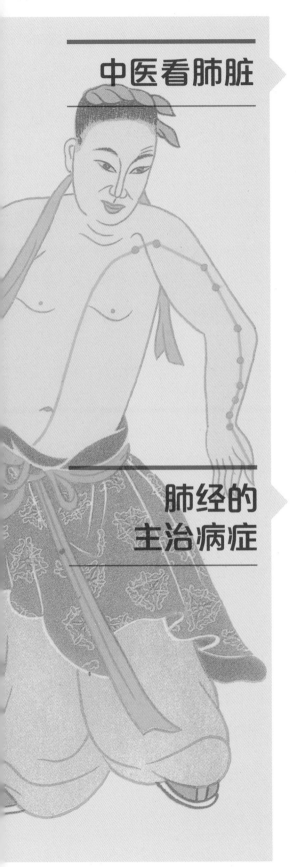

1. 主气司呼吸。肺主呼吸的功能，实际上就是肺气宣发，浊气得以呼出；肺气肃降，清气得以吸入。《素问·六节藏象论》说："肺者，气之本也。"即肺主司一身之气的生成和运气的作用。

2. 主行水。肺主行水，是指肺气的宣发和肃降作用推动和调节全身水液的输布和排泄，又称为通调水道。

肺经的主治病症

1. 咳嗽、气急、喘息等呼吸系统病症。

2. 心烦、胸闷、上臂及前臂内侧疼痛不适等经脉循行部位的病症。

肺经腧穴

中府——肺部病症按中府

中，中焦；府，聚集。手太阴肺经起于中焦，是中焦之气聚集之所。

【功效主治】清泻肺热、健脾补气。主治咳嗽气喘、胸痛、肩周炎、背痛。

【位　　置】在胸部，横平第1肋间隙，锁骨下窝外侧，前正中线旁开6寸。

【快速取穴】双手叉腰，锁骨外侧端下方可见一凹陷处，从凹陷处向下量1横指处即是。

【特效按摩】1.点按中府，按压30秒后放开，重复按压几次，每日坚持能防治咳嗽气喘、肩背痛等。2.按揉中府、膻中各5分钟，感觉到酸胀时即可，每日2次，可缓解胸闷。

云门——胸痛、咳嗽揉云门

云，云雾；门，门户。穴在胸上部，如肺气进出之门户。

【功效主治】清肺理气、泻四肢热。主治咳嗽气喘、胸痛、肩周炎、背痛。

【位　　置】在胸部，锁骨下窝凹陷中，肩胛骨喙突内缘，前正中线旁开6寸。

【快速取穴】双手叉腰，锁骨外端下方可见一三角形凹陷处即是。

【特效按摩】环形按揉云门，感觉到酸胀时即可，每日2次，对肩周炎、胸痛有一定的调理作用。

天府——咳嗽气喘一扫光

天，为上部，人之头胸；府，聚也，居住之处。

【功效主治】调理肺气、安神定志。主治咳嗽气喘、鼻出血、上臂痛。

【位　　置】在臂前区，腋前纹头下3寸，肱二头肌桡侧缘处。

【快速取穴】坐位，臂向前平举。俯头，鼻尖接触上臂内侧处即是。

【特效按摩】提捏天府附近的肌肉，用拇指按压天府，按压30秒后放开，重复几次，能改善哮喘症状。

侠白——改善哮喘疗效佳

侠，通夹；白，白肉。以穴当肘内白肉之旁，夹于赤白肉筋分间。

【功效主治】宣肺理气、宽胸和胃。主治咳嗽气喘、干呕、上臂痛。

【位　　置】在臂前区，腋前纹头下4寸，肱二头肌桡侧缘处。

【快速取穴】两手合掌向前伸直，双臂夹住乳房，乳头所指的手臂内侧处。

【特效按摩】示指与中指并拢，向下按压侠白3~5次并配合圈状按摩，能改善上肢神经痛、慢性支气管炎、儿童哮喘等。

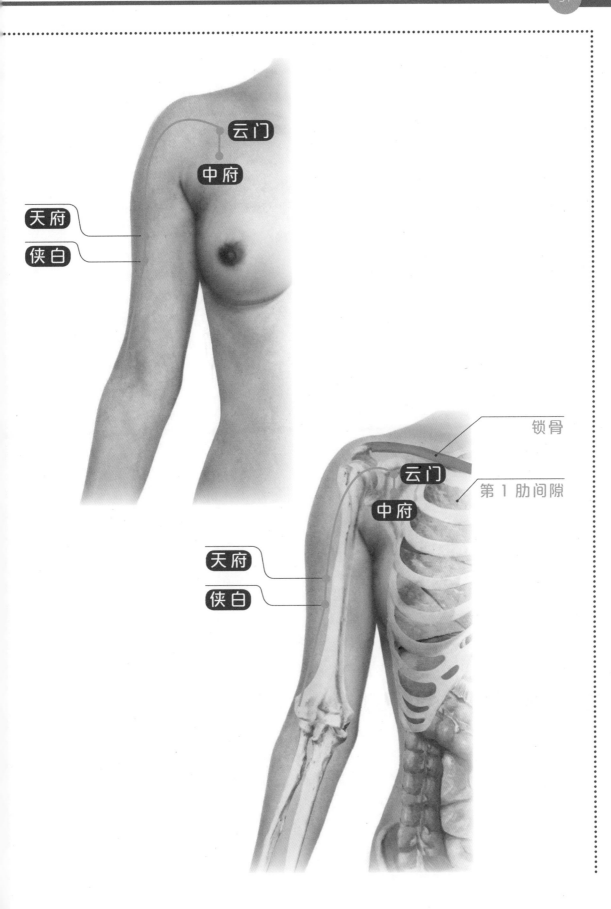

★ 尺泽——缓解支气管炎

尺，指前臂；泽，沼泽，水聚之处。本穴为肺之合穴，似手太阴脉气至此像水之归聚处。

【功效主治】清热和胃、通络止痛。主治咳嗽气喘、咯血、咽喉肿痛、肘臂挛痛、急性吐泻、中暑、小儿惊风。

【位　　置】在肘区，肘横纹上，肱二头肌腱桡侧缘凹陷中。

【快速取穴】曲肘，沿肘横纹在肘弯正中可摸到一条筋腱，该筋腱外侧的凹陷处即是。

【特效按摩】拇指指端按于尺泽，按压30秒后放开，重复按压几次，能改善支气管炎。

孔最——肺部急救效最佳

孔，孔隙；最，极的意思。穴为手太阴肺经郄穴，经气深聚。

【功效主治】清热止血、润肺理气。主治咳嗽气喘、咽喉肿痛、肘臂挛痛。

【位　　置】在前臂前区，腕掌侧远端横纹上7寸，尺泽与太渊连线上。

【快速取穴】从尺泽与太渊连线的中点处向上量拇指1横指，桡骨内侧缘处即是。

【特效按摩】以拇指下压孔最30秒后放开，按压几次，或握空拳敲打数分钟，可缓解各种肺部急性病症。

★ 列缺——面神经麻痹找列缺

列，分解，陈列；缺，缺口，空隙。络穴；八脉交会穴。

【功效主治】止咳平喘、通经活络、利水通淋。主治咳嗽气喘、咽喉肿痛、头痛、牙痛、项强、口眼歪斜。

【位　　置】在前臂，腕掌侧远端横纹上1.5寸，拇短伸肌腱与拇长展肌腱之间，拇长展肌腱沟的凹陷中。

【快速取穴】两手虎口相交，一手示指压在另一手的桡骨茎突上，示指尖端到达的凹陷处即是。

【特效按摩】1.早晚按揉列缺5分钟，以酸胀为度，能治疗面神经麻痹。2.拇指向下直按30秒后放开，或握空拳敲打数分钟，缓解颈部僵硬、牙痛。

经渠——腕关节疼痛经渠疗

穴属手太阴之经，当动脉所在，血气旺盛，犹如水渠。

【功效主治】宣肺利咽、降逆平喘。主治咳嗽气喘、胸痛、咽喉肿痛、手腕痛。

【位　　置】在前臂前区，腕掌侧远端横纹上1寸，桡骨茎突与桡动脉之间。

【快速取穴】桡骨茎突的高点掌面骨边处即是。

【特效按摩】示指与中指并拢，向下按压经渠3~5次并配合圈状按摩，能改善腕关节不适、疼痛等。

注：本书所涉及的日常常用穴，正文中以"★"标示出。

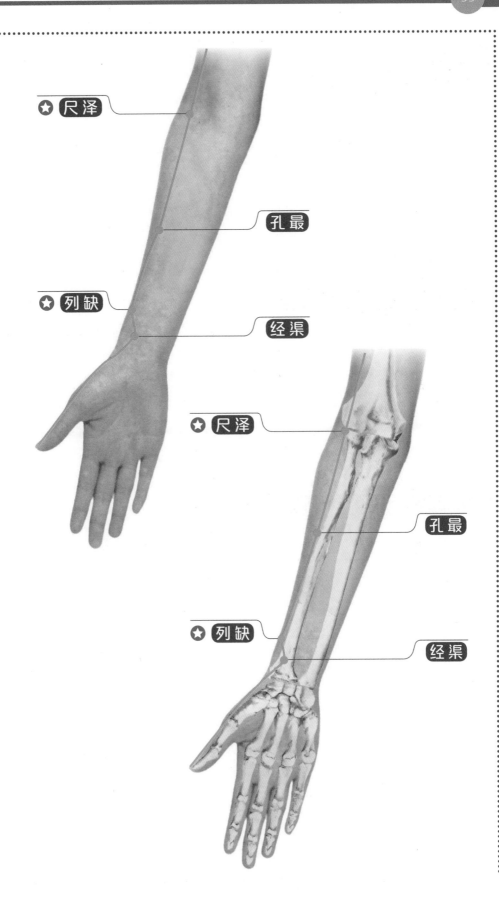

★ 尺泽

孔最

★ 列缺

经渠

★ 尺泽

孔最

★ 列缺

经渠

太渊——脉会太渊善养生

太，盛大；渊，水深处。穴当寸口动脉，血气旺盛。

【功效主治】止咳化痰、通调血脉。主治咳嗽气喘、无脉症、腕臂痛。

【位　　置】在腕前区，桡骨茎突与舟状骨之间，拇长展肌腱尺侧凹陷中。

【快速取穴】在腕横纹桡侧轻触桡动脉，从感觉到搏动处稍往桡侧移动至凹陷处即是。

【特效按摩】1.早晚按揉太渊5分钟，可用于身体的日常调理与养护。2.按揉太渊、列缺、肺俞、中府各5分钟，以酸胀为度，可止嗽定喘。

★ 鱼际——清热利咽治咳嗽

鱼，鱼腹；际，边缘。掌中屈拇肌隆起似鱼腹，穴在它的边缘。

【功效主治】清热利咽。主治咳嗽、咯血、咽干、咽喉肿痛、失音、小儿疳积。

【位　　置】在手外侧，第1掌骨桡侧中点赤白肉际处。

【快速取穴】仰掌，在第1掌指关节后第1掌骨中点，大鱼际肌的赤白肉际处。

【特效按摩】拇指向下按压约30秒后放开，重复几次，以酸胀为度，能治疗咳嗽、咯血、失音。

少商——小儿哮喘莫担心

少，小；商，为五音之一。本穴为手太阴经之井穴，因脉气初出而十分细小。

【功效主治】通利咽喉、苏厥开窍。主治咽喉肿痛、鼻出血、高热、昏迷。

【位　　置】在手指，拇指末节桡侧，指甲根角侧上方0.1寸（指寸）。

【快速取穴】拇指伸直，指甲角外侧边缘处即是。

【特效按摩】用对侧手的示指和拇指捏住少商处的拇指末节，用拇指按压本穴能减轻咽喉肿痛。

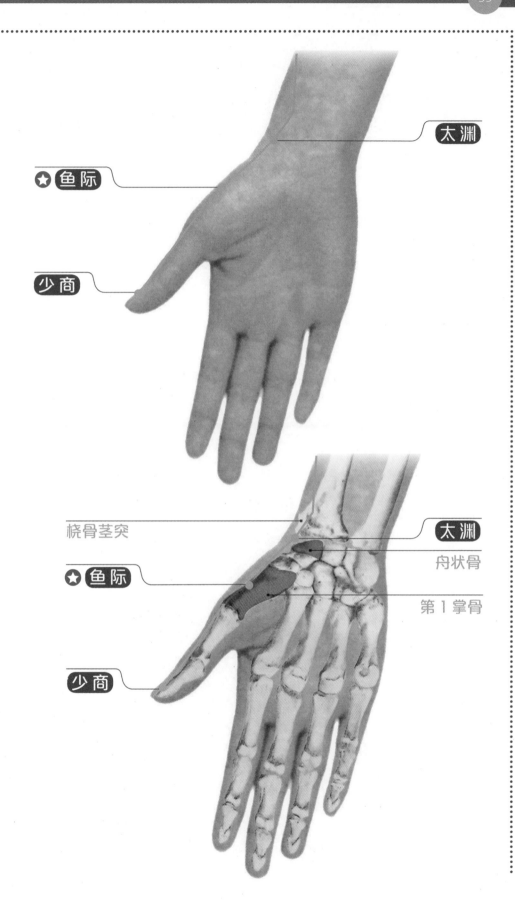

太渊

⭐ 鱼际

少商

桡骨茎突

太渊

⭐ 鱼际

舟状骨

第1掌骨

少商

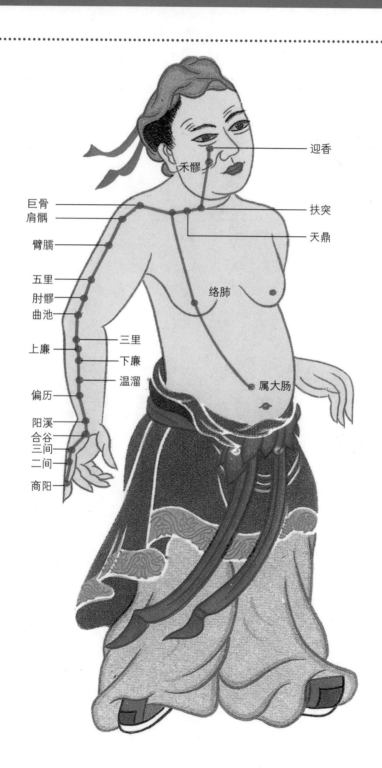

迎香

禾髎

巨骨
肩髃

扶突

天鼎

臂臑

五里
肘髎
曲池

络肺

三里
上廉
下廉
温溜

偏历

属大肠

阳溪
合谷
三间
二间

商阳

古代经络图·手阳明大肠经

中医看大肠腑

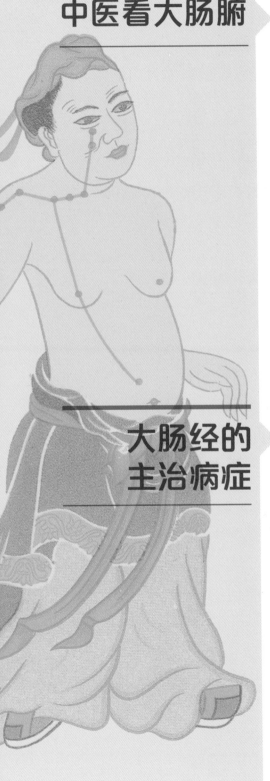

1. 传导糟粕。大肠主传导是指大肠接受小肠下移的饮食残渣，使之形成粪便，经肛门排出体外的作用。故有"传导之腑""传导之官"之称。

2. 吸收津液。大肠重新吸收水分，参与调节体内水液代谢的功能，称之为"大肠主津"。机体所需之水，绝大部分是在小肠或大肠被吸收的，故有"大肠主津，小肠主液，大肠、小肠受胃之荣气，乃能行津液于上焦，灌溉皮肤，充实腠理"之说。

大肠经的主治病症

1. 目赤、咽喉肿痛、牙痛、口眼歪斜、耳鸣耳聋等头面部五官病症。

2. 中暑、昏厥等热病。

3. 腹痛、腹泻等消化系统病症。

4. 荨麻疹、湿疹等皮肤病症。

5. 上臂部疼痛等经脉循行部位的病症。

大肠经腧穴

商阳——胸中气满找商阳

商，五音之一，属金。因穴在手太阴肺经少商穴的外侧，故为"阳"。

【功效主治】清热解表、苏厥开窍。主治咽喉肿痛、牙痛、耳聋、发热、昏迷、手指麻木、高血压。

【位　　置】在手指，示指末节桡侧，指甲根角侧上方0.1寸（指寸）。

【快速取穴】示指指甲底部与桡侧缘两引线的交点处即是。

【特效按摩】1.用拇指指甲掐商阳，每日1~2分钟，能调节消化功能，加快新陈代谢，对身体有补益的作用。2.中暑时，掐按商阳、少商、中冲，有急救之效。

二间——头面病症少不了

二，即本穴为本经第2个穴位；间，间隙。穴居隙陷处，故名。

【功效主治】解表、清热、利咽。主治咽喉肿痛、牙痛、鼻出血、发热、小儿惊风。

【位　　置】在手指，第2掌指关节桡侧远端赤白肉际处。

【快速取穴】微握拳。手示指第2掌指关节前缘桡侧皮肤皱褶顶点即是。

【特效按摩】用示指指腹按压二间、合谷，每次5分钟，每日2次，可缓解牙痛。

三间——目视不清必备穴

间，隙也。穴位第2掌指关节后凹陷处，为本经的第3个穴位，故名。

【功效主治】泄热止痛、利咽。主治目痛、牙痛、咽喉肿痛、手背肿痛、风湿性关节炎。

【位　　置】在手背，第2掌指关节桡侧近端凹陷处。

【快速取穴】微握拳。示指桡侧之赤白肉际上，示指掌指关节后缘的凹陷处即是。

【特效按摩】用拇指指甲垂直掐按三间、攒竹，各掐按1~3分钟，可治疗目视不清。

☆ 合谷——面部疾病合谷收

合，会合；谷，山谷。穴在拇、示两指会合处呈山谷样凹陷内，故名。

【功效主治】镇静止痛、通经活络、清热解表。主治头痛、牙痛、目赤肿痛、鼻出血、腮腺炎、牙关紧闭、口眼歪斜、发热、滞产、经闭、过敏性鼻炎。

【位　　置】在手背，第2掌骨桡侧的中点处。

【快速取穴】以一手的拇指掌面指关节横纹，放在另一手的拇、示指的指蹼缘上，屈指当拇指尖尽处即是。

【特效按摩】1.按摩合谷可止牙痛，如右牙痛取左合谷，左牙痛取右合谷。此时如果同时按揉牙痛点，效果更佳。2.每日按摩双手合谷各40~50次，以酸胀为度，可改善雀斑、脸部皮肤问题。3.时常按揉合谷可调养胃肠。

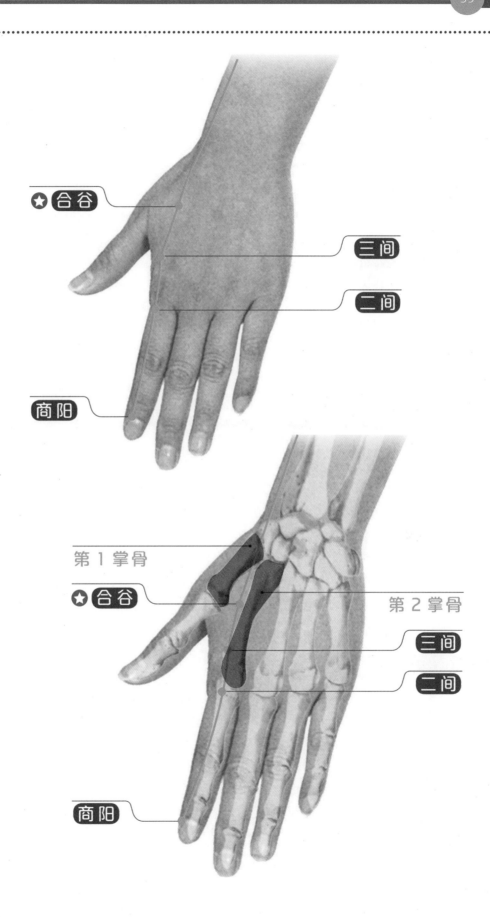

★合谷

三间

二间

商阳

第1掌骨

★合谷

第2掌骨

三间

二间

商阳

阳溪——头痛、耳鸣都不怕

阳，指穴居手背属阳；溪，山溪。本穴在筋骨间之凹陷处，犹如山间小溪，故名。

【功效主治】清热散风、通利关节。主治头痛、目赤肿痛、牙痛、咽喉肿痛、手腕痛、风湿性关节炎、低血压。

【位　　置】在腕区，腕背侧远端横纹桡侧，桡骨茎突远端，解剖学"鼻烟窝"凹陷中。

【快速取穴】手拇指充分外展和后伸时，腕背桡侧有一凹陷处即是。

【特效按摩】用拇指指甲掐按阳溪、列缺，每次3~5分钟，可治疗腕部腱鞘炎。

偏历——牙痛治疗有奇效

偏，偏离；历，逾越。指手阳明之络由此走向手太阳。

【功效主治】清热利尿、通经活络。主治目赤、耳聋、鼻出血、咽喉痛、水肿、手臂酸痛、腱鞘炎、牙痛。

【位　　置】在前臂，腕背侧远端横纹上3寸，阳溪与曲池连线上。

【快速取穴】阳溪至曲池连线的下1/4与上3/4交点处即是。

【特效按摩】牙痛时若偏历处可扪及条索状物或压痛明显时，可时常搓揉，至条索散开或压痛减轻为度。

温溜——去新发痤疮

温，指阳气；溜，通流。因本穴为手阳明之郄，本经脉气流注至此而深入，故名。

【功效主治】清热理气。主治头痛、面肿、咽喉肿痛、肠鸣腹痛、肩背酸痛、鼻出血、痔疮。

【位　　置】在前臂，腕背侧远端横纹上5寸，阳溪与曲池连线上。

【快速取穴】阳溪与曲池的连线中点下1横指处即是。

【特效按摩】拇指按揉温溜3~5分钟，每日2次，以酸胀为度，对新发痤疮有一定的疗效。

下廉——通肠下气腹痛消

廉，棱角，侧边。穴在前臂桡骨边缘，上廉之下方，故名。

【功效主治】调理肠胃、通经活络。主治头痛、眩晕、目痛、腹胀、腹痛、肘臂挛痛、牙痛、牙龈炎、扁桃体炎。

【位　　置】在前臂，肘横纹下4寸，阳溪与曲池连线上。

【快速取穴】阳溪与曲池的连线上，上1/3与下2/3交点处，上廉下1寸处即是。

【特效按摩】按揉下廉并给予强刺激，可减轻下腹疼痛，按揉时常以腹痛缓解为度。

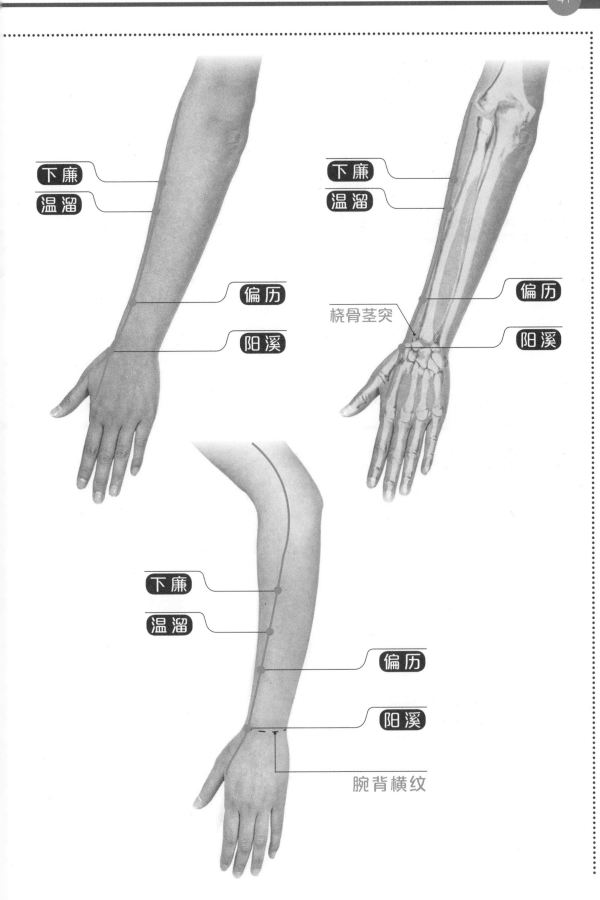

下廉
温溜
偏历
阳溪

下廉
温溜
桡骨茎突
偏历
阳溪

下廉
温溜
偏历
阳溪
腕背横纹

上廉——上腹痛必不可少

廉，棱角、侧边。以穴在前臂桡骨边缘，下廉之上方，故名。

【功效主治】调理肠胃、通经活络。主治手臂麻木、半身不遂、腹痛、肠鸣、牙痛。

【位　　置】在前臂，肘横纹下 3 寸，阳溪与曲池连线上。

【快速取穴】阳溪与曲池的连线上，曲池下 3 横指处即是。

【特效按摩】按揉上廉并给予强刺激，可减轻上腹疼痛，按揉时常以腹痛缓解为度。

★ 手三里——治疗腹痛有奇效

里，在此即寸也。本穴在手部，又位肱骨外上髁之下三寸处，故名。

【功效主治】通经活络、清热明目、调理肠胃。主治肩臂麻木、上肢不遂、肱骨外上髁炎（网球肘）、腹痛、腹泻、牙痛颊肿、食欲不振。

【位　　置】在前臂，肘横纹下 2 寸，阳溪与曲池连线上。

【快速取穴】从曲池沿阳溪与曲池的连线向下量 3 横指处即是。

【特效按摩】1. 用拇指揉动本穴 3~5 分钟，换手，对腹痛时手三里处有明显酸胀感者有奇效。2. 以拇指垂直向下按压 30 秒后放开，重复 10 次。左右穴都做，可缓解臂紧疼不能伸。

★ 曲池——腹痛、吐泻不用愁

曲，屈曲；池，凹陷。以穴在屈肘纹头外凹陷如池处，故名。

【功效主治】清热和营、降逆活络。主治热病、咽喉肿痛、牙痛、头痛、高血压、眩晕、上肢不遂、手臂肿痛、颈淋巴结结核、荨麻疹、腹痛、吐泻、月经不调、单纯性肥胖。

【位　　置】在肘区，尺泽与肱骨外上髁连线的中点处。

【快速取穴】90° 屈肘，肘横纹外侧端外凹陷中即是。

【特效按摩】1. 以拇指指腹垂直按压曲池，每次 1~3 分钟，每日 2 次，配合合谷、外关治疗感冒发热、咽喉痛效果好。2. 配合肩髃、外关治疗上肢疼痛或无力效果颇佳。

肘髎——肘部病症的专家

髎，骨边、孔穴。本穴居肘上肱骨旁之凹陷处，故名。

【功效主治】舒筋活络。主治肘臂肌肉酸痛、麻木、挛急，风湿性关节炎。

【位　　置】在肘区，肱骨外上髁上缘，髁上嵴的前缘。

【快速取穴】屈肘，曲池上方、肱骨外侧髁上缘凹陷处即是。

【特效按摩】用拇指指腹按揉肘髎，每次 3~5 分钟，每日 2 次。长期坚持，对上肢、肩臂部有良好的保养作用，可预防肩周炎。

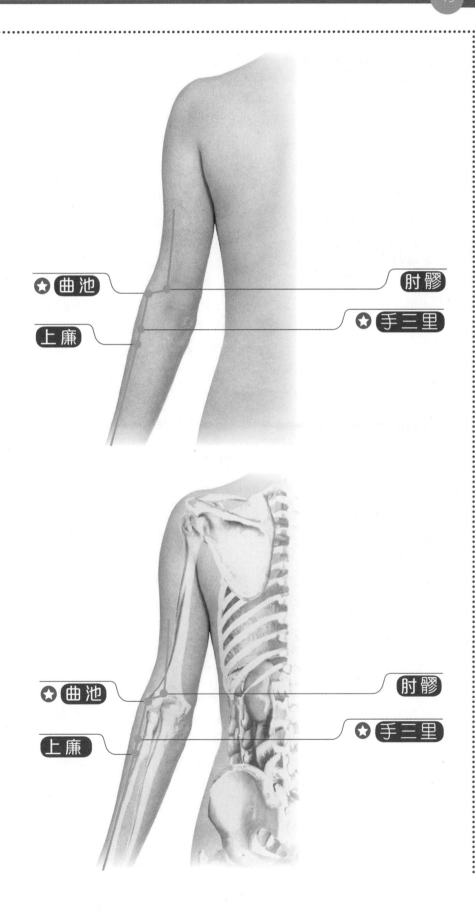

★曲池　　肘髎
上廉　　★手三里

★曲池　　肘髎
上廉　　★手三里

手五里——上臂病症少不了

里，在此即寸也。本穴在手部，又位天府下5寸处，故名。

【功效主治】理气散结、通经活络。主治肘臂挛痛、肩痛、颈淋巴结结核。

【位　　置】在臂部，肘横纹上3寸处，曲池与肩髃连线上。

【快速取穴】从曲池沿曲池与肩髃连线向上量4横指，所及肱骨桡侧缘的凹陷处即是。

【特效按摩】拇指指腹按揉手五里，每次1~3分钟，对上肢有很好的保养作用。

臂臑——功能锻炼需要它

臂，上肢；臑，上臂肌肉隆起处。穴在上肢肌肉隆起处，故名。

【功效主治】清热明目、通经活络。主治肩臂痛、颈淋巴结结核、目疾。

【位　　置】在臂部，曲池上7寸，三角肌前缘处。

【快速取穴】屈肘，紧握拳，上肢用力令其紧张，三角肌下端偏内侧处即是。

【特效按摩】手臂功能锻炼时，用拇指压住臂臑，四指抓住手臂向外捏拧5~10分钟，以酸胀为度，配合艾灸效果更佳。

肩髃——肩膀的保健医生

肩，肩头；髃，前角。以穴在肩端骨（肩胛骨肩峰部）前端处，故名。

【功效主治】通经活络、疏散风热。主治上肢不遂、肩痛不举、颈淋巴结结核、荨麻疹。

【位　　置】在三角肌区，肩峰外侧缘前端与肱骨大结节两骨间凹陷中。

【快速取穴】上臂外展至水平位，在肩部高骨旁，可见两个凹陷，前一凹陷处即是。

【特效按摩】示指、中指并拢，用指腹按压肩髃3~5分钟，同时活动肩膀，每日2次，缓解肩颈部肌肉酸痛效果佳。

巨骨——肩臂拘挛少不了

巨，矩也。本穴在肱骨、肩胛骨、锁骨三骨之会，构成三角凹隙，如循规矩，故名。

【功效主治】通经活络。主治肩臂疼痛、冈上肌腱炎、半身不遂、惊痫、吐血等。

【位　　置】在肩胛区，锁骨肩峰端与肩胛冈之间凹陷中。

【快速取穴】冈上窝外端两骨间凹陷中即是。

【特效按摩】肩周炎患者手臂后伸受限时，按压本穴，以酸胀或局部疼痛缓解为度，每日2次。

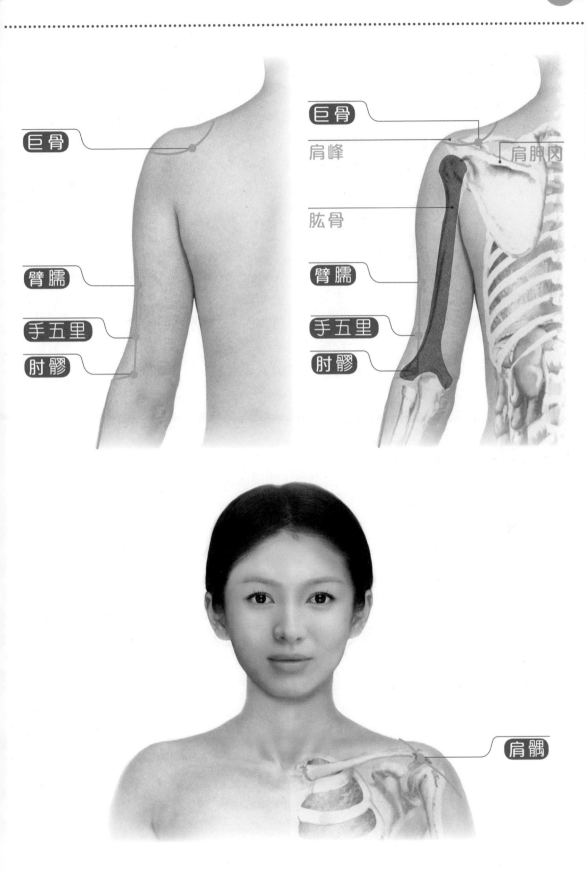

巨骨

巨骨
肩峰

肩胛冈

肱骨

臂臑

臂臑

手五里

手五里

肘髎

肘髎

肩髃

天鼎——清咽利喉有功劳

天，头面、皮部也。鼎，炉鼎也。穴名指大肠经经水受热气化并上行于天。

【功效主治】清咽散结、理气化痰。主治突然失音、咽喉肿痛、吞咽困难等。

【位　　置】在颈部，横平环状软骨，胸锁乳突肌后缘。

【快速取穴】扶突下 1 寸，胸锁乳突肌胸骨头与锁骨头汇合处即是。

【特效按摩】拇指按揉天鼎 1~3 分钟，以酸胀为度，若有麻感向手传导更佳，对
　　　　　　治疗颈部左右旋转不利有很好的疗效。

扶突——止咳平喘有特效

扶，两旁相扶；突，高起之处。本穴位于二筋高突相合之处，二筋相合形同挽扶，
故名扶突。

【功效主治】清咽消肿、理气降逆。主治甲状腺肿大、急性喉炎、咽喉肿痛、咳
　　　　　　嗽气喘、膈肌痉挛、反酸、妊娠反应。

【位　　置】在胸锁乳突肌区，横平喉结，胸锁乳突肌前、后缘中间。

【快速取穴】平喉结，胸锁乳突肌的肌腹中点处即是。

【特效按摩】示指和中指并拢轻按 1~3 分钟，治疗自觉喉咙有痰者效果拔群。

口禾髎——面部病症常用穴

禾，细长之物也；髎，孔隙也。穴名指大肠经体表经水由本穴回归大肠经体内
经脉。

【功效主治】疏风清热、通鼻利窍。主治鼻塞、口歪、口噤等。

【位　　置】在面部，横平人中沟上 1/3 与下 2/3 交点，鼻孔外缘直下。

【快速取穴】水沟旁开 0.5 寸即是。

【特效按摩】拇指端有节奏地推按本穴，每次 1~3 分钟，每日 2 次，可治疗鼓腮
　　　　　　漏气的面瘫。

★ 迎香——扫除鼻炎烦恼

本穴可令鼻塞得通，则为香为臭可迎而知之，故名迎香。

【功效主治】通鼻窍、散风邪、清气火。主治鼻塞、流鼻涕、鼻出血、口眼歪斜、
　　　　　　面痒、胆道蛔虫症、牙龈炎。

【位　　置】在面部，鼻翼外缘中点旁，鼻唇沟中。

【快速取穴】用手指从鼻翼沿鼻唇沟向上推，至中点处可触及一凹陷处即是。

【特效按摩】1. 双手示指按压本穴，每次 1~3 分钟，每日 2 次，可有效改善鼻塞症
　　　　　　状。2. 配合四白、地仓可治疗面神经麻痹。

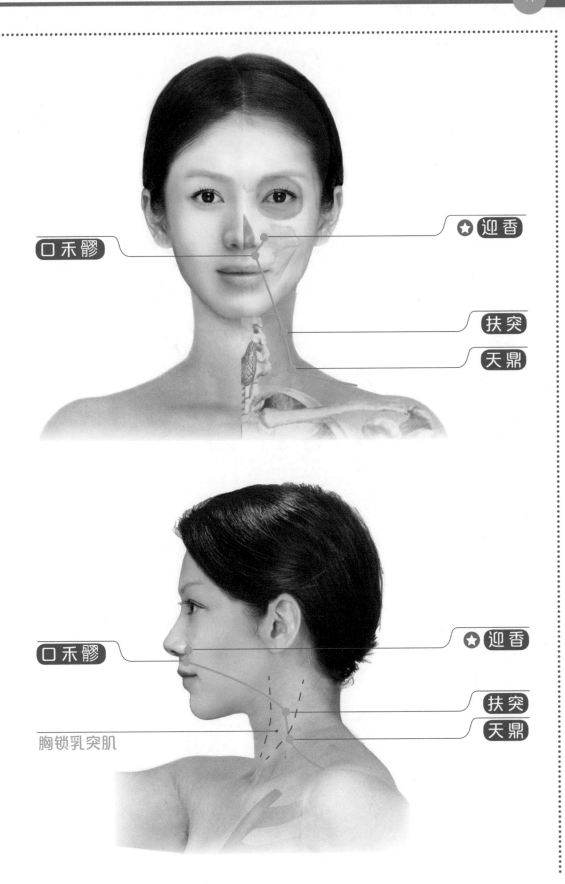

口禾髎

★迎香

扶突

天鼎

口禾髎

★迎香

扶突

天鼎

胸锁乳突肌

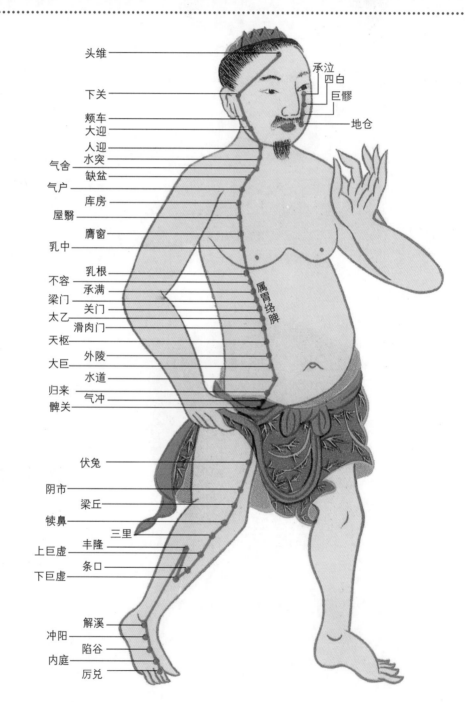

头维

下关

颊车
大迎

人迎
水突

气舍

缺盆

气户

库房

屋翳

膺窗

乳中

不容　乳根

承满

梁门　关门

太乙

滑肉门

天枢

大巨　外陵

水道

归来　气冲

髀关

承泣
四白
巨髎

地仓

属胃络脾

伏兔

阴市

梁丘

犊鼻

三里

上巨虚　丰隆

条口

下巨虚

解溪

冲阳

陷谷

内庭

厉兑

古代经络图·足阳明胃经

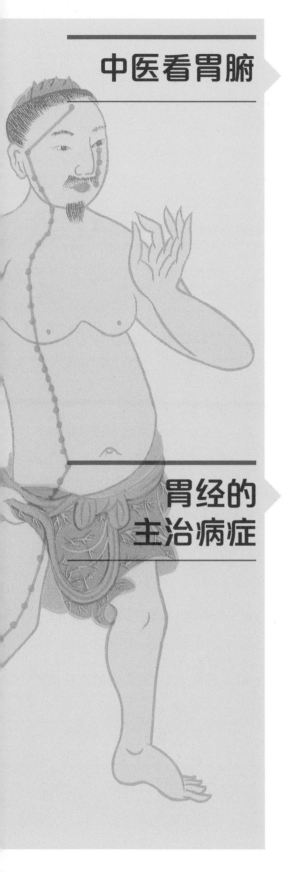

中医看胃腑

1. 受纳水谷。胃主受纳水谷，是指胃气具有接受和容纳饮食水谷的作用。饮食入口，经过食道，容纳并暂存于胃腑，这一过程称之为受纳，故称胃为"太仓""水谷之海"。

2. 腐熟水谷。胃主腐熟水谷，是指胃气将食物进行初步消化，形成食糜的过程。

3. 中医学非常重视"胃气"，认为"人以胃气为本"。有胃气则生，无胃气则死。因此处方用药应注意"勿伤胃气"，否则胃气一败，百药难施。

胃经的主治病症

1. 呕吐、腹胀、腹痛、水肿、食欲不振等消化系统病症。

2. 目赤、咽喉肿痛、牙痛、口角歪斜、耳鸣、耳聋等头面五官病症。

3. 昏厥、癫狂、中风等神经精神系统病症。

4. 咳嗽气喘、膝关节肿痛等经脉循行部位的病症。

5. 对部分腧穴有强壮作用。

胃经腧穴

承泣——赶走黑眼圈

承，承接；泣，落泪。穴在目下，泣下则相承，故名承泣。

【功效主治】散风清热、明目止泪。主治目赤肿痛、夜盲、近视、口眼歪斜、面肌痉挛。

【位　　置】在面部，眼球与眶下缘之间，瞳孔直下。

【快速取穴】直视前方，瞳孔正下方眼球与眼眶下缘之间即是。

【特效按摩】1. 用示指指腹揉承泣 1~3 分钟，可促进眼部气血循环，改善黑眼圈。

2. 经常按摩本穴对眼部具有保健作用，可治疗急慢性结膜炎、近视、视神经萎缩等眼部病症。

四白——明目养颜的好帮手

本穴在目下 1 寸，为上下左右四面，平白无饰、光明显见之处，故名四白。

【功效主治】祛风明目、通经活络。主治目赤肿痛、近视、头痛、牙痛、黄褐斑。

【位　　置】在面部，眶下孔处。

【快速取穴】直视前方，瞳孔直下，在眶下孔凹陷处即是。

【特效按摩】示指指腹按揉本穴，有酸胀感为佳，每次 1~3 分钟，可缓解眼疲劳、眼干涩等。

巨髎——五官病症的专家

巨，大；髎，骨空处。本穴位于颧骨与下颌骨间的较大凹陷处，故名巨髎。

【功效主治】清热息风、明目退翳。主治口眼歪斜、牙痛、鼻出血、唇颊肿、眼睑痉挛。

【快速取穴】正坐平视，瞳孔直下垂直线与鼻翼下缘水平线的交点处即是。

【特效按摩】1. 点按巨髎 3~5 分钟，可辅助治疗口眼歪斜。2. 坚持按摩本穴对于五官病症也有很好的疗效，如近视、结膜炎、鼻炎、上颌窦炎、牙痛等。

★ 地仓——提拉养颜驻青春

地，即下部；仓，为收藏粮食之处。本穴位于面之下部，且口腔为容纳水谷食物之所，故名。

【功效主治】祛风止痛、舒筋活络。主治口眼歪斜、流涎、眼睑痉挛、三叉神经痛。

【位　　置】在面部，口角旁开 0.4 寸（指寸）。

【快速取穴】口角旁，本穴在鼻唇沟或鼻唇沟延长线上。

【特效按摩】1. 轻闭口，用示指指甲垂直下压本穴，每日早晚各 1 次，每次 1~3 分钟，有改善面部松弛、提拉嘴角的功效。2. 经常按摩本穴可治疗口角炎、小儿流涎。

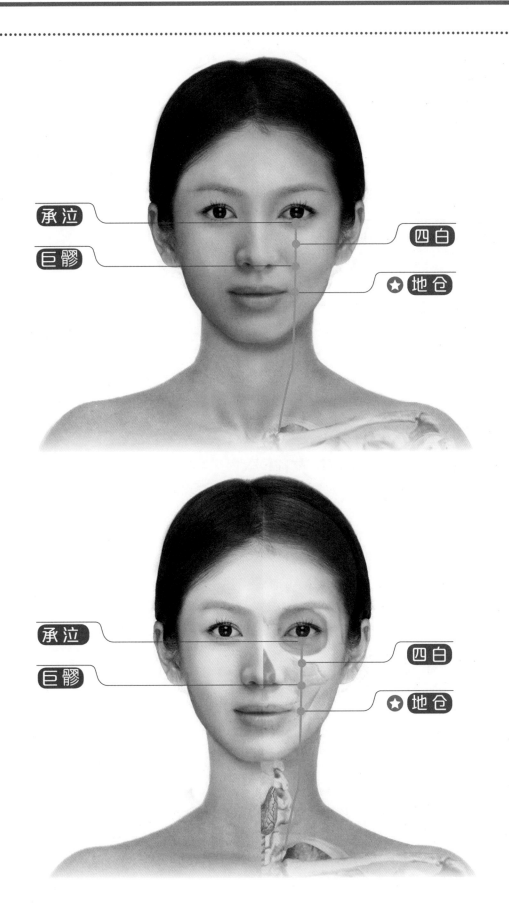

承泣
巨髎
四白
★ 地仓

承泣
巨髎
四白
★ 地仓

大迎——改善面部气色差

大，大小之大；迎，迎接。本穴在大迎脉（面动脉）旁，故名大迎。

【功效主治】祛风通络、消肿止痛。主治颊肿、牙痛、口眼歪斜、三叉神经痛。

【位　　置】在面部，下颌角前方，咬肌附着部的前缘凹陷中，面动脉搏动处。

【快速取穴】闭口鼓气，下颌角前下的凹陷处即是。

【特效按摩】用拇指按揉大迎，每次1~3分钟。可促进局部气血循环，预防面部病症。

颊车——口眼歪斜寻颊车

颊，指面旁；车，指牙关。穴当颊部咬肌处，故名颊车。

【功效主治】祛风清热、开关通络。主治口眼歪斜、牙痛、扁桃体炎、颞下颌关节炎。

【位　　置】在面部，下颌角前上方一横指（中指）。

【快速取穴】沿下颌角角平分线上一横指，闭口咬紧牙时咬肌隆起，放松时按之有凹陷处即是。

【特效按摩】拇指按揉双侧本穴，每次3~5分钟，对下颌关节炎、腮腺炎有一定的保健作用。

下关——口耳病症常备穴

本穴位于颧弓之下，与上关相对，故名下关。

【功效主治】消肿止痛、聪耳通络。主治耳聋、耳鸣、牙痛、口眼歪斜、高血压、颞下颌关节炎。

【位　　置】在面部，颧弓下缘中央与下颌切迹之间凹陷中。

【快速取穴】耳屏向前1横指可触及一高骨，其下方有凹陷处即是。

【特效按摩】1. 用双手示指、中指按揉穴位，每次1~3分钟，以酸胀为度，能够有效地治疗耳鸣、耳聋，对下颌脱臼、颞颌关节功能紊乱等也有显著疗效。
2. 长期按摩还能辅助治疗高血压、缓解眩晕。

头维——头痛、目眩来找它

穴在头部发角，为头之维，故名头维。

【功效主治】清头明目、止痛镇痉。主治头痛、眩晕、眼睑痉挛、脱发、斑秃、少年白发。

【位　　置】在头部，额角发际直上0.5寸，头正中线旁开4.5寸。

【快速取穴】额角向发际里轻推约1指宽处即是。

【特效按摩】1. 双手拇指按压双侧头维，配合呼吸缓慢地按揉，约5秒为1组，持续3~5分钟，配合合谷按摩可止头痛，配合太冲按摩可治疗目眩。2. 长期按摩本穴可辅助治疗高血压。

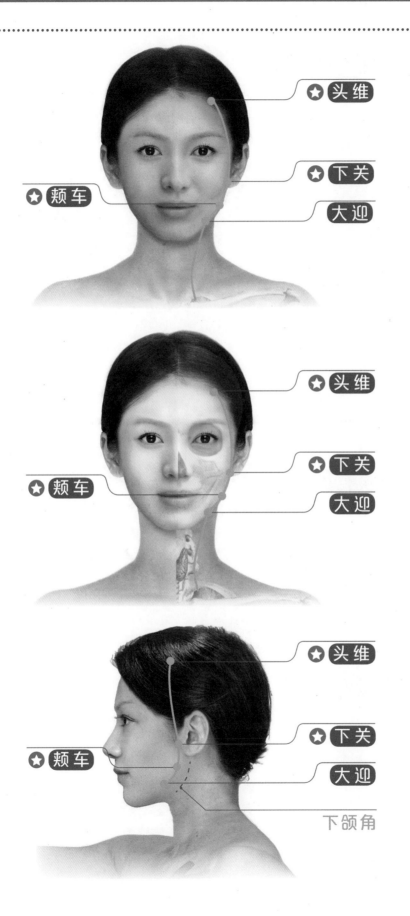

头维

下关

大迎

颊车

头维

下关

大迎

颊车

头维

下关

大迎

颊车

下颌角

人迎——调节血压保健康

人，人类；迎，迎接。古者以此候三阳之气，谓人气所迎会也，故名人迎。

【功效主治】利咽散结、理气降逆。主治咽喉肿痛、甲状腺肿大、头痛、眩晕、高血压。

【位　　置】在颈部，横平喉结，胸锁乳突肌前缘，颈总动脉搏动处。

【快速取穴】喉结旁开 2 横指处即是。

【特效按摩】用拇指指腹上下按压穴位，力度不宜过大，每日 2 次，每次 1~3 分钟，对高血压、咽喉炎、甲状腺功能亢进、甲状腺肿大等具有保健作用。

水突——化解咽喉肿痛

水，水谷饮食；突，通道。穴在食管旁，故名水突。

【功效主治】清热利咽、降逆平喘。主治咳嗽、哮喘、咽喉肿痛、颈淋巴结结核。

【位　　置】在颈部，横平环状软骨，胸锁乳突肌前缘。

【快速取穴】胸锁乳突肌前缘人迎、气舍连线中点处即是。

【特效按摩】拇指按住本穴，以不感到难受为宜，逐渐用力深按，保持 10 秒，然后松开，一压一松为一个循环，持续 3~5 分钟，每日 3~4 次，对治疗咽喉肿痛效果颇佳。

气舍——缓解落枕有奇效

气，空气；舍，宅舍。穴在气管旁，犹如气之宅舍，故名。

【功效主治】清咽利肺、理气散结。主治咳嗽、咽喉肿痛、落枕、甲状腺肿瘤、颈项强痛。

【位　　置】在胸锁乳突肌区，锁骨上小窝，锁骨胸骨端上缘，胸锁乳突肌胸骨头与锁骨头中间的凹陷中。

【快速取穴】人迎直下，锁骨的上缘处即是。

【特效按摩】落枕时配合翳风按揉，手法要轻揉，按揉至肌肉疼痛缓解即可。

缺盆——手指麻木可找它

穴当锁骨上窝内，此窝凹陷如盆，形状不规则，故名。

【功效主治】宽胸利膈、止咳平喘。主治咳嗽、哮喘、咽喉肿痛、颈淋巴结结核、手指麻木。

【位　　置】在颈外侧区，锁骨上大窝，锁骨上缘凹陷中，前正中线旁开 4 寸。

【快速取穴】乳中线直上锁骨上方有一凹陷处，按之有酸胀感处即是。

【特效按摩】手指麻木时，拇指点揉缺盆，有酸胀感为宜，有时可感传至上肢，直至酸胀减弱，松开手指，麻木多有改善。

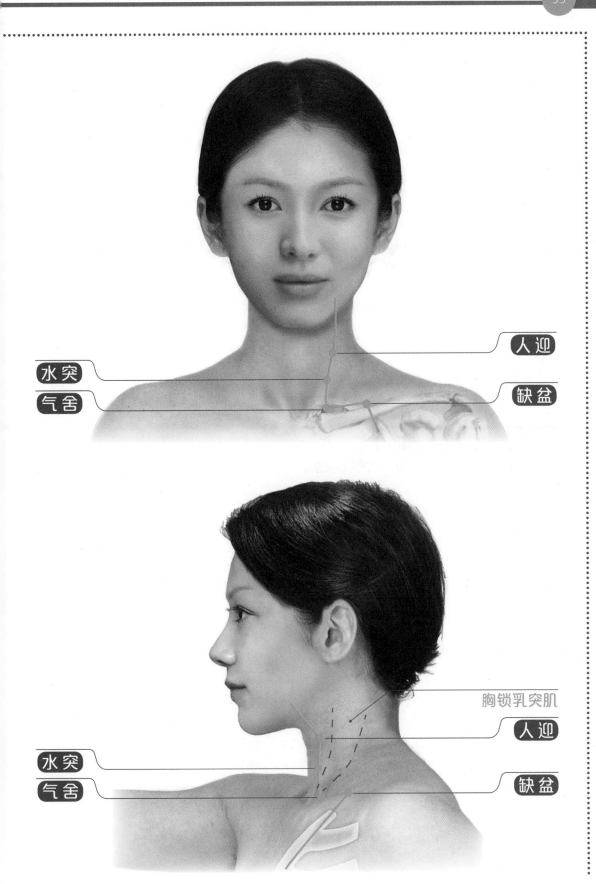

人迎

水突

气舍

缺盆

胸锁乳突肌

人迎

水突

气舍

缺盆

气户——咳嗽气喘不再怕

户，门户。本穴善治喘逆上气，功在肃降肺气，犹如气息出入之门户，故名。

【功效主治】理气宽胸、止咳平喘。主治咳嗽、哮喘、呃逆、胸胁胀满。

【位　　置】在胸部，锁骨下缘，前正中线旁开4寸。

【快速取穴】乳中线与锁骨下缘相交的凹陷处，按之酸胀处即是。

【特效按摩】平躺时，按摩本穴可缓解咳嗽气喘。

库房——缓解胸闷胀痛

库房为储物之所，本穴居肌肉丰厚隆起处，故名。

【功效主治】理气宽胸、清热化痰。主治咳嗽、哮喘、咳唾脓血、胸胁胀痛。

【位　　置】在胸部，第1肋间隙，前正中线旁开4寸。

【快速取穴】从乳头所在间隙沿垂直线向上3个肋间隙，按之酸胀处即是。

【特效按摩】平躺时，配合屋翳按摩可缓解胸闷胀痛。

屋翳——配合库房解胸闷

屋翳，指顶部的覆盖物，穴在上胸部，故名。

【功效主治】止咳化痰、消痈止痒。主治咳嗽、哮喘、胸胁胀满、乳腺炎、乳腺纤维瘤、肋间神经痛。

【位　　置】在胸部，第2肋间隙，前正中线旁开4寸。

【快速取穴】从乳头所在间隙向上2肋间隙为第2肋间隙，按压有酸胀感处即是。

【特效按摩】同库房。

膺窗——常按膺窗，咳嗽不来

膺，胸膺；窗，窗户。穴在胸膺部，犹如胸室之窗，故名。

【功效主治】止咳宁嗽、消肿清热。主治咳嗽、哮喘、胸胁胀痛、乳腺炎、乳汁不畅。

【位　　置】在胸部，第3肋间隙，前正中线旁开4寸。

【快速取穴】从乳头所在间隙向上1肋间隙为第3肋间隙，按之酸胀处即是。

【特效按摩】拇指按摩本穴，每日2次，可降低胸腔内部高压，释放胸腔内部能量，缓解咳嗽气喘、胸胁胀满等。

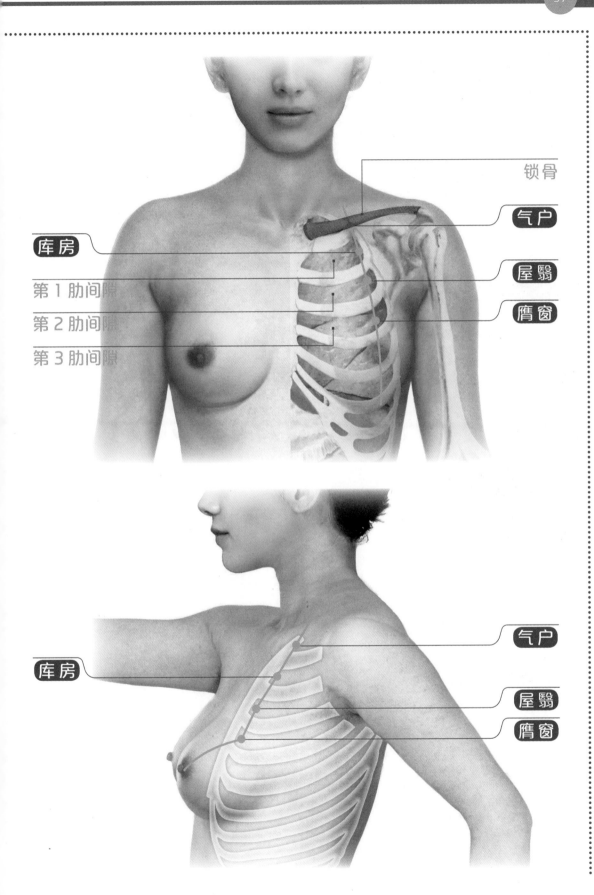

锁骨

气户

库房

第 1 肋间隙

屋翳

第 2 肋间隙

膺窗

第 3 肋间隙

气户

库房

屋翳

膺窗

乳中——乳腺疾病保健穴

本穴位处乳头之正中，故名。

【功效主治】调气醒神。对乳腺疾病、性冷淡有一定的疗效。本穴不针不灸，只作胸腹部腧穴的定位标志。

【位　　置】在胸部，乳头中央。

【快速取穴】乳头所在处即是。

【特效按摩】治疗产后乳少者，用拇指和示指轻捻转乳头或以指腹按压，每次1~3分钟，配合乳根效更佳。

乳根——让乳房更健康

本穴位于乳房根部，故名。

【功效主治】通乳化瘀、宣肺利气。主治咳嗽、哮喘、胸闷、乳腺炎、产后缺乳、乳汁不畅。

【位　　置】在胸部，第5肋间隙，前正中线旁开4寸。

【快速取穴】男性在乳头下1肋处。女性在乳房根部弧线中点处。

【特效按摩】治疗产后乳少者，以拇指点揉乳根，同时配合乳中效更佳。

不容——让肠胃更健康

容，容纳。穴在上腹部，意指胃纳水谷达此高度，不可再纳，故名。

【功效主治】调中和胃、理气止痛。主治呕吐、胃痛、腹胀、食欲不振、咳嗽，咳痰。

【位　　置】在上腹部，脐中上6寸，前正中线旁开2寸。

【快速取穴】从肚脐向上量两个4横指，再水平旁开3横指处即是。

【特效按摩】用拇指点揉不容，同时配合承满、梁门，由轻到重，可逐步缓解胃胀、呕吐等，对缓解肋间神经痛也有一定的效果。

承满——远离消化不良

承，受纳；满，饱满。穴近胃上部，意指承纳水谷饮食，至此已达饱满，故名。

【功效主治】理气和胃、降逆止呕。主治胃痛、腹胀、食欲不振、吐血。

【位　　置】在上腹部，脐中上5寸，前正中线旁开2寸。

【快速取穴】天枢上5寸，不容下1寸，上脘旁开2寸。

【特效按摩】用拇指点揉承满，同时配合不容、梁门，由轻到重，可逐步缓解消化不良等。

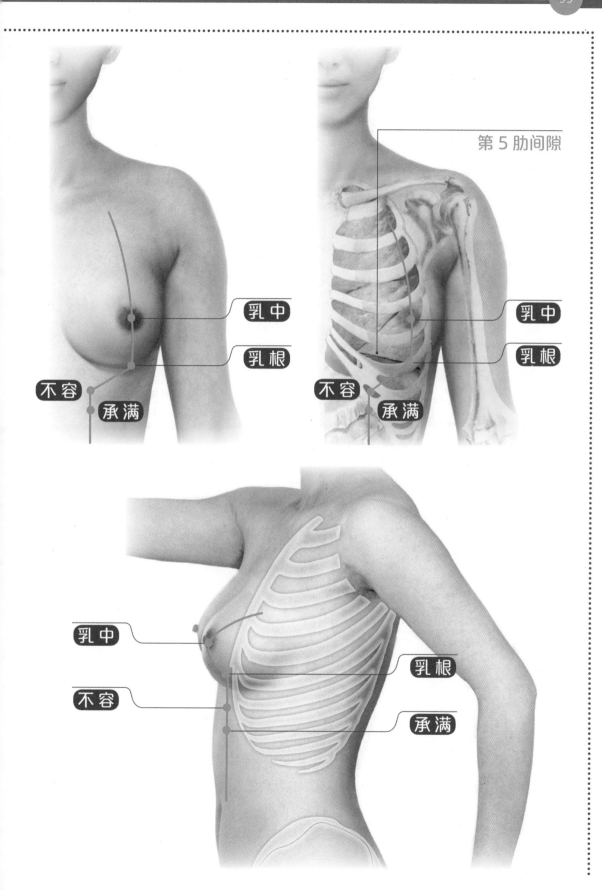

第5肋间隙

乳中

乳根

不容

承满

乳中

乳根

不容

承满

乳中

乳根

不容

承满

★ 梁门——消食和胃它有功

梁，横梁；门，出入之处。穴当胃脘部，故名。

【功效主治】和胃理气、健脾调中。主治胃痛、呕吐、食欲不振、腹胀、泄泻。

【位　　置】在上腹部，脐中上 4 寸，前正中线旁开 2 寸。

【快速取穴】肚脐与胸剑联合连线的中点水平旁开 3 横指处即是。

【特效按摩】用拇指点揉梁门，同时配合不容、承满，由轻到重，可消食和胃。

关门——反酸症状就找它

关，关隘；门，出入之处。穴在上腹部，当胃肠通道的关口，故名。

【功效主治】调理肠胃、利水消肿。主治腹痛、腹胀、肠鸣、泄泻、水肿。

【位　　置】在上腹部，脐中上 3 寸，前正中线旁开 2 寸。

【快速取穴】从肚脐沿前正中线向上量 4 横指，再水平旁开 3 横指处即是。

【特效按摩】三指并拢垂直下按，稍用力，每次 1~5 分钟，每日 2 次，可缓解反酸。

太乙——恶心欲呕按太乙

太，即大；乙，曲。本穴位于腹部，内应于长且多曲之小肠腑，故名。

【功效主治】涤痰开窍、镇惊安神。主治胃痛、癫狂、心烦、恶心、烦躁。

【位　　置】在上腹部，脐中上 2 寸，前正中线旁开 2 寸。

【快速取穴】从肚脐沿前正中线向上量 3 横指，再水平旁开 3 横指处即是。

【特效按摩】三指并拢垂直下按，稍用力，每次 1~5 分钟，每日 2 次，可治疗恶心欲呕。

★ 滑肉门——让身材更窈窕

滑肉，指初步消化后的精细食物。穴平脐上 1 寸，食物至此已分清别浊，犹如精细食物通过之门户，故名。

【功效主治】镇惊安神、清心开窍。主治胃痛、呕吐、癫狂、吐舌、神经衰弱。

【位　　置】在上腹部，脐中上 1 寸，前正中线旁开 2 寸。

【快速取穴】从肚脐沿前正中线向上量 1 横指，再水平旁开 3 横指处即是。

【特效按摩】每日坚持按摩本穴，有塑身、保持体态的功效。

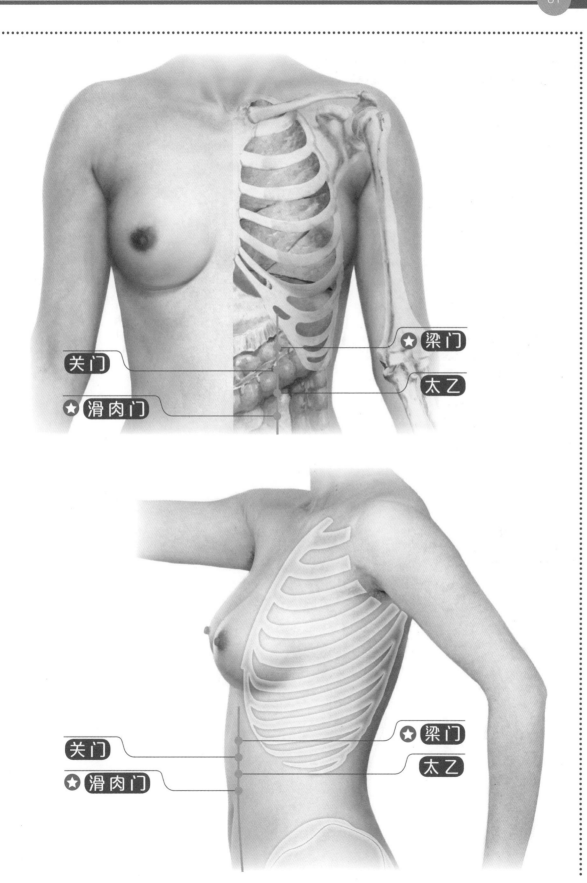

关门

★ 滑肉门

★ 梁门

太乙

关门

★ 滑肉门

★ 梁门

太乙

★ 天枢——腹泻、便秘都可用

枢，枢纽。本穴位于腹部之正中水平，功在输转中焦与下焦之气机，具有枢纽之效，故名。

【功效主治】调中和胃、理气健脾。主治腹胀肠鸣、绕脐腹痛、便秘、泄泻、痢疾、女子腹部肿块、月经不调、痛经、肥胖。

【位　　置】在腹部，横平脐中，前正中线旁开 2 寸。

【快速取穴】从肚脐中旁开 3 横指处即是。

【特效按摩】1. 经常按摩本穴可改善胃肠功能，治疗便秘、胃肠炎、小儿腹泻等。
2. 以拇指向下按压 30 秒后放开，重复按压几次；或握空拳敲打数分钟。左右穴都做，有瘦身减肥、消水肿的功效。

★ 外陵——痛经、肠痉挛全搞定

外，指腹中线之外侧；陵，喻指高起之处。本穴位处脐腹之外下方，正为腹直肌隆起之处，故名。

【功效主治】和胃化湿、理气止痛。主治腹痛、痛经、疝气、胃下垂。

【位　　置】在下腹部，脐中下 1 寸，前正中线旁开 2 寸。

【快速取穴】从肚脐沿前正中线向下量 1 横指，再水平旁开 3 横指处即是。

【特效按摩】肠痉挛或者痛经时按摩本穴，每次 3~5 分钟，可缓解疼痛。

大巨——缓解下腹疼痛

巨，大。本穴位于腹部隆起之最高突处，故名。

【功效主治】调肠胃、固肾气。主治腹胀、小便不利、疝气、遗精、早泄、腰扭伤。

【位　　置】在下腹部，脐中下 2 寸，前正中线旁开 2 寸。

【快速取穴】从肚脐沿前正中线向下量 3 横指，再水平旁开 3 横指处即是。

【特效按摩】腹痛时按摩本穴，每次 3~5 分钟，可减轻疼痛。

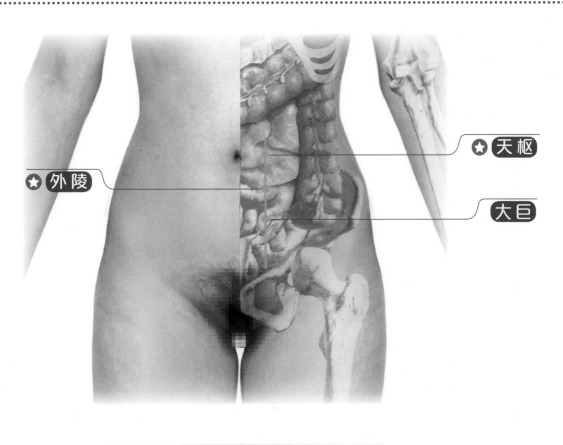

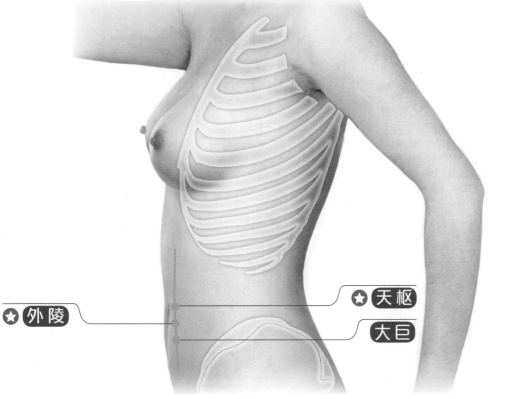

★ 水道——对付小便问题

水，水流；道，通道。本穴位于小腹部，内应于膀胱，功在通利水道，故名。

【功效主治】利水消肿、调经止痛。主治水肿、小便不利、小腹胀满、痛经、不孕、疝气、泌尿系统结石。

【位　　置】在下腹部，脐中下 3 寸，前正中线旁开 2 寸。

【快速取穴】从肚脐沿前正中线向下量 4 横指，再水平旁开 3 横指处即是。

【特效按摩】每日坚持按揉本穴，改善小便淋漓不尽效果显著。

★ 归来——解决难言之隐

归，归还；来，到来。本穴能治疗子宫脱垂，使其回复原位，故名。

【功效主治】活血化瘀、调经止痛。主治腹痛、月经不调、子宫脱垂、阴道脱垂、带下、阳痿。

【位　　置】在下腹部，脐中下 4 寸，前正中线旁开 2 寸。

【快速取穴】从耻骨联合上缘上 1 横指处再旁开 3 横指处即是。

【特效按摩】三指指腹垂直下按本穴，以中指为中心，由内而外按揉，每日 2 次，长期坚持，可改善月经不调、不孕、带下、阳痿等。

气冲——肠鸣、腹痛不用怕

气，经气；冲，冲要。穴在气衔部位，为经气流注之冲要，故名。

【功效主治】调经血、舒宗筋、理气止痛。主治腹痛、阳痿、疝气、月经不调、不孕、膀胱炎、遗尿、尿频。

【位　　置】在腹股沟区，耻骨联合上缘，前正中线旁开 2 寸，动脉搏动处。

【快速取穴】耻骨联合上缘中点旁开 2 寸处即是。

【特效按摩】肠鸣、腹痛时配合气海，以示指指腹按揉，每次 3~5 分钟，可缓解症状。

髀关——改善下肢麻木

髀，股部；关，指转动处。穴近股关节，故名。

【功效主治】强腰膝、通经络。主治下肢痿痹、腰膝冷痛、腹痛、肥胖、坐骨神经痛。

【位　　置】在股前区，股直肌近端，缝匠肌与阔筋膜张肌 3 条肌肉之间凹陷中。

【快速取穴】髂前上棘与髌骨外缘连线上，屈股时和会阴相平的连线上可触及一凹陷处即是。

【特效按摩】治疗下肢麻木无力时，配合伏兔，用三指按揉或握拳轻敲，每次 3~5 分钟。

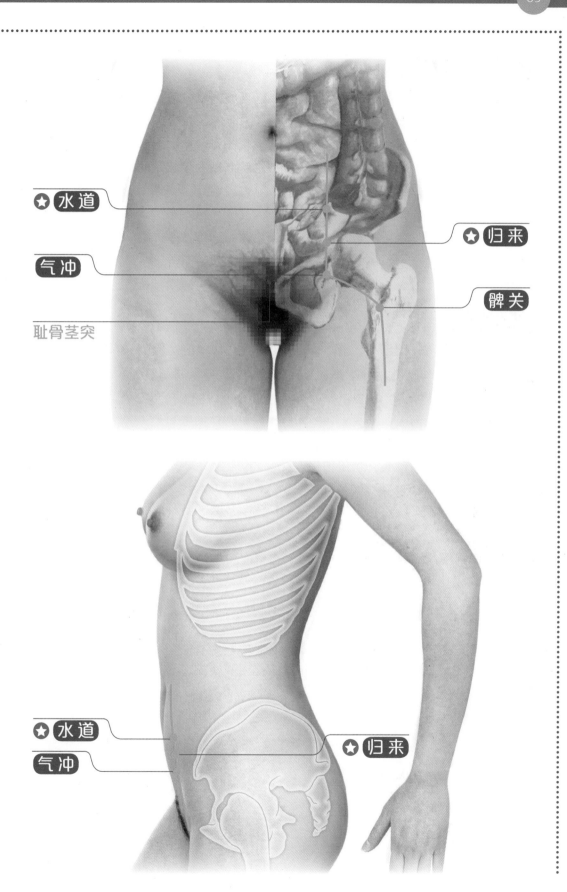

★水道

气冲

耻骨茎突

★归来

髀关

★水道

气冲

★归来

★ 伏兔——腰腿舒服少不了

伏，俯伏。穴在大腿前面股四头肌隆起处，形似伏兔之状，故名。

【功效主治】散寒化湿、疏通经络。主治腰膝冷痛、下肢痿痹、疝气、坐骨神经痛、肥胖。

【位　　置】在股前区，髌底上 6 寸，髂前上棘与髌底外侧端的连线上。

【快速取穴】手掌后第 1 横纹中点按在髌骨上缘中点，手指并拢压在大腿上，当中指尖端所达处即是。

【特效按摩】治疗下肢麻木无力时，配合髀关，用三指按揉或握拳轻敲，每次 3~5 分钟。

★ 阴市——下肢水肿它擅长

阴，阴阳之阴，指寒邪；市，集市，聚散之意。穴能疏散膝部寒气，故名。

【功效主治】温经散寒、理气止痛。主治腹胀、腹痛、腿膝痿痹、屈伸不利、下身发冷。

【位　　置】在股前区，髌底上 3 寸，股直肌肌腱外侧缘。

【快速取穴】伏兔与髌底处侧端连线中点即是。

【特效按摩】下肢水肿时，可用拇指点按本穴，每次 3~5 分钟，每日 3 次，症状会有所改善。

★ 梁丘——胃痛必不可少

梁，山梁；丘，丘陵。形如山梁丘陵，穴当其处，故名。

【功效主治】理气和胃、通经活络。主治急性胃炎、乳腺炎、膝关节肿痛、下肢不遂、腹泻。

【位　　置】在股前区，髌底上 2 寸，股外侧肌与股直肌肌腱之间。

【快速取穴】下肢用力蹬直时，髌骨外上缘的凹陷正中处即是。

【特效按摩】1.胃痛时点揉本穴，直至局部压痛感减轻，胃痛多有好转。2.长按梁丘对保护膝关节有一定的作用。3.以拇指向下按 30 秒后放开，重复几次；或握空拳敲打数分钟。左右穴都做。对急性胃病发作有急救之效。

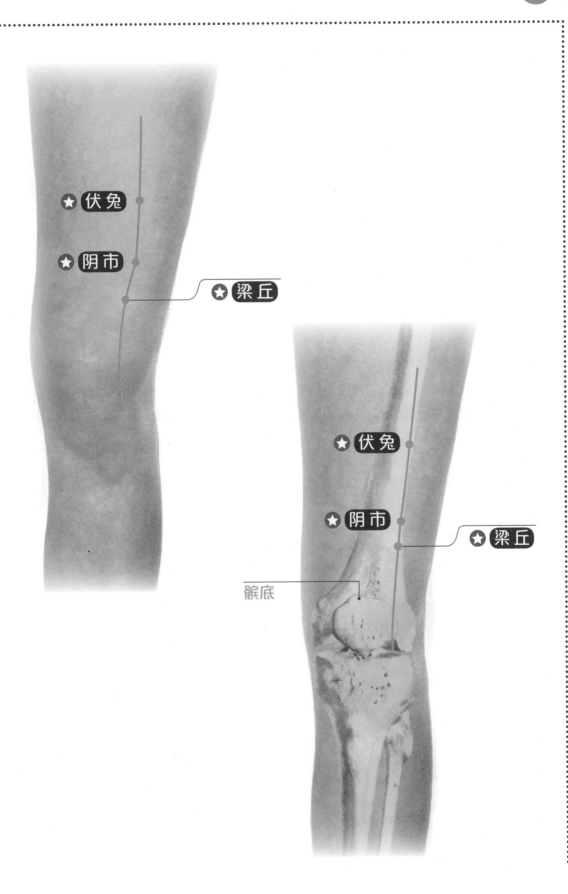

伏兔

阴市

梁丘

伏兔

阴市

梁丘

髌底

★ 犊鼻——治疗肛门括约肌功能减退

犊，小牛。膝部髌韧带两旁凹陷宛如牛犊鼻孔，穴在其中，故名。

【功效主治】通经活络、消肿止痛。主治膝肿痛。

【位　　置】在膝前区，髌韧带外侧凹陷中。

【快速取穴】屈膝45°，髌骨外下方的凹陷中即是。

【特效按摩】经常按摩本穴，对肛门括约肌功能消失或减退也有很好的治疗、保健
　　　　　　作用。

★ 足三里——善腹部、下半身病痛

本穴位于膝下3寸，因称"三里"。

【功效主治】健脾和胃、扶正培元。主治胃痛、呕吐、反胃、腹胀、腹痛、肠鸣、
　　　　　　消化不良、泄泻、便秘、痢疾、乳腺炎、虚劳羸瘦、咳嗽气喘、心悸
　　　　　　气短、头晕、失眠、癫狂、膝痛、下肢痿痹、水肿、黄褐斑、少年白发、
　　　　　　更年期综合征、产后缺乳。

【位　　置】在小腿外侧，犊鼻下3寸，犊鼻与解溪连线上。

【快速取穴】犊鼻直下量4横指处即是。

【特效按摩】1.经常用指间关节按摩本穴，每日5~10分钟，可以增强体质、消除
　　　　　　疲劳、延缓衰老，还可降低血脂。2.胃痛时稍用力按揉本穴50～60次，
　　　　　　以酸胀为度，配合梁丘、内关效更佳。3.以拇指向下直按30秒后放开，
　　　　　　重复按压几次；或握空拳敲打数分钟。左右穴都做，孕妇禁用，可缓
　　　　　　解各种疼痛，尤其是腹部、下半身病痛。

★ 上巨虚——可解毒通便

上，上方；巨，巨大；虚，空隙。胫、腓骨之间形成较大空隙，穴在此空隙上方，
故名。

【功效主治】调和肠胃、通经活络。主治肠痛、阑尾炎、泄泻、便秘、下肢痿痹。

【位　　置】在小腿外侧，犊鼻下6寸，犊鼻与解溪连线上。

【快速取穴】当犊鼻向下，直量两次4横指处，当胫、腓骨之间即是。

【特效按摩】若遇排便不畅，可在平时用拇指按揉本穴，每日3~5分钟，可有效
　　　　　　改善。

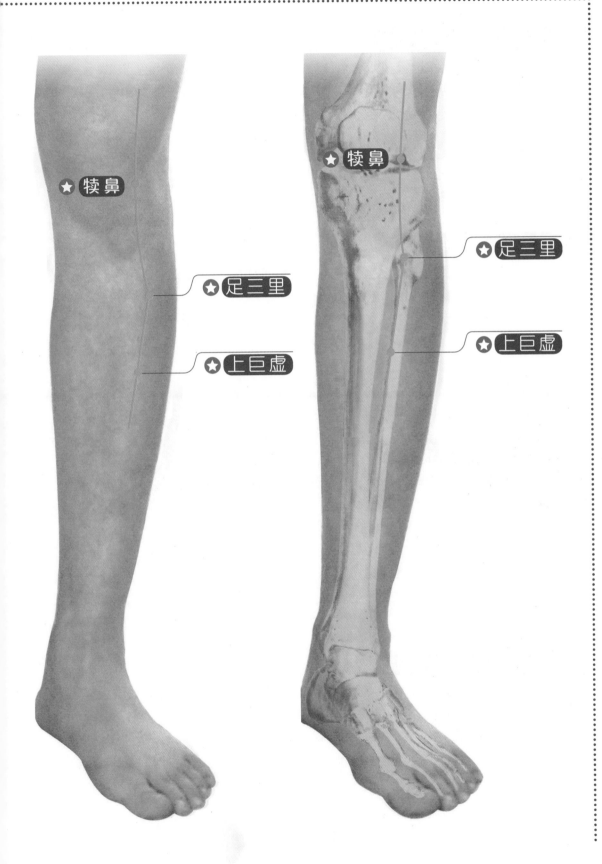

★ 条口——让肩膀活动起来

穴处胫骨前肌，狭长如"条"；又居胫腓两骨之间， 按之虚大有"口"，故名。

【功效主治】舒筋活络、理气和中。主治下肢痿痹、肩臂痛、膝关节疼痛、下肢发冷。

【位　　置】在小腿外侧，犊鼻下 8 寸，犊鼻与解溪连线上。

【快速取穴】平腘横纹与外踝尖连线之中点，在胫、腓骨之间。

【特效按摩】肩关节活动不利时，可用力掐按对侧本穴，以酸胀明显为度，同时活动患者肩关节，每次 2~3 分钟。

★ 下巨虚——消化不良常按揉

下，下方；巨，巨大；虚，空隙。胫、腓骨之间形成较大空隙，穴在此空隙下方，故名。

【功效主治】调肠胃、通经络、安神志。主治小腹痛、泄泻、痢疾、乳腺炎、下肢痿痹。

【位　　置】在小腿外侧，犊鼻下 9 寸，犊鼻与解溪连线上。

【快速取穴】从条口向下量 1 横指，在胫、腓骨之间凹陷处。

【特效按摩】若遇泻下不消化食物，可长期按揉本穴，每次 3~5 分钟。

★ 丰隆——除湿化痰第一穴

丰，丰满；隆，隆起。穴在小腿肌肉丰满隆起处，故名。

【功效主治】健脾化痰、和胃降逆、开窍。主治咳嗽、痰多、哮喘、头痛、眩晕、癫痫、下肢痿痹、肥胖、食欲不振、高脂血症。

【位　　置】在小腿外侧，外踝尖上 8 寸，胫骨前肌的外缘。

【快速取穴】犊鼻与解溪连线的中点，条口外侧 1 横指处即是。

【特效按摩】1. 长期按揉本穴，可缓解痰多、咳嗽、鼻炎等。2. 以拇指向下按压 30 秒后放开，重复按压几次。左右穴都做，可丰胸、健脾理胃。

★ 解溪——对牙痛、心烦说再见

解，分解；溪，沟溪，指体表较小凹陷。穴在踝关节前骨节凹陷中，故名。

【功效主治】舒筋活络、清胃化痰、镇惊安神。主治头痛、眩晕、癫狂、腹胀、便秘、下肢痿痹、足踝肿痛、痛风。

【位　　置】在踝区，踝关节前面中央凹陷中，当拇长伸肌腱与趾长伸肌腱之间。

【快速取穴】令足趾上跷，显现足背部两肌腱，穴在两腱之间，内、外踝尖连线的中点。

【特效按摩】本穴能引上焦郁热下行，故常按本穴位，能够治疗牙痛、心烦、目赤等。

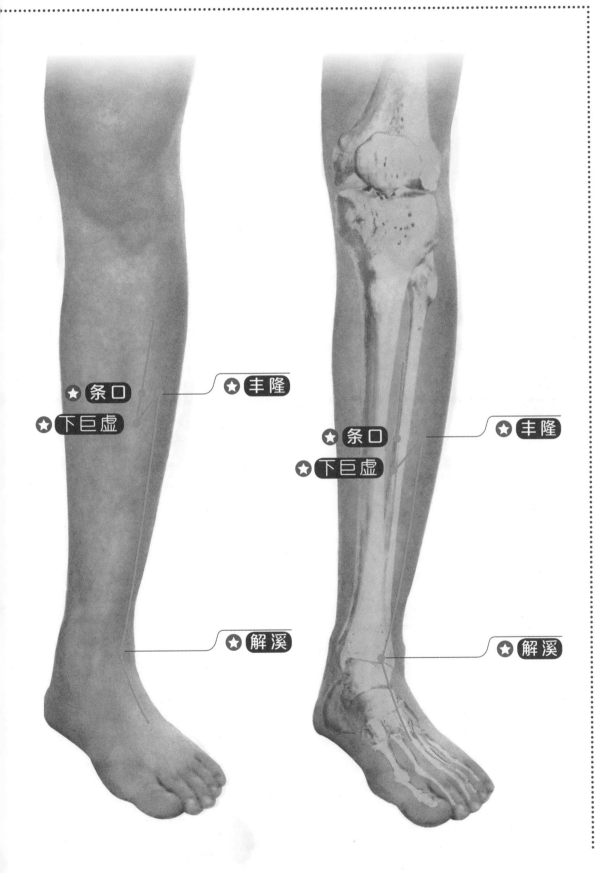

★ 条口
★ 下巨虚
★ 丰隆
★ 条口
★ 下巨虚
★ 丰隆
★ 解溪
★ 解溪

冲阳——除胃病，增食欲

冲，冲要；阳，阴阳之阳。穴在冲阳脉（足背动脉）所在之处，故名。

【功效主治】和胃化痰、通络宁神。主治胃痛、口眼歪斜、牙痛、足背肿痛、多汗症。

【位　　置】在足背，第2跖骨基底部与中间楔状骨关节处，可触及足背动脉。

【快速取穴】足背最高点、两条筋之间凹陷处即是。

【特效按摩】胃痉挛、胃炎反复发作时，用拇指指尖下压按摩本穴，可及时缓解症状。

陷谷——治慢性胃炎、肠炎

陷，凹陷；谷，山谷。穴在足背第2、3跖骨间凹陷如谷处，故名。

【功效主治】和胃行水、理气止痛。主治目赤肿痛、足背肿痛、慢性胃炎、肠炎、腰扭伤。

【位　　置】在足背，当第2、3跖骨间，第2跖趾关节近端凹陷中。

【快速取穴】足背第2、3跖骨结合部之前凹陷处即是。

【特效按摩】经常按摩本穴可调理消化系统病症，如慢性胃炎、肠炎等。

★ 内庭——止牙痛疗效佳

内，里边；庭，庭院。穴处趾缝之间，犹如门内的庭院，故名。

【功效主治】清胃泻火、理气止痛。主治牙痛、咽喉肿痛、口眼歪斜、鼻出血、发热、腹痛、腹胀、便秘、痢疾、足背肿痛、神经性呕吐。

【位　　置】在足背，第2、3趾间，趾蹼缘后方赤白肉际处。

【快速取穴】足背第2、3趾的趾蹼正中略后约半横指处即是。

【特效按摩】用拇指掐按本穴至出现疼痛感，保持刺激3~5分钟，牙痛、牙龈炎发作时能缓解疼痛。

厉兑——常按厉兑，改善睡眠

厉，指足部；兑，通"锐"，意为尖端。本穴位于足趾的最前端，故名。

【功效主治】清热和胃、苏厥醒神、通经活络。主治牙痛、口眼歪斜、咽喉肿痛、鼻出血、癫狂、发热、足背肿痛、神经衰弱、多梦。

【位　　置】在足趾，第2趾末节外侧，趾甲根角侧后方0.1寸（指寸）。

【快速取穴】足背第2趾趾甲内侧缘与趾甲下缘各作一垂线之交点处即是。

【特效按摩】以拇指掐按本穴，轻微刺激，每次1~3分钟，每日2次，配合内关、神门可有效改善多梦，使夜寐安宁。

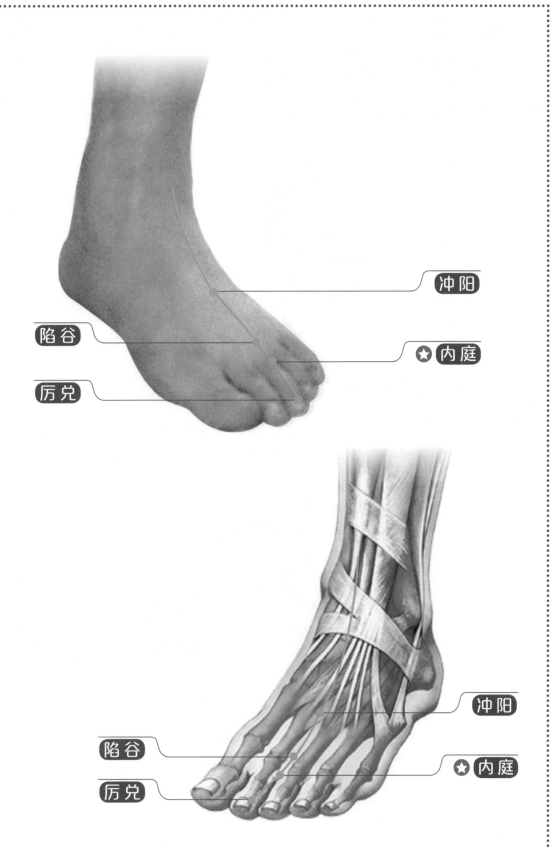

冲阳

陷谷

内庭

厉兑

冲阳

陷谷

内庭

厉兑

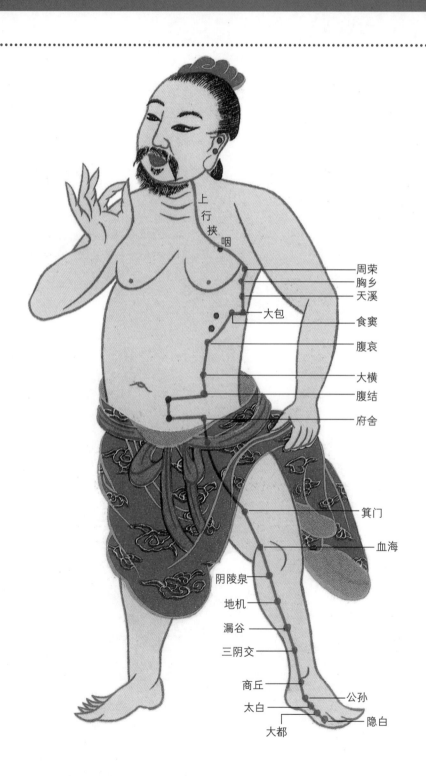

上行挟咽

周荣
胸乡
天溪
大包
食窦
腹哀
大横
腹结
府舍

箕门

血海

阴陵泉
地机
漏谷
三阴交

商丘
太白
大都

公孙
隐白

古代经络图·足太阴脾经

中医看脾脏

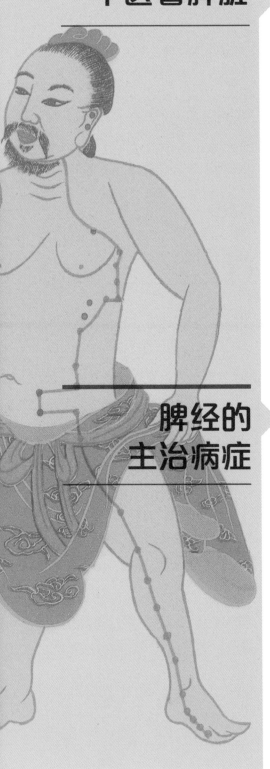

1. 主运化。运，即转运输送，化，即消化吸收。运化包含运化水谷和运化水液。水谷，泛指各种饮食物。脾运化水谷，是指脾对食物的消化吸收作用。运化水液，指中医认为脾脏具有调节水液代谢的功能。

2. 主生血统血。脾主生血，指脾有生血的功能。统血，统是统摄、控制的意思。脾主统血，指脾具有统摄血液，使之在经脉中运行而不溢于脉外的功能。

脾经的主治病症

1. 呕吐、胃痛、腹胀、便稀、泄泻、水肿、黄疸等脾胃病症。

2. 中风后言语謇涩、舌体不用等舌病。

3. 前列腺炎、遗精、阳痿、痛经、月经不调、阴道炎、妊娠呕吐、难产、恶露不尽、不孕等生殖系统病症。

4. 遗尿、尿频、尿急、尿潴留等泌尿系统病症。

5. 皮肤瘙痒、湿疹、荨麻疹等皮肤病症。

6. 下肢内侧前缘的疼痛、麻木、瘫痪等经脉循行部位的病症。

脾经腧穴

隐白——调经止带、缓解腹胀

隐，隐藏；白，指"白肉"。以其穴隐于赤白肉际处，故名。

【功效主治】调经统血、健脾回阳。主治月经过多、崩漏、尿血、便血、腹胀、小儿惊风。

【位　　置】在足趾，大趾末节内侧，趾甲根角侧后方 0.1 寸。

【快速取穴】足拇趾趾甲内侧缘与下缘各作一垂线之交点处即是。

【特效按摩】用拇指掐按穴位每日 2 次，每次 1~3 分钟，对月经过多、子宫痉挛、腹胀不得卧、便血等有一定的疗效。

大都——足趾疼痛找大都

大，大小之大；都，都会。穴在大趾，为经气所留聚之处，故名。

【功效主治】泄热止痛、健脾和中。主治腹胀、胃痛、泄泻、便秘、足趾痛、指端寒冷。

【位　　置】在足趾，第 1 跖趾关节远端赤白肉际凹陷中。

【快速取穴】第 1 跖趾关节前下方掌背交界线处可触及一凹陷处即是。

【特效按摩】用拇指掐按穴位，每日 2 次，每次 1~3 分钟，可改善足趾痛等。

太白——调理肠胃

太，甚大；白，指"白肉"。穴在拇趾白肉上，此处之白肉更为开阔，故名。

【功效主治】健脾和胃、清热化湿。主治胃痛、腹胀、泄泻、便秘、关节疼痛、尿失禁。

【位　　置】在跖区，第 1 跖趾关节近端赤白肉际凹陷中。

【快速取穴】第 1 跖趾关节后下方掌背交界线处可触及一凹陷处即是。

【特效按摩】用拇指掐按穴位每日 2 次，每次 1~3 分钟，可调理胃肠，对胃痉挛、胃炎、消化不良、腹胀、便秘、肠炎等有保健作用。

★ 公孙——健脾调冲任

公孙，即黄帝轩辕氏之姓。此处别出之络脉分支叫公孙，故也称本穴为公孙。

【功效主治】健脾胃、调冲任。主治胃痛、呕吐、腹胀、腹痛、泄泻、胸闷、失眠。

【位　　置】在跖区，第 1 跖骨底的前下缘赤白肉际处。

【快速取穴】足弓后端下缘可触及一凹陷处即是。

【特效按摩】1.用拇指掐按公孙每日 2 次，每次 1~3 分钟，对心肌炎、胸膜炎、癫痫、足跟痛有保健作用。2.呕吐时，按揉公孙、丰隆、膻中各 5 分钟，可止呕。

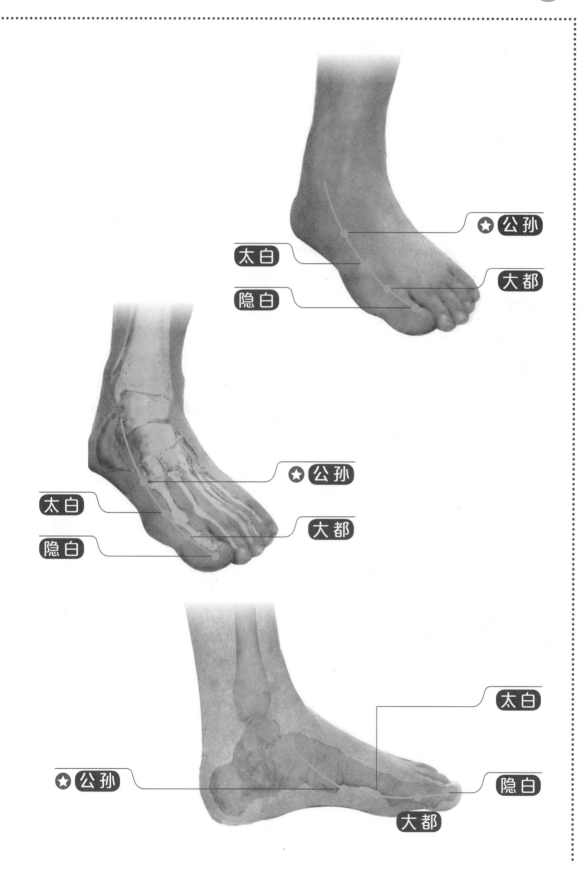

★公孙

太白

隐白

大都

★公孙

太白

隐白

大都

太白

★公孙

隐白

大都

商丘——脚踝扭伤就找它

商，五音之一，属金；丘，丘陵。本穴为足太阴脾经之经穴，属金，在丘陵样内踝的前下方，故名。

【功效主治】健脾化湿、通调肠胃。主治腹胀、泄泻、便秘、痔疮、足踝肿痛、舌本强痛、踝关节扭伤、风湿性关节炎。

【位　　置】在踝区，内踝前下方，舟骨粗隆与内踝尖连线中点凹陷中。

【快速取穴】足内踝前下方可触及一凹陷处即是。

【特效按摩】用拇指掐按本穴，每日2次，每次1~3分钟，对小腿抽筋、踝关节及周围软组织损伤可明显改善症状。

★ 三阴交——妇科病要穴

本穴为足太阴、少阴、厥阴经交会穴，故名。

【功效主治】健脾胃、益肝肾、调经带。主治月经不调、崩漏、带下、子宫脱垂、阴道脱垂、经闭、难产、产后血晕、恶露不尽、不孕、遗精、阳痿、阴茎痛、疝气、小便不利、遗尿、水肿、肠鸣腹胀、泄泻、便秘、失眠、眩晕、下肢痿痹、痤疮、黄褐斑。

【位　　置】在小腿内侧，内踝尖上3寸，胫骨内侧缘后际。

【快速取穴】在内踝尖直上4横指处，胫骨内侧面后缘，按压有酸胀感处即是。

【特效按摩】1.拇指按揉或轻拍本穴，以酸胀或轻微出痧为度，每日3次，能够使腹胀、消化不良、食欲不振、失眠、神经衰弱、更年期综合征得到缓解。2.按摩本穴还能够治疗男性生殖器官疾病。3.经常用拇指按揉本穴还能去除头皮屑。

漏谷——调理消化不良

漏，凹陷；谷，山谷。穴居胫骨后内侧缘山谷样凹陷中，故名。

【功效主治】健脾和胃、利尿除湿。主治腹胀、肠鸣、小便不利、遗精、下肢痿痹。

【位　　置】在小腿内侧，内踝尖上6寸，胫骨内侧缘后际。

【快速取穴】从内踝尖直上量两次4横指，胫骨内侧缘处即是。

【特效按摩】拇指按揉或轻拍本穴，以酸胀或轻微出痧为度，每日2次，对胃肠炎、消化不良等有较好的疗效。

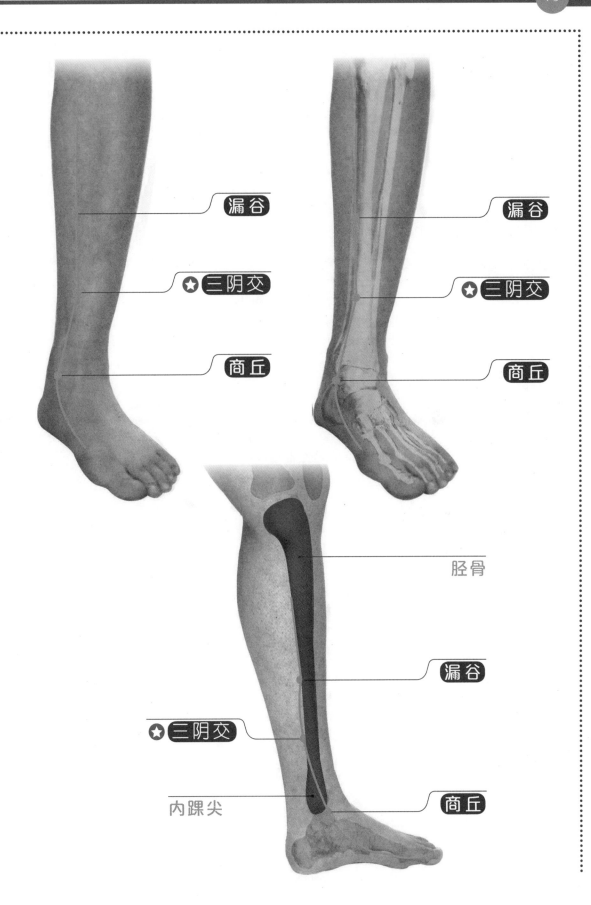

漏谷

⭐三阴交

商丘

漏谷

⭐三阴交

商丘

胫骨

漏谷

⭐三阴交

商丘

内踝尖

★ 地机——妇科常见病的良方

地，土地，指下肢；机，机要。穴在下肢，局部肌肉最为丰富，是小腿运动的机要部位。

【功效主治】健脾渗湿、调经止带。主治腹胀、腹痛、泄泻、水肿、小便不利、月经不调、痛经、遗精、腰痛、下肢痿痹、单纯性肥胖。

【位　　置】在小腿内侧，阴陵泉下3寸，胫骨内侧缘后际。

【快速取穴】阴陵泉直下量4横指，胫骨内侧缘处即是。

【特效按摩】拇指按揉或轻拍本穴，以酸胀为度，可改善月经不调、阴道炎、乳腺炎。

★ 阴陵泉——健脾理气、益肾调经

内侧为阴，突起为陵。穴在小腿内侧，胫骨内侧髁下缘凹陷中，如山陵下之水泉。

【功效主治】清利温热、健脾理气、益肾调经、通经活络。主治腹胀、水肿、黄疸、泄泻、小便不利或失禁、阴茎痛、遗精、妇人阴痛、带下、膝痛、低血压。

【位　　置】在小腿内侧，胫骨内侧髁下缘与胫骨内侧缘之间的凹陷中。

【快速取穴】膝部内侧，胫骨内侧髁后下方，约与胫骨粗隆下缘平齐处，按压有酸胀感处即是。

【特效按摩】1.拇指按揉或轻拍本穴，以酸胀或轻微出痧为度，每日2次，可调理消化系统和妇科疾病。2.配合足三里、上巨虚治疗腹胀、腹泻。3.配合中极、膀胱俞、三阴交治疗小便不利。4.配合肝俞、至阳治疗黄疸。

★ 血海——清热利湿真本事

血，气血的血；海，海洋。本穴善治各种血证，犹如聚溢血重归于海，故名。

【功效主治】调经统血、健脾化湿。主治月经不调、崩漏、湿疹、荨麻疹、丹毒、斑秃。

【位　　置】在股前区，髌底内侧端上2寸，股内侧肌隆起处。

【快速取穴】坐位，绷腿。股内肌隆起处最高点即是。

【特效按摩】拇指按揉本穴，以酸胀为度，每日2次，可改善月经不调、功能失调性子宫出血等。

箕门——主治小便不利

两腿张开，席地而坐，形似簸箕，开张如门，穴在其上，故名。

【功效主治】健脾渗湿、通利下焦。主治小便不通、遗尿、腹股沟肿痛、痔疮。

【位　　置】在股前区，髌底内侧端与冲门的连线上1/3与下2/3交点，长收肌和缝匠肌交角的动脉搏动处。

【快速取穴】大腿内侧，血海上6寸，绷腿时，股内肌的尾端处即是。

【特效按摩】用双手拇指指腹按压箕门，按压时要注意力度需稍重，每次5分钟，每日2次。

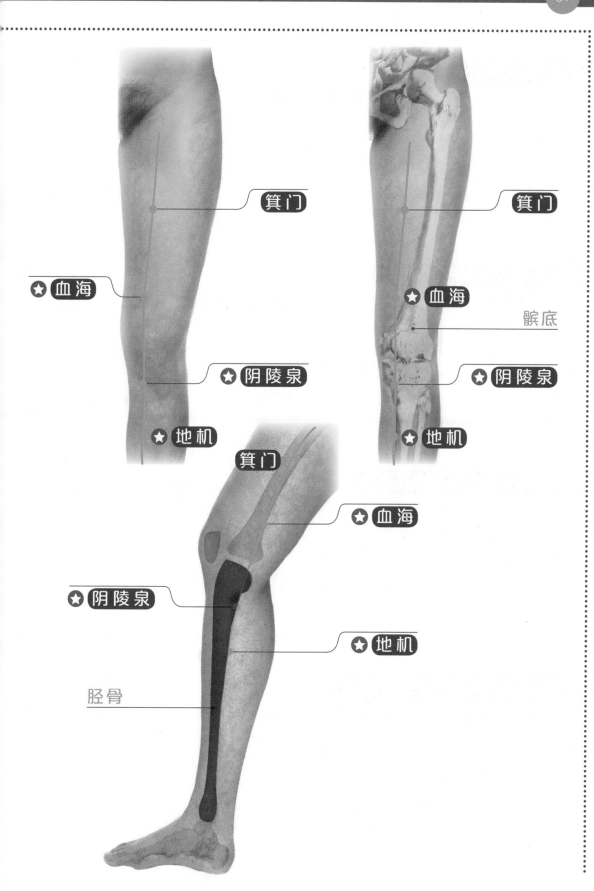

箕门

血海

阴陵泉

地机

髌底

箕门

血海

阴陵泉

地机

胫骨

冲门——胃肠痉挛不用愁

穴在动脉旁，气冲之外侧，如气冲之门，故名。

【功效主治】健脾化湿、理气解痉。主治腹痛、崩漏、带下、疝气、腿脚发冷。

【位　　置】在腹股沟区，腹股沟斜纹中，髂外动脉搏动处的外侧。

【快速取穴】腹股沟外侧可触摸到搏动，此搏动处外侧按压有酸胀感处即是。

【特效按摩】双手拇指指腹按压冲门，按压时要注意力度稍重，每次 5 分钟，每日 2 次，可改善胃肠痉挛。

府舍——缓解疝气效果好

府，脏腑；舍，指居处；穴为足太阳、足厥阴、足少阴、足阳明、阴维之会，故名。

【功效主治】润脾去燥、通络止痛。主治腹痛、食积、气滞、疝气、便秘、腹泻。

【位　　置】在下腹部，脐中下 4.3 寸，前正中线旁开 4 寸。

【快速取穴】平中极，距前正中线 4 寸处即是。

【特效按摩】双指并拢，指腹按揉本穴，每次 3~5 分钟，每日 2 次，能够缓解腹痛、疝气等。

腹结——腹泻、便秘双调节

腹，腹部也；结，集结也。穴名意指脾经的气血在此集结。

【功效主治】健脾和胃、理气调肠。主治腹痛、便秘、泄泻、疝气、胃炎。

【位　　置】在下腹部，脐中下 1.3 寸，前正中线旁开 4 寸。

【快速取穴】气海旁开 6 横指，再向下 0.2 寸处。

【特效按摩】双手手指指端由内向外按压本穴，每次 3 分钟，每日 2 次，有止腹痛的功效。

⭐ 大横——帮助消化，减肥无忧

横，平线即横，意为旁侧。本穴横平脐中 4 寸处，其距离较天枢等穴为大，故名。

【功效主治】温中散寒、调理肠胃。主治泄泻、便秘、腹痛。

【位　　置】在腹部，脐中旁开 4 寸。

【快速取穴】由乳头向下作与前正中线的平行线，再由脐中央作一水平线，两线交点处即是。

【特效按摩】双手拇指配合呼吸下压本穴，每次 3~5 分钟，每日 2 次，以酸胀为度，能缓解肠炎、习惯性便秘、腹泻、多汗、四肢痉挛、腹部肥胖等。

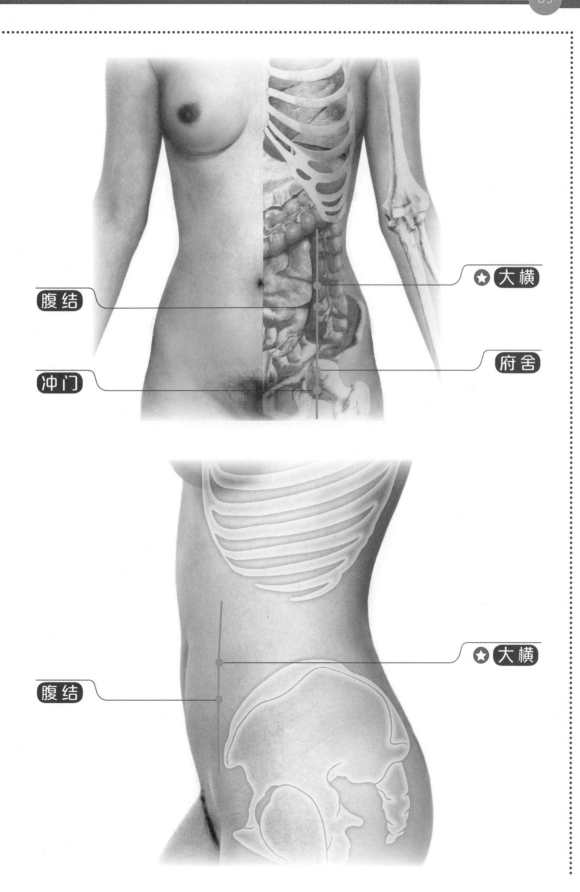

腹结

冲门

★ 大横

府舍

腹结

★ 大横

腹哀——胃酸过多就找它

本穴所在之处常可闻及腹内肠鸣音犹如哀鸣，故名。

【功效主治】健脾和胃、理气调肠。主治腹痛、便秘、泄泻、消化不良、肝胆疾病。

【位　　置】在上腹部，脐中上 3 寸，前正中线旁开 4 寸。

【快速取穴】从大横沿垂直线向上量 4 横指处即是。

【特效按摩】双手拇指配合呼吸下压本穴，每日 2 次，每次 3~5 分钟，以酸胀为度，可改善胃溃疡、胃痉挛、胃酸过多或减少、便秘等。

食窦——治疗胸胁疼痛

食，食物；窦，孔窦。本穴能促进食物营养的吸收，为补益之孔穴，故名。

【功效主治】宣肺平喘、健脾和中、利水消肿。主治腹胀、食入即吐、水肿、胸胁胀痛、肋间神经痛。

【位　　置】在胸部，第 5 肋间隙，前正中线旁开 6 寸。

【快速取穴】从乳头旁开量 3 横指，再向下 1 个肋间隙处即是。

【特效按摩】用示指以适当的力量按揉本穴，缓解腹胀水肿、嗳气翻胃、胸胁胀痛、痰饮、咳嗽、少乳等。

天溪——减轻乳腺炎疼痛

天，天空；溪，沟溪。穴当肋间如沟溪处，故名。

【功效主治】宽胸理气、止咳通乳。主治胸胁疼痛、咳嗽、乳腺炎、乳汁少、乳房发育不良。

【位　　置】在胸部，第 4 肋间隙，前正中线旁开 6 寸。

【快速取穴】从乳头旁开量 3 横指，于乳头所在肋间隙处即是。

【特效按摩】示指用适当的力量按揉本穴，每次 1~3 分钟，可减轻乳腺炎时的疼痛。

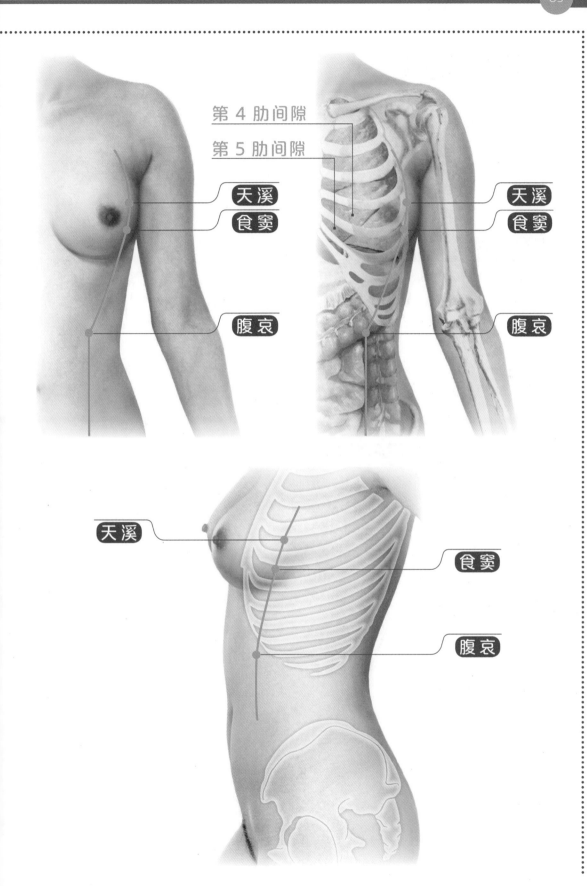

第 4 肋间隙
第 5 肋间隙
天溪
食窦
腹哀

天溪
食窦
腹哀

天溪
食窦
腹哀

胸乡——止胸胁胀痛

胸，胸部；乡，偏僻处。穴位于胸旁，故名。

【功效主治】宣肺止咳、理气止痛。主治胸胁胀痛、咳嗽。

【位　　置】在胸部，第3肋间隙，前正中线旁开6寸。

【快速取穴】从乳头旁开量3横指，再向上1个肋间隙处即是。

【特效按摩】示指用适当的力量缓慢按揉本穴，可缓解肋间神经痛、膈肌痉挛。

周荣——按周荣心平气顺

周，周身；荣，荣养。本穴可调和营气，而荣养周身，故名。

【功效主治】宣肺止咳、理气止痛。主治咳喘、不思饮食、胸胁胀痛。

【位　　置】在胸部，第2肋间隙，前正中线旁开6寸。

【快速取穴】从乳头旁开量3横指，再向上2个肋间隙处即是。

【特效按摩】三指并拢，指腹按揉本穴，每次3~5分钟，每日2次，长期坚持按摩，可调理呼吸系统疾病，如肺炎、支气管哮喘等。

大包——缓解全身疼痛、四肢无力

包，包容。本穴为脾之大络，布于胸胁，包罗于此处，故名。

【功效主治】统血养经、宽胸止痛。主治咳喘、胸胁胀痛、全身疼痛、四肢无力等。

【位　　置】在胸外侧区，第6肋间隙，在腋中线上。

【快速取穴】腋中线自上而下摸到第6肋间隙，按压有酸胀感处即是。

【特效按摩】1. 双手拇指按揉本穴，以酸胀为度，每日睡前按压3~5分钟，可改善全身疲乏、四肢无力等。2. 女性长期坚持按摩本穴，可达到丰胸美容的效果。

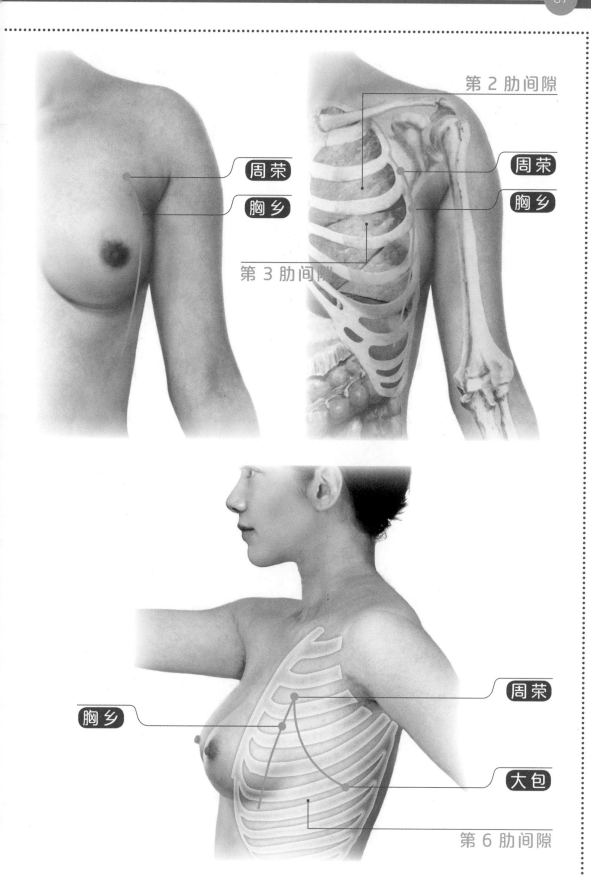

第 2 肋间隙

周荣

胸乡

第 3 肋间隙

周荣

胸乡

胸乡

周荣

大包

第 6 肋间隙

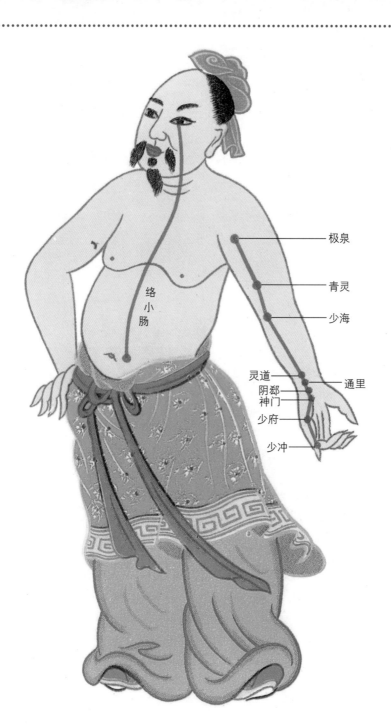

极泉

青灵

少海

灵道
阴郄
神门
少府

通里

少冲

络小肠

古代经络图·手少阴心经

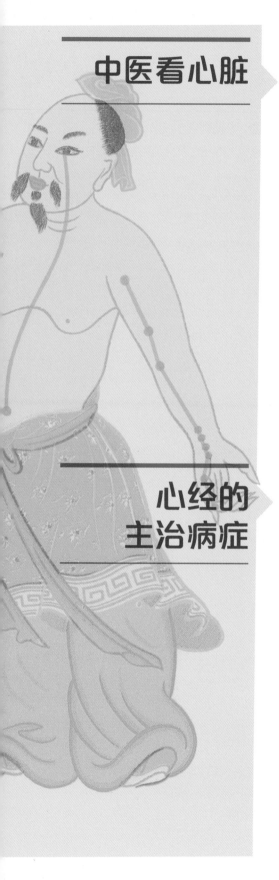

中医看心脏

1. 主血脉。中医所指的心主血脉是指心气推动和调控血液在脉管中运行，流注全身，发挥营养和滋润作用。心有总司一身血液的运行及生成的作用。若心火虚衰，可致血液化生障碍。

2. 主神志。心主神志，即是心主神明，又称心藏神。中医认为心所藏之神，既是主宰人体生命活动的广义之神，又包括精神、意识、思维、情志等狭义之神。

心经的主治病症

1. 心痛、心悸、怔忡、心烦、胸痛等心胸病症。

2. 不寐、健忘、癫狂痫等神志病。

3. 肘臂痛、掌心热等经脉循行部位的其他病症。

心经腧穴

极泉——治疗心悸的常备穴

极，尽端、深凹处；泉，水泉。穴居腋窝尽端，局部凹陷如泉，故名。

【功效主治】宽胸宁神。主治心痛、心悸、胸闷气短、胁肋疼痛、肩臂疼痛、上肢不遂、颈淋巴结结核、腋臭。

【位　　置】在腋区，腋窝中央，腋动脉搏动处。

【快速取穴】在腋窝顶点处可触摸到动脉搏动处即是。

【特效按摩】拇指按揉本穴，每次 3~5 分钟，长期坚持可减少心悸发作。

青灵——祛除疼痛无忧愁

青，生发之象；灵，神灵。心为君主之官，通灵，具有脉气生发之象。

【功效主治】理气止痛、宽胸宁心。主治头痛、胁痛、肩臂疼痛、目视不明。

【位　　置】在臂前区，肘横纹上 3 寸，肱二头肌的内侧沟中。

【快速取穴】屈肘举臂，在极泉与少海连线的上 2/3 与下 1/3 交点处即是。

【特效按摩】拇指按揉本穴，每次 3~5 分钟，长期坚持对神经系统、心血管系统病症有较好的保健作用，如心绞痛、神经性头痛、肋间神经痛等。

少海——按按少海，落枕不愁

少，指手少阴心经；海，指脉气汇集处，指本穴为手少阴心经之合穴。

【功效主治】理气通络、益心安神。主治心痛、腋痛、胁痛、肘臂挛痛麻木、手颤、颈淋巴结结核。

【位　　置】在肘前区，横平肘横纹，肱骨内上髁前缘。

【快速取穴】屈肘，在肘横纹内侧端与肱骨内上髁连线的中点处即是。

【特效按摩】拇指指腹按揉本穴，每次 1~3 分钟，可减轻落枕、前臂麻木及肘关节周围软组织疾病等。

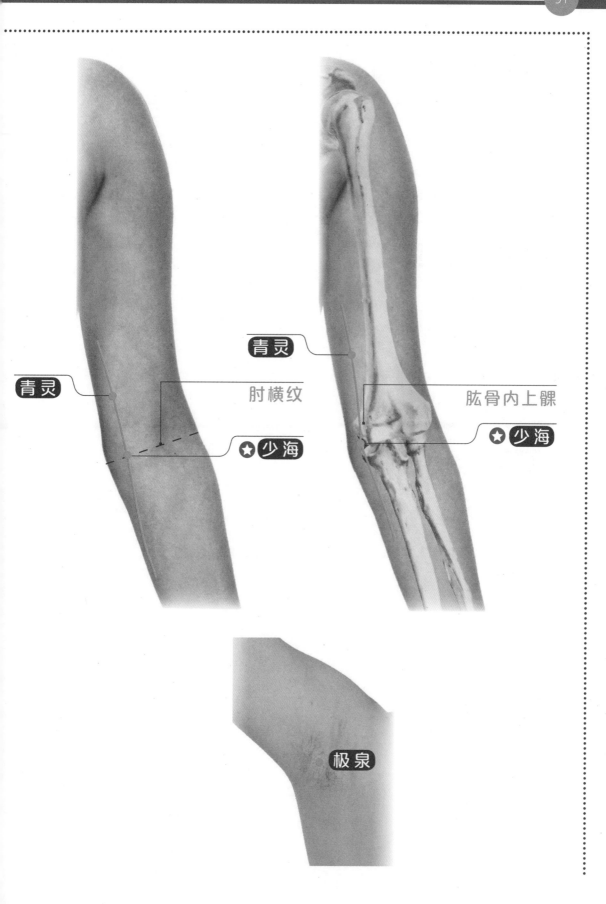

青灵

青灵

肘横纹

肱骨内上髁

★少海

★少海

极泉

灵道——失音康复就用它

灵，神灵；通，通道。本穴有宁心安神之功，为手少阴经脉气出入之所在，故名。

【功效主治】宁心、安神、通络。主治心痛、心悸、急性喉炎、肘臂挛痛、手指麻木。

【位　　置】在前臂前区，腕掌侧远端横纹上 1.5 寸，尺侧腕屈肌腱的桡侧缘。

【快速取穴】神门上 1.5 寸，横平尺骨头上缘处即是。

【特效按摩】以拇指掐揉本穴，每次 3~5 分钟，可缓解治疗失音、心痛、腕臂痛等。

通里——有效缓解心动过缓

通，通达；里，虚里，指心。穴属手少阴心经，与心相应，故名。

【功效主治】清热安神、通经活络。主治急性喉炎、舌强不语、心悸、怔忡、腕臂痛、
　　　　　　神经性呕吐。

【位　　置】在前臂前区，腕掌侧远端横纹上 1 寸，尺侧腕屈肌腱的桡侧缘。

【快速取穴】手前臂内侧两条大筋之间的凹陷，从腕横纹向上量 1 横指处即是。

【特效按摩】以拇指掐揉本穴，每次 3~5 分钟，可改善心绞痛、心动过缓等。

阴郄——鼻出血速按它

阴，即手少阴心经；郄，缝隙，为气血深聚之处。本穴为手少阴经之郄穴，故名。

【功效主治】清心安神。主治心痛、惊悸、吐血、鼻出血、盗汗、急性喉炎、胃痛。

【位　　置】在前臂前区，腕掌侧远端横纹上 0.5 寸，尺侧腕屈肌腱的桡侧缘。

【快速取穴】神门直上 0.5 寸，横平尺骨头的下缘处即是。

【特效按摩】鼻出血时按揉本穴可帮助止血。

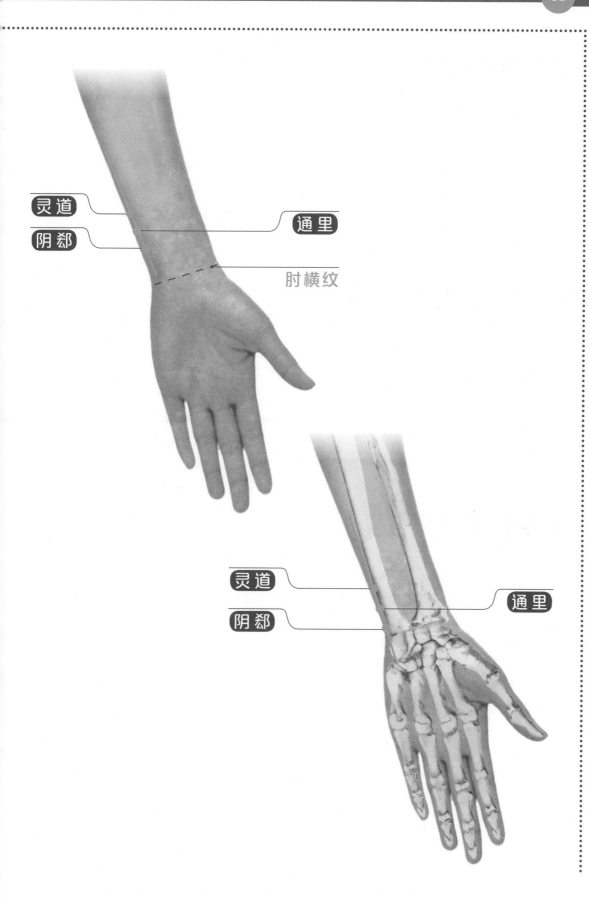

灵道

阴郄

通里

肘横纹

灵道

阴郄

通里

★ 神门——宁心安神效果好

神，神明，心藏神；门，门户。本穴为心经之原穴，犹如神明出入之门户，故名。

【功效主治】益心安神、通经活络。主治失眠、健忘、痴呆、癫痫、心痛、心烦、惊悸、心动过速、风湿性关节炎。

【位　　置】在腕前区，腕掌侧远端横纹尺侧端，尺侧腕屈肌腱的桡侧缘。

【快速取穴】豌豆骨的桡侧，掌后第一横纹上，尺侧腕屈肌腱的桡侧缘处即是。

【特效按摩】以拇指掐揉本穴，每次3~5分钟，每日2次，长期坚持，对防治心悸、心绞痛有一定的保健功效。

少府——治疗心胸痛最有效

少，指手少阴心经；府，指神气所居处。穴居神门之后手掌中，故名。

【功效主治】清心泄热、理气活络。主治心悸、胸痛、小便不利、遗尿、阴痒痛、小指挛痛、掌心发热、膈肌痉挛。

【位　　置】在手掌，横平第5掌指关节近端，第4、5掌骨之间。

【快速取穴】第4、5掌骨之间，握拳时，小指尖所指处，横平劳宫处即是。

【特效按摩】以拇指掐揉本穴，每次3~5分钟，每日2次，可治疗肋间神经痛、臂神经痛、遗尿、尿潴留、阴道炎、月经过多等。

少冲——中风急救要掐揉

少，指手少阴心经；冲，重要通道。穴居小指之端，故名。

【功效主治】开心窍、清神志、苏厥逆、泄邪热。本穴为常用的急救穴，主治心悸、心痛、癫狂、发热、昏迷、胸胁痛。

【位　　置】在手指，小指末节桡侧，指甲根角侧上方0.1寸（指寸）。

【快速取穴】沿手小指指甲底部与小指桡侧缘引线的交点处即是。

【特效按摩】1. 以拇指掐揉本穴，每次3~5分钟，每日2次，可防治心悸、心痛、头痛、胸胁痛、手挛臂痛等。2. 昏迷时，掐按少冲、中冲，直至苏醒为止。病情严重者应及时就医。

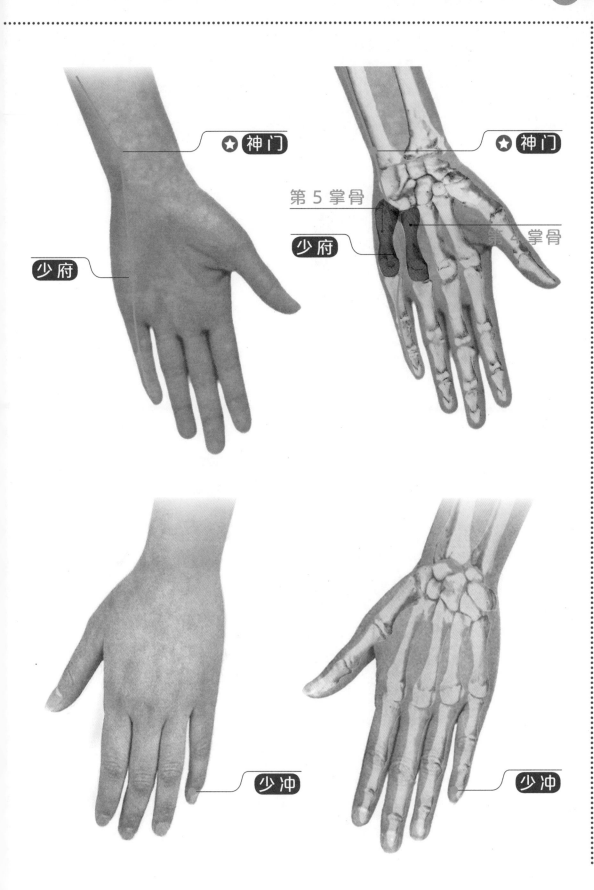

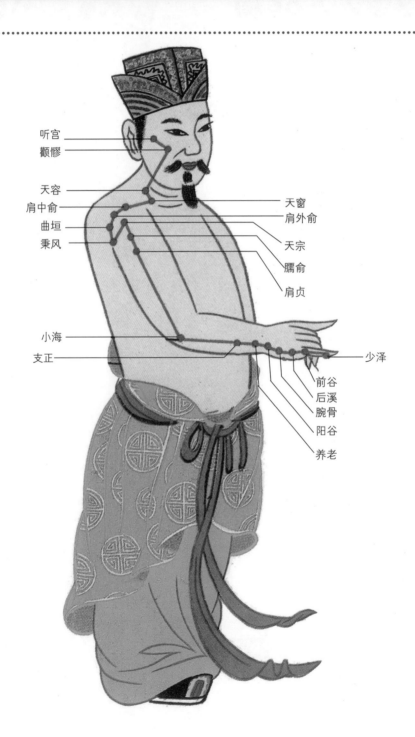

听宫
颧髎
天容
肩中俞
曲垣
秉风
天窗
肩外俞
天宗
臑俞
肩贞
小海
支正
少泽
前谷
后溪
腕骨
阳谷
养老

古代经络图·手太阳小肠经

中医看小肠腑

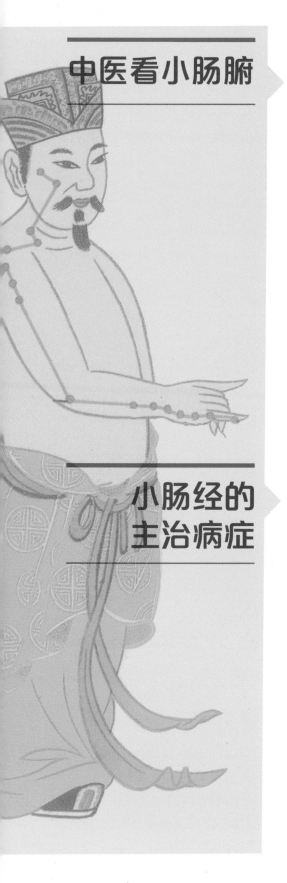

1. 主受盛化物。小肠接受由胃腑下传的食糜而盛纳之，即受盛作用。食糜在小肠内停留，由脾气与小肠的共同作用对其进一步消化，化为精微和糟粕两部分，即化物作用。

2. 主泌别清浊。所谓泌别清浊，是指小肠中的食糜在进一步消化后分为清浊两部分。清者上输于肺,浊者下输肾和膀胱。

小肠经的主治病症

1. 咽痛、眼痛、耳鸣、耳聋、中耳炎、腮腺炎、扁桃体炎、角膜炎、头痛等五官病症。

2. 腰扭伤、肩痛、落枕、失眠、癫痫等经脉所过部位关节肌肉痛等。

小肠经腧穴

少泽——清热利咽的功臣

少，小；泽，水泽凹陷处。穴居指端，脉气初出而微小，与少冲并列，故名。

【功效主治】清热利咽、通乳开窍。主治头痛、目翳、咽喉肿痛、耳鸣、乳少、视力下降。

【位　　置】在手指，小指末节尺侧，指甲根角侧上方0.1寸。

【快速取穴】手小指指甲底部与小指尺侧缘引线的交点处即是。

【特效按摩】拇指掐按，以轻微疼痛为度，每次3~5分钟，可缓解扁桃体炎、咽炎、结膜炎等。

★ 前谷——产后调理好帮手

前，前方；谷，山谷。穴居小指本节前凹陷处，故名。

【功效主治】清利头目、安神定志、通经活络。主治头痛、目痛、耳鸣、咽喉肿痛、热病、乳少、上肢麻痹、听力下降。

【位　　置】在手指，第5掌指关节尺侧远端赤白肉际凹陷中。

【快速取穴】半握拳，第5掌指横纹尺侧端即是。

【特效按摩】拇指掐按，以轻微疼痛为度，每次3~5分钟，可调理产后无乳、乳腺炎等。

★ 后溪——颈腰僵痛功效卓

握拳时，尺侧横纹头处即本穴，犹如沟溪，故名。

【功效主治】清心安神、通经活络。主治头项强痛、咽喉肿痛、疟疾、落枕、手指麻痹。

【位　　置】在手内侧，第5掌指关节尺侧近端赤白肉际凹陷中。

【快速取穴】半握拳，掌远侧横纹头（尺侧）赤白肉际处即是。

【特效按摩】拇指掐按，每次3~5分钟，有经络感传效更佳，可缓解腰痛、落枕、肩臂痛。

腕骨——五官疾病多按揉

本穴近腕骨，故名。

【功效主治】祛湿退黄、增液止渴。主治头项强痛、耳鸣、目翳、黄疸、热病、疟疾。

【位　　置】在腕区，第5掌骨底与三角骨之间的赤白肉际凹陷中。

【快速取穴】由后溪向上沿掌骨直推至一突起骨，于两骨之间凹陷处即是。

【特效按摩】拇指按揉3~5分钟，每日2次，对五官疾病有调理作用，如口腔炎、耳鸣等。

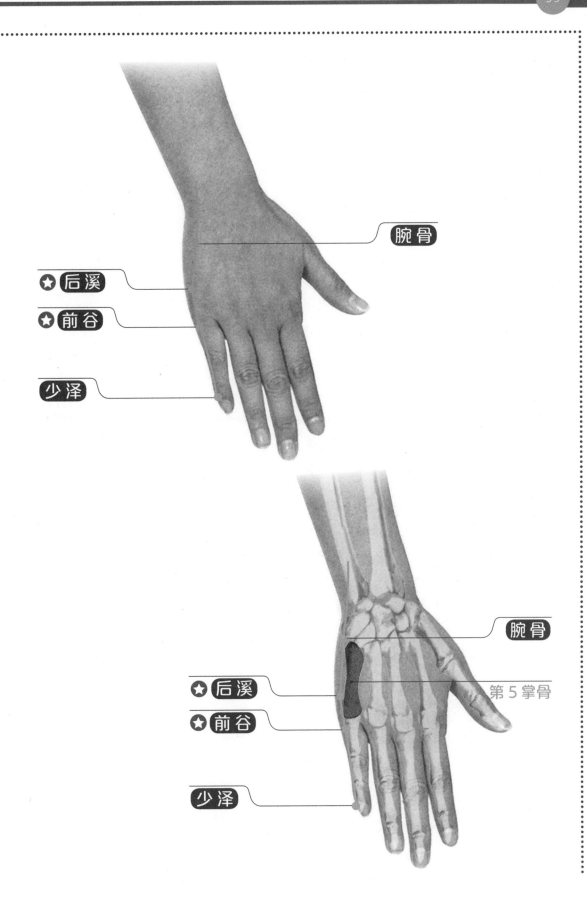

腕骨

★后溪

★前谷

少泽

腕骨

★后溪

第5掌骨

★前谷

少泽

★ 阳谷——明目安神靠阳谷

穴居手外侧三角骨与尺骨茎突之间凹陷内，状若山谷，故名。

【功效主治】明目安神、通经活络。主治头痛、目眩、耳鸣、耳聋、发热、腕臂痛。

【位　　置】在腕后区，尺骨茎突与三角骨之间的凹陷中。

【快速取穴】手背尺侧，三角骨的后边。由腕骨向上，三角骨与尺骨茎突之间的凹陷中即是。

【特效按摩】拇指按揉本穴 3~5 分钟，每日 2 次，对五官病症有较好疗效，如神经性耳聋、耳鸣、口腔炎、齿龈炎、腮腺炎等。

★ 养老——老年保健不可少

养，供养；老，老人。本穴主治老年疾病，故名。

【功效主治】清头明目、舒筋活络。主治目视不明，头痛，肩、背、肘臂酸痛，急性腰痛。

【位　　置】在前臂后区，腕背横纹上 1 寸，尺骨头桡侧凹陷中。

【快速取穴】用一手指按在尺骨头的最高点上，然后手掌旋后，在手指滑入的骨缝处即是。

【特效按摩】拇指掐按本穴，至稍微疼痛，并缓慢活动患处，对急性腰扭伤、落枕、脚踝扭伤，可明显缓解症状。

支正——缓解头晕、目眩

支，即上肢；正，正中。穴当前臂之中，故名。

【功效主治】安神定志、清热解表、通经活络。主治头痛、目眩、发热、癫狂、肘臂酸痛。

【位　　置】在前臂后区，腕背侧远端横纹上 5 寸，尺骨尺侧与尺侧腕屈肌之间。

【快速取穴】阳谷与小海连线的中点下 1 寸处即是。

【特效按摩】用拇指指腹按揉，注意按压时力度要适中，每次 5 分钟，每日 2 次，可缓解头晕、目眩等。

★ 小海——改善牙龈炎效果佳

小，指小肠经；海，指脉气汇集处。脉气深大如水流入海处，故名。

【功效主治】安神定志、清热通络。主治肘臂疼痛、癫痫、耳部疼痛。

【位　　置】在肘后区，尺骨鹰嘴与肱骨内上髁之间凹陷中。

【快速取穴】微曲肘，在尺神经沟中，用手指弹敲此处时有触电麻感直达小指即是。

【特效按摩】用拇指指腹按揉支正，注意按压时力度要适中，每次 5 分钟，每日 2 次，可缓解牙龈炎、肱骨外上髁炎（网球肘）等。

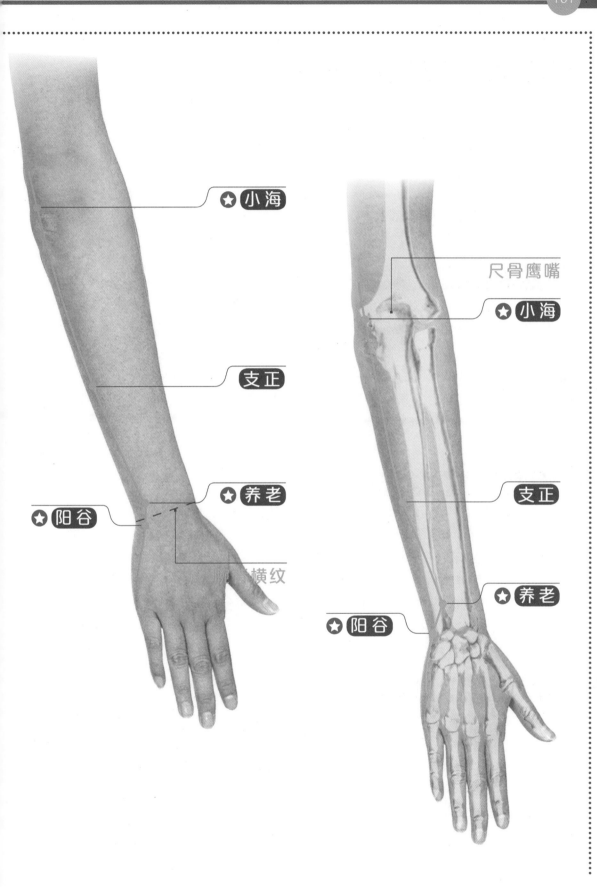

★ 肩贞——肩关节的康复师

肩，肩部；贞，正。本穴位于肩后缝端，为肩之正处，故名。

【功效主治】清头聪耳、通经活络。主治肩背疼痛、手臂麻木、颈淋巴结结核、耳鸣。

【位　　置】在肩胛区，肩关节后下方，腋后纹头直上1寸。

【快速取穴】臂内收时，腋后纹头直上1寸，三角肌后缘处即是。

【特效按摩】拇指用一定力度按压本穴至酸胀，再活动肩部，可改善肩关节疼痛及活动不利。

★ 臑俞——上肢麻木可预防

臑，上臂；俞，腧穴。穴在臑部，为经气输注之处，故名。

【功效主治】舒筋活络、化痰消肿。主治肩臂疼痛、颈淋巴结结核。

【位　　置】在肩胛区，腋后纹头直上，肩胛冈下缘凹陷中。

【快速取穴】用手指从腋后纹头端肩贞垂直向上推至肩胛冈下缘处即是。

【特效按摩】拇指按揉至酸胀，每次3~5分钟，可改善及预防肩周炎、肩臂酸痛无力、上臂疼痛等。

★ 天宗——肩颈疼痛按天宗

天，上部；宗，本，中心。穴在肩胛冈中点下窝之正中处，故名。

【功效主治】舒筋活络、理气消肿。主治肩胛疼痛、肩部酸痛、乳腺炎、气喘、落枕。

【位　　置】在肩胛区，肩胛冈中点与肩胛下角连线上1/3与下2/3交点凹陷中。

【快速取穴】以对侧手由颈下过肩，手伸向肩胛骨处，中指指腹所在处即是。

【特效按摩】拇指以一定节律按揉本穴，每日3~5分钟，可有效改善及预防上肢麻木、颈肩部疼痛。

秉风——肩胛疼痛就推它

秉，承受；风，风邪。穴在易受风邪之处，故名。

【功效主治】散风活络、止咳化痰。主治肩胛疼痛、手臂酸麻。

【位　　置】在肩胛区，肩胛冈中点上方冈上窝中。

【快速取穴】天宗直上跨过至肩胛部凹陷中点处即是。

【特效按摩】拇指以一定节律按揉本穴，每日3~5分钟，可缓解肩胛神经痛。

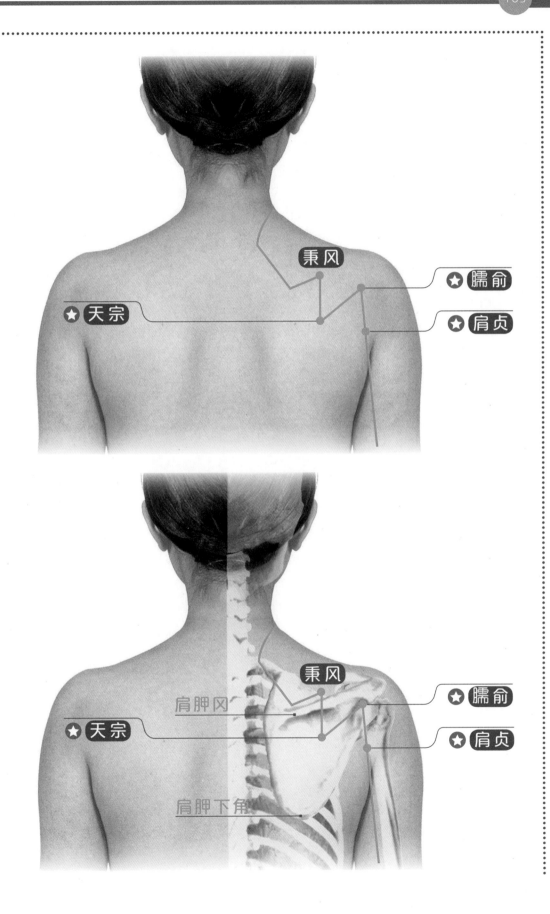

秉风

★ 臑俞

★ 天宗

★ 肩贞

秉风

肩胛冈

★ 臑俞

★ 天宗

★ 肩贞

肩胛下角

曲垣——放松身心缓情绪

曲，隐秘也；垣，矮墙也。本穴处肩胛棘隆起，弯曲如墙垣，故名。

【功效主治】舒筋散风、通络止痛。主治肩背疼痛、颈项强急、冈上肌腱炎、肩周炎。

【位　　置】在肩胛区，肩胛冈内侧端上缘凹陷中。

【快速取穴】臑俞与第 2 胸椎棘突连线中点处即是。

【特效按摩】1. 指压本穴，可以使身体感到轻松，有舒缓情绪之效。2. 用掌根揉曲垣、天宗、大椎各 10 次，可缓解背痛。

肩外俞——颈肩头痛均可用

肩中俞外下方即为本穴，故名。

【功效主治】舒筋活络、祛风止痛。主治肩背疼痛、颈项强急。

【位　　置】在脊柱区，第 1 胸椎棘突下，后正中线旁开 3 寸。

【快速取穴】肩胛骨脊柱缘的垂线与第 1 胸椎棘突下的水平线相交处即是。

【特效按摩】1. 按摩本穴可缓解肩部酸痛。2. 以拇指点按肩外俞、天宗、大椎、颈百劳各 10 次，可辅助治疗颈椎病。

肩中俞——让肩背更有力

本穴在肩部，位处大椎与肩井之中间，近于督脉，督脉居背部正中，故名。

【功效主治】解表宣肺。主治咳嗽气喘、咯血、肩背疼痛、目视不明、眼睛疲劳。

【位　　置】在脊柱区，第 7 颈椎棘突下，后正中线旁开 2 寸。

【快速取穴】大椎旁开 2 寸处即是。

【特效按摩】1. 中指按压本穴，左右各 3~5 分钟，可调理视力减退等。2. 以拇指点按肩中俞、天宗、大椎、颈百劳，可缓解颈肩背痛。

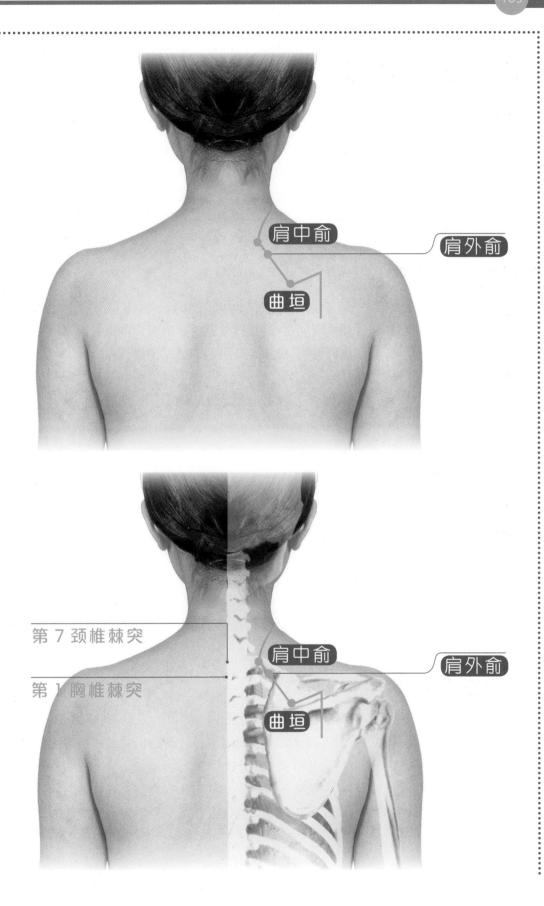

肩中俞 肩外俞 曲垣

第 7 颈椎棘突

第 1 胸椎棘突

肩中俞 肩外俞 曲垣

天窗——落枕时可找它

天，天空，指上部；窗，窗户。本穴在头部，位于上，主治耳病，可通耳窍，如开天窗。

【功效主治】息风宁神、利咽聪耳。主治头痛、耳鸣、咽喉肿痛、痔疮等。

【位　　置】在颈部，横平喉结，胸锁乳突肌的后缘。

【快速取穴】平喉结，胸锁乳突肌后缘，按压有酸胀感处即是。

【特效按摩】落枕时拇指按揉本穴至酸胀，并缓慢活动颈部，可改善症状。

天容——五官疾病可找它

天，天空，指上部；容，隆盛。穴位在头部，位于上方，为经气隆盛之处。

【功效主治】清热利咽、消肿降逆。主治头痛、耳鸣、耳聋、咽喉肿痛、哮喘。

【位　　置】在颈部，下颌角后方，胸锁乳突肌的前缘凹陷中。

【快速取穴】正坐位，头微侧。在下颌角的后方，胸锁乳突肌的前缘凹陷处即是。

【特效按摩】落枕时拇指按揉本穴至酸胀，并缓慢活动颈部，可改善症状。

★ 颧髎——治疗面瘫很有用

颧，颧部；髎，骨隙。穴在颧部骨隙中，故名。

【功效主治】祛风镇痉、清热消肿。主治口眼歪斜、眼睑痉挛、牙痛、面痛、颊肿、面瘫。

【位　　置】在面部，颧骨下缘，目外眦直下凹陷中。

【快速取穴】颧骨最高点下缘可触及一凹陷处即是。

【特效按摩】拇指以一定节律按揉本穴，每次3~5分钟，每日2次，对治疗周围性面瘫有很不错的疗效，对缓解鼻炎、鼻窦炎、牙痛等也有一定的效果。

★ 听宫——改善听力好穴位

耳司听，宫居中。穴在耳屏前中央，故名。

【功效主治】聪耳开窍。主治耳鸣、耳聋、耳道流脓、牙痛、癫痫、颞下颌关节炎。

【位　　置】在面部，耳屏正中与下颌骨髁突之间的凹陷中。

【快速取穴】微张口，耳屏正中前缘凹陷中，耳门与听会之间处即是。

【特效按摩】以双手拇指指尖轻轻按压本穴，每次3~5分钟，可调理失音、耳聋等。

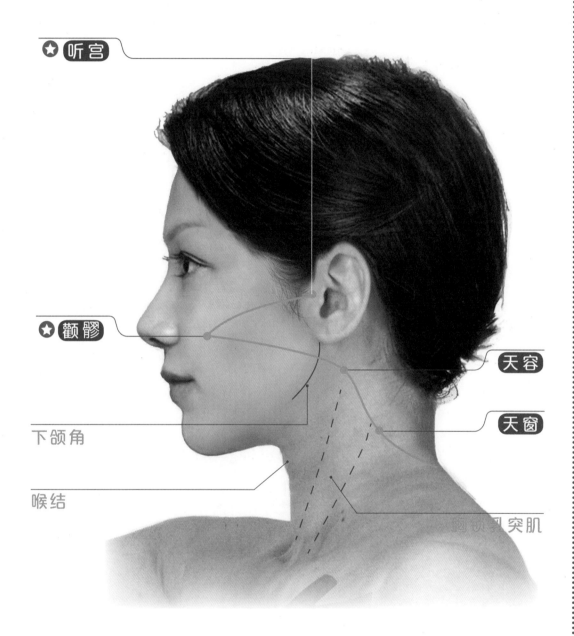

☆ 听宫

☆ 颧髎

天容

天窗

下颌角

喉结

胸锁乳突肌

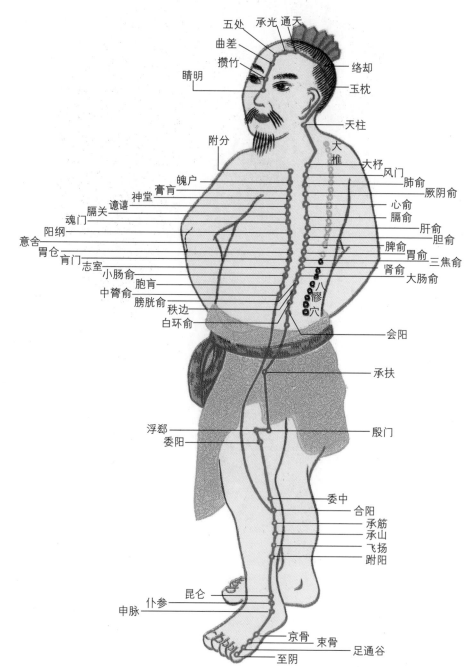

五处 承光 通天
曲差
攒竹
睛明
络却
玉枕
天柱
附分
大椎
大杼
魄户
膏肓
风门
肺俞
神堂
譩譆
厥阴俞
膈关
心俞
魂门
膈俞
阳纲
肝俞
意舍
胆俞
胃仓
脾俞
肓门 志室
胃俞
小肠俞
三焦俞
中膂俞 胞肓
肾俞
膀胱俞 秩边
大肠俞
白环俞
八髎穴
会阳
承扶
浮郄
委阳
殷门
委中
合阳
承筋
承山
飞扬
跗阳
昆仑
仆参
申脉
京骨
束骨
足通谷
至阴

古代经络图·足太阳膀胱经

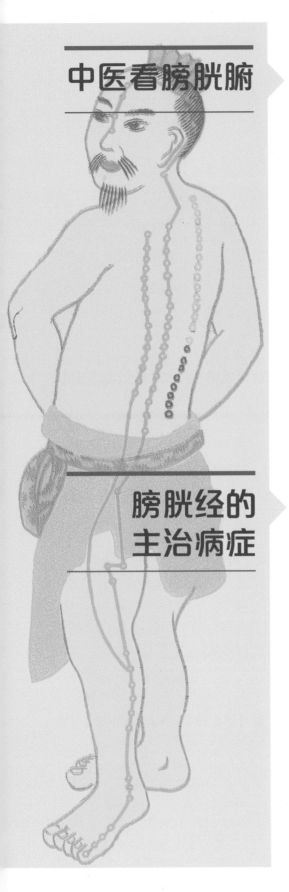

中医看膀胱腑

1. 贮存尿液。中医认为，人体代谢后的浊液下归于肾，经肾气的蒸化作用，升清降浊，清者回流体内，重新参与水液代谢，浊者下输于膀胱，变成尿液，由膀胱贮存。

2. 排泄小便。尿液贮存于膀胱，达到一定容量时，通过肾的气化作用，使膀胱开合适度，则尿液可及时地从溺窍排出体外。

膀胱经的主治病症

1. 感冒、发热、急慢性支气管炎、哮喘、肺炎等呼吸系统病症。

2. 消化不良、腹痛、痢疾、胃及十二指肠溃疡、胃下垂、急慢性胃肠炎、肝炎、胆囊炎等消化系统病症。

3. 肾炎、阳痿、闭经、月经不调、痛经、盆腔炎等泌尿生殖系统病症。

4. 失眠、腰背痛、坐骨神经痛、中风后遗症、关节炎等经脉所过部位肌肉痛等病症。

膀胱经腧穴

★ 睛明——缓解视疲劳

本穴有使眼睛明亮之功效，故名。

【功效主治】泄热明目、祛风通络。本穴是治疗眼部疾病的经验穴。主治近视、目视不明、目赤肿痛、迎风流泪、夜盲、色盲、目翳、急性腰痛、面神经麻痹。

【位　　置】在面部，目内眦内上方眶内侧壁凹陷中。

【快速取穴】闭目，在目内眦内上方 0.1 寸的凹陷中即是。

【特效按摩】1. 示指向下按压 30 秒后放开，重复做几次，可缓解眼睛红肿、疼痛。

2. 腰痛时按摩本穴，拇指点按作用本穴 1~3 分钟，可有效缓解腰痛。

★ 攒竹——防治各种眼部疾病

攒，聚集；竹，形容眉毛。穴居眉头，皱眉时此处眉毛簇聚，形如细竹攒集，故名。

【功效主治】清热明目、祛风通络。主治头痛、目视不明、目赤肿痛、面瘫、腰痛。

【位　　置】在面部，眉头凹陷中，额切迹处。

【快速取穴】沿睛明直上至眉头边缘可触及一凹陷，即额切迹处即是。

【特效按摩】用两手拇指端分别置于两侧攒竹，按揉 30 ~ 50 次，可防治各种眼疾。

眉冲——常按眉冲，缓解鼻塞

眉，眉头；冲，直上。穴当眉头直上入发际处，故名。

【功效主治】散风清热、镇痉宁神。主治头痛、眩晕、鼻塞、癫痫。

【位　　置】在头部，额切迹直上入发际 0.5 寸。

【快速取穴】手指自眉头向上推，在入发际半横指处即是。

【特效按摩】拇指按揉本穴 3~5 分钟，每日 2 次，可缓解鼻塞。

曲差——通透鼻窍曲差取

曲，曲折；差，颇、甚、最。穴当足太阳膀胱经会督脉于神庭，循行甚为曲折之处，故名。

【功效主治】清热明目、安神利窍。主治头痛、目视不明、鼻塞、鼻出血、面神经麻痹。

【位　　置】在头部，前发际正中直上 0.5 寸，旁开 1.5 寸。

【快速取穴】从前发际正中直上半横指，再旁开 2 横指处即是。

【特效按摩】拇指按揉本穴 3~5 分钟，每日 2 次，可治疗鼻炎、鼻窦炎、结膜炎等。

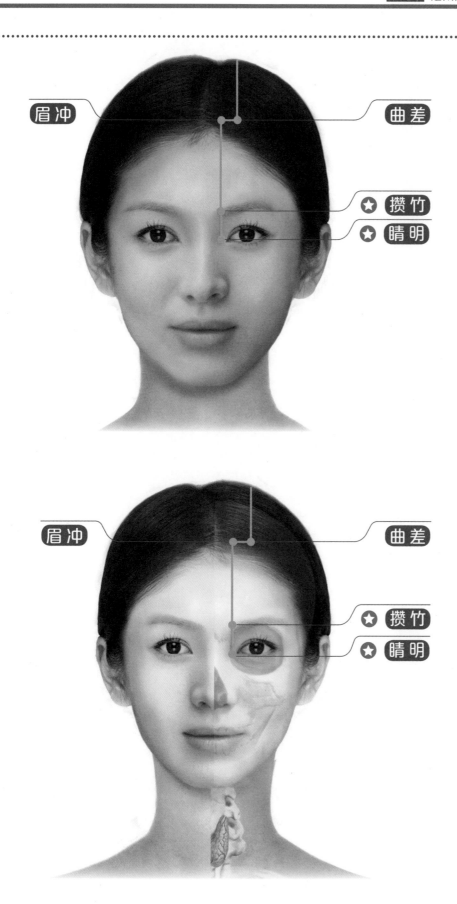

五处——小儿惊风试试它

处，居处、部位。从本穴起至玉枕共五穴，故名。

【功效主治】清热散风、明目镇痉。主治头痛、目眩、视力下降、癫痫、小儿惊风。

【位　　置】在头部，前发际正中直上 1 寸，旁开 1.5 寸。

【快速取穴】从前发际正中直上 1 横指，再旁开 2 横指处即是。

【特效按摩】拇指按揉或弹拨本穴 3~5 分钟，每日 2 次，可缓解头痛、面神经麻痹、三叉神经痛、小儿惊风等。

承光——止三叉神经痛伴头痛

承，承受；光，阳光。穴居头顶部，为承受阳光之处，故名。

【功效主治】清热明目、安神利窍。主治头痛、目眩、癫痫、目视不明、鼻塞、发热。

【位　　置】在头部，前发际正中直上 2.5 寸，旁开 1.5 寸。

【快速取穴】从前发际正中直上 3 横指再旁开 2 横指处即是。

【特效按摩】拇指按揉或弹拨本穴 3~5 分钟，每日 2 次，可止三叉神经痛伴头痛。

通天——通鼻窍的好处方

通，通达；天，指高位。穴在足太阳膀胱经最高处，故名。

【功效主治】清热祛风、通利鼻窍。主治鼻塞、鼻窦炎、鼻出血、头痛、眩晕。

【位　　置】在头部，前发际正中直上 4 寸，旁开 1.5 寸。

【快速取穴】前后发际正中连线前 1/3 与后 1/3 交点处旁开 2 横指处即是。

【特效按摩】拇指按揉或弹拨本穴 3~5 分钟，每日 2 次，对支气管炎、支气管哮喘等有一定的调理保健作用。

络却——消除抑郁精神好

络，联络；却，返回。本经脉气由此入里联络脑，然后又返回体表，故名。

【功效主治】清热安神、平肝息风。主治头晕、癫痫、耳鸣、鼻塞、目视不明、抑郁。

【位　　置】在头部，前发际正中直上 5.5 寸，旁开 1.5 寸。

【快速取穴】从百会往前发际方向半横指，再旁开 2 横指处即是。

【特效按摩】拇指按揉或弹拨本穴 3~5 分钟，每日 2 次，对近视、鼻炎、斜方肌痉挛有一定疗效。

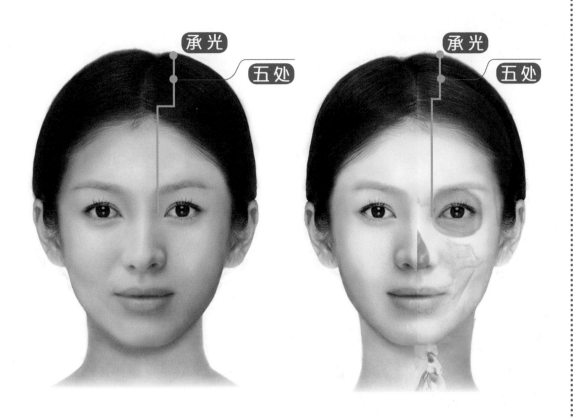

承光
五处

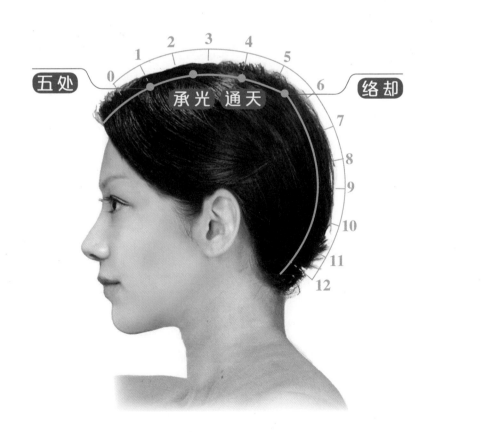

五处　0　1　2　3　4　5　6　络却
承光　通天
7　8　9　10　11　12

玉枕——止后枕部疼痛

枕骨古名玉枕骨，穴居其上，故名。

【功效主治】清热明目、通经活络。主治头项痛、目痛、目视不明、鼻塞。

【位　　置】在头部，横平枕外隆凸上缘，后发际正中线旁开 1.3 寸。

【快速取穴】枕骨旁开 2 横指在骨性隆起的外上缘可及一凹陷处即是。

【特效按摩】拇指按揉或弹拨本穴 3~5 分钟，每日 2 次，对缓解后枕部疼痛效果好。

天柱——失眠困扰试试它

天，头部；柱，柱子，喻项肌隆起如擎天之柱一般。穴居其上，故名。

【功效主治】清头明目、强筋壮骨。主治头痛、眩晕、项强、肩背痛、目赤肿痛、哮喘。

【位　　置】在颈后区，横平第 2 颈椎棘突上际，斜方肌外缘凹陷中。

【快速取穴】触摸颈后斜方肌外侧缘、后发际缘可触及一凹陷处即是。

【特效按摩】每日坚持按压本穴，可减缓头痛、失眠等。

大杼——骨会大杼强筋骨

杼，织布之梭子。本穴所处之脊柱两侧横突隆起，犹如织梭，故名。

【功效主治】强筋骨、清邪热。主治头痛、眩晕、项强、肩背痛、落枕、目赤肿痛、
　　　　　　目视不明、鼻塞、慢性支气管炎、哮喘。

【位　　置】在背部脊柱区，第 1 胸椎棘突下，后正中线旁开 1.5 寸。

【快速取穴】低头，可见颈背部交界处椎体有一高突，并能随颈部左右摆动而转动
　　　　　　者即是第 7 颈椎，其下为大椎。由大椎再向下推 1 个椎体，旁开约 2
　　　　　　横指处即是。

【特效按摩】以拇指向下按压 30 秒后放开，重复几次，或握空拳敲打数分钟，有强
　　　　　　筋骨之功效。

风门——风寒感冒效果好

风，风邪；门，门户。喻指本穴似风邪出入之门户，且主治风病，故名。

【功效主治】宣肺解表、益气固表。主治伤风、咳嗽、发热、头痛、项强、胸背痛、
　　　　　　落枕、风湿性关节炎。

【位　　置】在脊柱区，第 2 胸椎棘突下，后正中线旁开 1.5 寸。

【快速取穴】大椎往下推 2 个椎体，其下缘旁开约 2 横指处即是。

【特效按摩】举手，用中指指腹按揉本穴，每次 1~3 分钟，能够有效治疗风寒感冒。

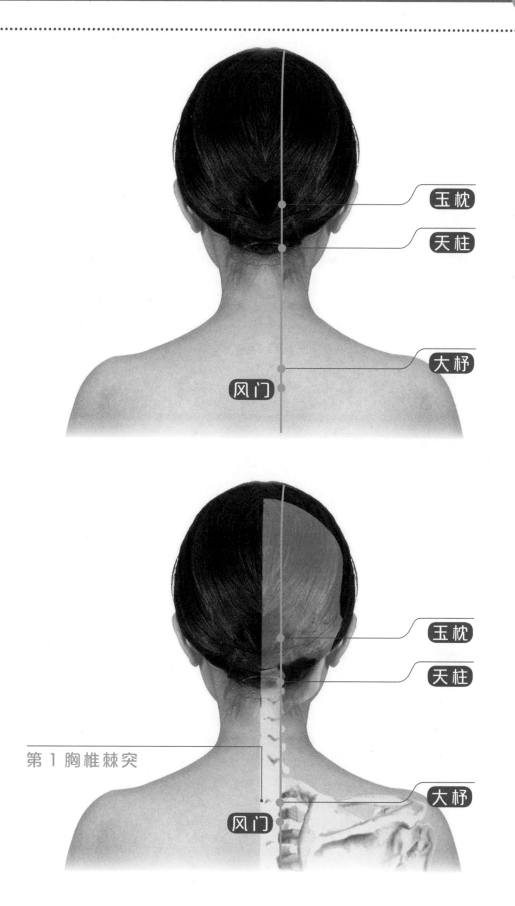

玉枕

天柱

大杼

风门

第1胸椎棘突

玉枕

天柱

大杼

风门

⭐ 肺俞——喉有异物感可选取

肺，肺脏；俞，输注。本穴为肺脏之气输注之所，故名。

【功效主治】解表宣肺、清热理气。主治咳嗽气喘、鼻塞、潮热、盗汗、痤疮、背痛。

【位　　置】在脊柱区，第3胸椎棘突下，后正中线旁开1.5寸。

【快速取穴】大椎往下3个椎体即为第3胸椎，其下缘旁开2横指处即是。

【特效按摩】咳痰时，一边吐气一边重压肺俞数秒，重复几次，喉咙处的异物感可减轻或消失。

● 厥阴俞——宽胸理气功效卓

厥阴，指心包；俞，输注。本穴为心包之气输注之所，故名。

【功效主治】宽胸理气、活血止痛。主治心悸、心痛、咳嗽、胸闷、呕吐、乳房发育不良。

【位　　置】在脊柱区，第4胸椎棘突下，后正中线旁开1.5寸。

【快速取穴】大椎往下4个椎体即为第4胸椎，其下缘旁开约2横指处即是。

【特效按摩】配合呼吸以拇指缓慢按压，可调理心绞痛、心肌炎、风湿性心脏病等。

⭐ 心俞——安神通络效果佳

心，心脏；俞，输注。本穴为心脏之气输注所在，故名。

【功效主治】宽胸理气、通络安神。主治心悸、失眠、健忘、癫痫、咳嗽、盗汗、阳痿。

【位　　置】在脊柱区，第5胸椎棘突下，后正中线旁开1.5寸。

【快速取穴】平肩胛骨下角之椎体（即第7胸椎）处往上推2个椎体，其下缘旁开2横指处即是。

【特效按摩】配合呼吸以拇指按压本穴，每次1~3分钟，可缓解失眠、神经衰弱、肋间神经痛等。

⭐ 督俞——肠胃问题的克星

督，督脉；俞，输注。本穴是督脉之气输注所在，故名。

【功效主治】理气止痛、强心通脉。主治心痛、胸闷、气喘、胃痛、腹痛、腹胀、呃逆。

【位　　置】在脊柱区，第6胸椎棘突下，后正中线旁开1.5寸。

【快速取穴】平肩胛骨下角之椎体（第7胸椎）处往上推1个椎体，其下缘旁开2横指处即是。

【特效按摩】拇指按压本穴，每次1~3分钟，对胃炎、膈肌痉挛、乳腺炎、皮肤瘙痒、银屑病等有一定的保健作用。

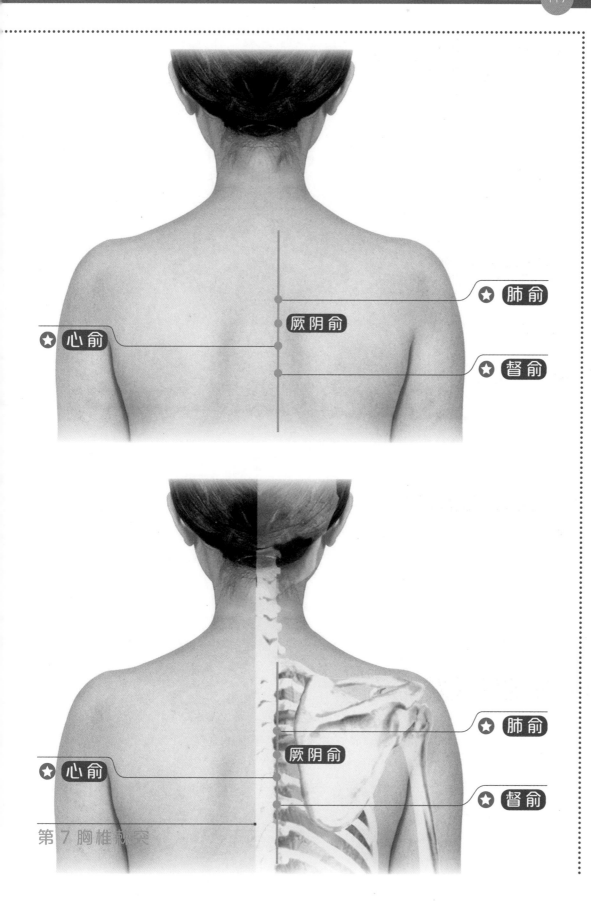

肺俞

厥阴俞

心俞

督俞

肺俞

厥阴俞

心俞

督俞

第 7 胸椎棘突

★ 膈俞——理气宽胸止呃逆

膈，横膈；俞，输注。本穴是膈气转输于后背体表之所，故名。

【功效主治】理气宽胸、活血通脉。主治胃脘痛、呕吐、呃逆、便血、咳嗽气喘、潮热、盗汗、荨麻疹、斑秃、少年白头。

【位　　置】在脊柱区，第 7 胸椎棘突下，后正中线旁开 1.5 寸。

【快速取穴】平肩胛骨下角之椎体（第 7 胸椎）处，其下缘旁开 2 横指处即是。

【特效按摩】拇指按压本穴，每次 1~3 分钟，长期坚持可改善呃逆、胃炎、胃溃疡、肝炎、肠炎等，对心动过速也有一定的调理作用。

★ 肝俞——清肝明目

肝，肝脏；俞，输注。本穴为肝脏气血转输之所，故名。

【功效主治】疏肝利胆、理气明目。主治黄疸、胁痛、目视不明、眩晕、牙龈炎、胆区痛。

【位　　置】在脊柱区，第 9 胸椎棘突下，后正中线旁开 1.5 寸。

【快速取穴】平肩胛骨下角之椎体（第 7 胸椎）处往下推 2 个椎体，其下缘旁开 2 横指处即是。

【特效按摩】拇指按压本穴，每次 1~3 分钟，长期坚持可缓解偏头痛、神经衰弱、胆石症、月经不调等。

★ 胆俞——疏利肝胆

胆，胆腑；俞，输注。本穴为胆腑之气转输之所，故名。

【功效主治】疏肝利胆、清热化湿。主治黄疸、口苦、呕吐、食不化、胁痛、潮热。

【位　　置】在脊柱区，第 10 胸椎棘突下，后正中线旁开 1.5 寸。

【快速取穴】平肩胛骨下角之椎体（第 7 胸椎）处往下推 3 个椎体，其下缘旁开 2 横指处即是。

【特效按摩】拇指按压本穴，每次 3 分钟，可缓解肋间神经痛、失眠、癔症。

★ 脾俞——气色变好从这开始

脾，脾脏；俞，输注。本穴为脾脏之气转输之所，故名。

【功效主治】健脾和胃、利湿升清。主治腹胀、呕吐、泄泻、消化不良、小儿厌食。

【位　　置】在脊柱区，第 11 胸椎棘突下，后正中线旁开 1.5 寸。

【快速取穴】与脐中相对应处为第 2 腰椎，往上摸 3 个椎体，其下缘旁开 2 横指处即是。

【特效按摩】拇指按压本穴，每次 1~3 分钟，长期坚持可调理贫血、慢性出血性病症、不思饮食等。

☆ 胃俞——胃腑诸证不惧怕

胃，胃腑；俞，输注。本穴为胃腑之气转输之所，故名。

【功效主治】和胃健脾、理中降逆。主治胃脘痛、呕吐、腹胀、肠鸣、胃下垂、胸胁痛。

【位　　置】在脊柱区，第12胸椎棘突下，后正中线旁开1.5寸。

【快速取穴】与脐中相对应处为第2腰椎，往上摸2个椎体，其下缘旁开2横指处即是。

【特效按摩】拇指按压本穴，每次1~3分钟，可缓解胃炎、胃溃疡、胃下垂、胃痉挛、肝炎、肠炎等。

☆ 三焦俞——调理三焦腰椎好

三焦，三焦腑；俞，输注。本穴三焦气血输注之所，故名。

【功效主治】调理三焦、利水强腰。主治水肿、小便不利、腹胀、泄泻、腰背强痛、痛经。

【位　　置】在脊柱区，第1腰椎棘突下，后正中线旁开1.5寸。

【快速取穴】与脐中相对应处为第2腰椎，往上摸1个椎体，其下缘旁开2横指处即是。

【特效按摩】拇指按压本穴，每次1~3分钟，对胃炎、胃痉挛、消化不良、肠炎等有一定的保健作用。

☆ 肾俞——护腰调本利肾脏

肾，肾脏；俞，输注。本穴为肾脏之气转输之所，故名。

【功效主治】益肾助阳、强腰利水。主治遗精、阳痿、月经不调、带下、遗尿、水肿、耳鸣。

【位　　置】在脊柱区，第2腰椎棘突下，后正中线旁开1.5寸。

【快速取穴】与脐中相对应处为第2腰椎，其下缘旁开2横指处即是。

【特效按摩】拇指按压本穴，每次1~3分钟，并缓慢活动腰部，对肾绞痛、膀胱肌麻痹、月经不调有保健作用。

☆ 气海俞——缓解腰痛除痔疮

气海，元气之海；俞，输注。本穴为人体元气输注之所，故名。

【功效主治】益肾壮阳、调经止痛。主治腰痛、痛经、腹胀、肠鸣、痔疮、便秘。

【位　　置】在脊柱区，第3腰椎棘突下，后正中线旁开1.5寸。

【快速取穴】与脐中相对应处为第2腰椎，往下摸1个椎体，其下缘旁开2横指处即是。

【特效按摩】拇指按压本穴，每次1~3分钟，并缓慢活动腰部，可缓解腰肌劳损、痔疮等。

★ 大肠俞——痔疮诊疗常相伴

大肠，大肠腑；俞，输注。本穴为大肠之气转输之所，故称。

【功效主治】理气降逆、调和肠胃。主治腰痛、腹胀、泄泻、便秘、痢疾、痔疮、消化不良。

【位　　置】在脊柱区，第4腰椎棘突下，后正中线旁开1.5寸。

【快速取穴】两侧髂前上棘之连线与脊柱之交点处为第4腰椎，其下缘旁开2横指处即是。

【特效按摩】拇指稍用力按压本穴，至局部有些疼痛，每次1~3分钟，可减轻大便出血、遗尿、肾炎等。

★ 关元俞——保护生殖器官

本穴与任脉之关元相对应，是人体元气输注之所，故名。

【功效主治】培补元气、调理下焦。主治腹胀、泄泻、遗尿、腰痛、阳痿、精力减退。

【位　　置】在脊柱区，第5腰椎棘突下，后正中线旁开1.5寸。

【快速取穴】两侧髂前上棘之连线与脊柱之交点处为第4腰椎，往下摸1个椎体，其下缘旁开2横指处即是。

【特效按摩】拇指稍用力按压本穴，至局部有些疼痛，每次1~3分钟，可调理盆腔炎、痛经。

★ 小肠俞——更好地吸收营养

小肠，指小肠腑；俞，输注。本穴是小肠之气转输于后背体表之所，故名。

【功效主治】通调二便、清热利湿。主治遗精、遗尿、尿血、带下、腹痛、泄泻、腰痛。

【位　　置】在骶区，横平第1骶后孔，骶正中嵴旁开1.5寸。

【快速取穴】先摸髂后上嵴内缘，其与背脊正中线之间为第1骶后孔，平该孔的椎体旁开2横指处即是。

【特效按摩】拇指稍用力按压本穴，至局部轻微疼痛，每次1~3分钟，可调理肠炎、便秘、遗尿、遗精等。

★ 膀胱俞——通利小便除湿热

膀胱，指膀胱腑；俞，输注。本穴是膀胱之气转输于后背体表之所，故名。

【功效主治】清热利湿、通经活络。主治小便不利、遗精、泄泻、便秘、泌尿系统结石。

【位　　置】在骶区，横平第2骶后孔，骶正中嵴旁开1.5寸。

【快速取穴】先摸髂后上嵴内缘下，其与背脊正中线之间为第2骶后孔，平该孔的椎体旁开2横指处即是。

【特效按摩】拇指稍用力按压本穴，至局部轻微疼痛，每次1~3分钟，对糖尿病、子宫内膜炎也有较好保健作用。

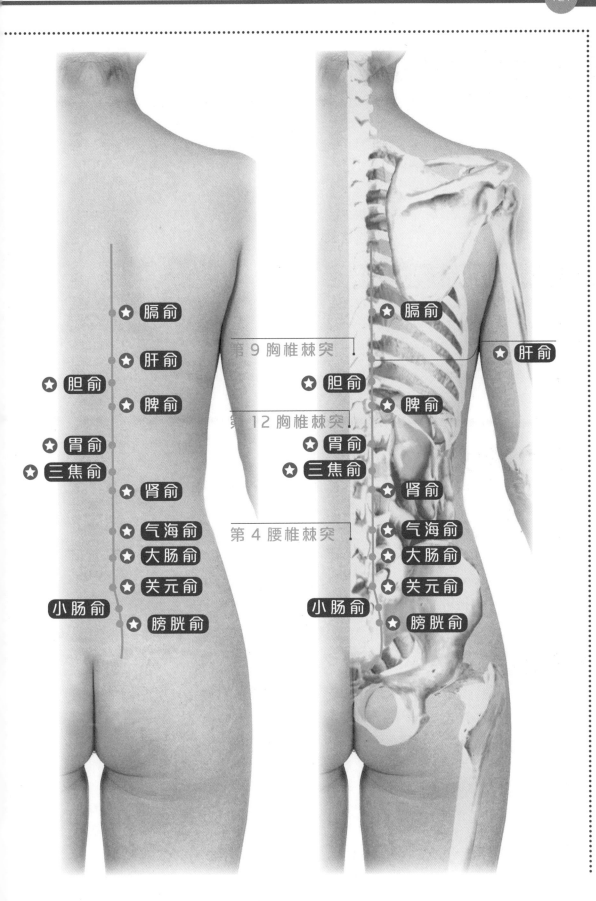

膈俞　肝俞　胆俞　脾俞　胃俞　三焦俞　肾俞　气海俞　大肠俞　关元俞　小肠俞　膀胱俞

第9胸椎棘突　第12胸椎棘突　第4腰椎棘突

中膂俞——腰骶疼痛常来按

膂，即夹脊肌肉。本穴位于夹脊柱两侧隆起之肌肉中，故名。

【功效主治】益肾温阳、调理下焦。主治痢疾、疝气、腰脊强痛。

【位　　置】在骶区，横平第3骶后孔，骶正中嵴旁开1.5寸。

【快速取穴】先摸髂后上嵴内缘，其与背脊正中线之间为第1骶后孔，平该孔的椎体处向下摸2个椎体，其旁开2横指处即是。

【特效按摩】拇指或肘部稍用力按压本穴，至局部轻微疼痛，每次1~3分钟，可减轻腰骶痛、坐骨神经痛等。

白环俞——生殖疾病的主治医生

白，白色；环，绕也；俞，穴。本穴可治妇女白带异常等，故名。

【功效主治】益肾固精、调理经带。主治遗精、带下、月经不调、腰骶疼痛、手足麻木。

【位　　置】在骶区，横平第4骶后孔，骶正中嵴旁开1.5寸。

【快速取穴】第3骶椎下1横指处旁开2横指处即是。

【特效按摩】拇指或肘部稍用力按压本穴，至局部轻微疼痛，每次1~3分钟，对子宫内膜炎、下肢瘫痪、尿潴留等也有一定的调理作用。

八髎——防治生殖系统疾病

上髎、次髎、中髎、下髎，左右共8个穴位，为8个骶骨后孔称之。

【功效主治】调理下焦、通经活络。主治腰骶部、泌尿生殖系统疾病。

【位　　置】骶椎。又称上髎、次髎、中髎和下髎，左右共8个穴位，分别在第1、2、3、4骶后孔中，合称"八穴"。

【快速取穴】骶后孔处即是。

【特效按摩】拇指稍用力按压此4组穴，每次1~3分钟，以酸胀为度，对外阴湿疹、痔疮、睾丸炎、便秘、尿潴留等有一定的保健作用。

★ 会阳——便血的克星

会，会合、交会也。阳，阳气也。会阳名意指膀胱经经气由此会合督脉阳气。

【功效主治】散发水湿、补阳益气。主治泄泻、便血、痔疮、带下、阳痿、阴部湿痒等。

【位　　置】在骶部，尾骨端旁开0.5寸。

【快速取穴】俯卧或跪伏位，下髎下，尾骨下端旁凹陷处即是。

【特效按摩】中指指腹按揉本穴，每次1~3分钟，经常按摩对泄泻、便血、痔疮有不错的疗效。

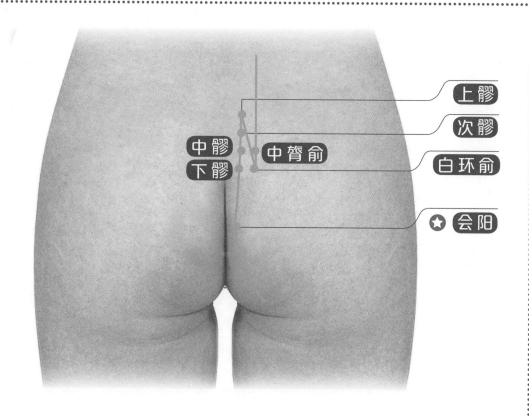

上髎
次髎
白环俞
⭐ 会阳
中髎
下髎
中膂俞

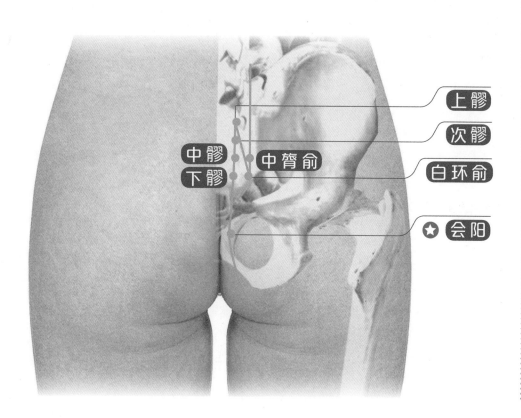

上髎
次髎
白环俞
⭐ 会阳
中髎
下髎
中膂俞

★ 承扶——美臀的要穴

承，承受；扶，支持。本穴位于肢体分界的臀沟中点，有支持下肢承受头身重量的作用，故名。

【功效主治】通便消痔、舒筋活络。主治腰腿痛、下肢痿痹、痔疮、肥胖。

【位　　置】在股后区，臀沟的中点。

【快速取穴】于臀下横纹正中点，按压有酸胀感处即是。

【特效按摩】1.三指指腹向上按揉本穴，每次3~5分钟，每日2次，长期坚持，对便秘、痔疮、尿潴留有一定的保健作用。2.常按本穴，还能收紧臀部，达到美臀的效果。

★ 殷门——腰腿疼痛有绝招

殷，深厚、正中；门，门户。穴在大腿后正中肌肉丰厚处，为膀胱经经气通过之门户，故名。

【功效主治】舒筋通络、强腰膝。主治腰腿痛、下肢痿痹、腰扭伤。

【位　　置】在股后区，臀沟下6寸，股二头肌与半腱肌之间。

【快速取穴】臀后横纹中点与腘横纹中点连线的中点处直上1横指处即是。

【特效按摩】三指指腹向上按揉本穴，每次3~5分钟，每日2次，对坐骨神经痛、下肢麻痹、小儿麻痹后遗症等有一定的疗效。

浮郄——小腿抽筋有奇效

浮，指上方；郄，指膝弯空隙处。以穴在腘窝上方，故名。

【功效主治】舒筋通络。主治膝腘痛、麻、挛、急，便秘。

【位　　置】在膝后区，腘横纹上1寸，股二头肌腱的内侧缘。

【快速取穴】腘横纹外侧端向上量1横指，可及一大筋，在该筋内侧按压有凹陷处即是。

【特效按摩】三指指腹向上按揉本穴，每次3~5分钟，每日2次，可缓解急性胃肠炎、便秘等。

★ 委阳——腰背痉挛常来按

委，弯曲；阳，指外侧。穴在膝弯正中（委中）外侧，故名。

【功效主治】舒筋活络、通利水湿。主治水肿、小便不利、腰脊强痛、下肢挛痛、高血压。

【位　　置】在膝部，腘横纹上，股二头肌腱的内侧缘。

【快速取穴】在腘横纹外侧端可及一大筋，在该筋内侧按压有凹陷处即是。

【特效按摩】示指指腹用力向内按揉本穴，每次3~5分钟，长期坚持，可改善腰背肌痉挛、腰背痛等。

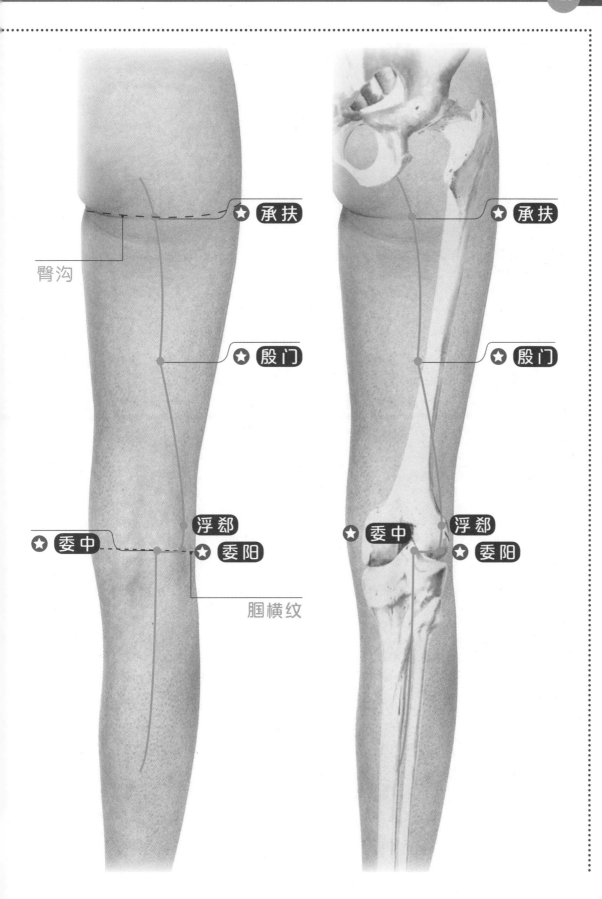

臀沟

承扶

殷门

浮郄
委阳
委中

腘横纹

承扶

殷门

委中
浮郄
委阳

★ 委中——腰腿疾病求委中

委，弯曲。穴当膝弯中央，故名。

【功效主治】舒筋活络、泄热清暑、凉血解毒。主治腰痛、下肢痿痹、腹痛、吐泻、小便不利、遗尿、丹毒、荨麻疹、皮肤瘙痒、疔疮、中暑。

【位　　置】在膝后区，腘横纹中点。

【快速取穴】在腘窝横纹上，左右两条大筋的中间（相当于腘窝横纹中点）处即是。

【特效按摩】示指指腹用力向内按揉本穴，每次3~5分钟，对腰、背、腿部的各种疾病都有良好的疗效，也可改善湿疹、风疹、荨麻疹等。

附分——颈肩急痛常找它

附，靠近；分，分支。本穴为足太阳经在背部的第2侧线上，为足太阳经之分支，故名。

【功效主治】舒筋活络、疏风散邪。主治颈项强痛、肩背拘急、肘臂麻木。

【位　　置】在脊柱区，第2胸椎棘突下，后正中线旁开3寸。

【快速取穴】大椎往下推2个椎体，其下缘旁开4横指处即是。

【特效按摩】举手，以中指指腹按揉本穴，每次1~3分钟，并缓慢活动颈肩部，可有效改善急性颈项强痛、肩背拘急。

魄户——咳嗽、哮喘求魄户

魄，气之灵；户，门户。肺藏魄，本穴与肺俞平列，如肺气出入之门户，故名。

【功效主治】理气降逆、舒筋活络。主治咳嗽气喘、咯血、肩背痛、项强。

【位　　置】在脊柱区，第3胸椎棘突下，后正中线旁开3寸。

【快速取穴】大椎往下推3个椎体，其下缘旁开4横指处即是。

【特效按摩】配合呼吸节奏以中指指腹按揉本穴，每次1~3分钟，对哮喘有一定的疗效。

膏肓——慢性病的保健穴

膏，指心下；肓，指心下膈上。本穴位于魄户与心之神堂之间，喻疾病深隐难治，病入膏肓，故名。

【功效主治】补虚易损、调理肺气。主治咳嗽、哮喘、盗汗、健忘、遗精、过敏性鼻炎。

【位　　置】在脊柱区，第4胸椎棘突下，后正中线旁开3寸。

【快速取穴】大椎往下推4个椎体，其下缘旁开4横指处即是。

【特效按摩】中指指腹按揉本穴，每次1~3分钟，每日2次，长期坚持可调理各种慢性虚损性疾病，如阳痿、神经衰弱、贫血等。

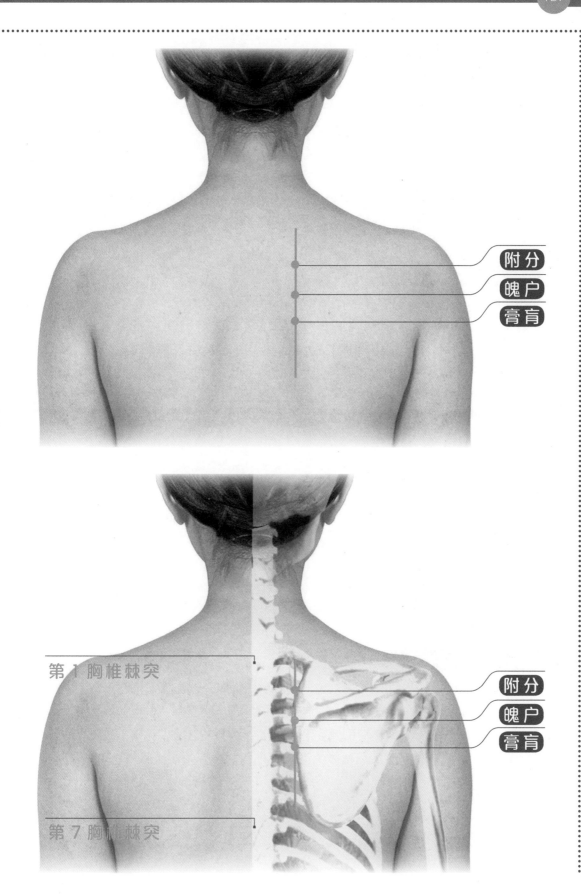

附分

魄户

膏肓

第 1 胸椎棘突

第 7 胸椎棘突

附分

魄户

膏肓

神堂——背肌痉挛不用怕

神，神灵；堂，殿堂。心藏神，穴与心俞相平，如心神所居之殿堂，故名。

【功效主治】宽胸理气、宁心安神。主治心痛、心悸、咳嗽气喘、胸闷、背痛。

【位　　置】在脊柱区，第5胸椎棘突下，后正中线旁开3寸。

【快速取穴】平肩胛骨下角之椎体（第7胸椎），往上推2个椎体，其下缘旁开4横指处即是。

【特效按摩】用拇指指腹按揉或掐按本穴，每次1~3分钟，每日2次，对背肌痉挛、肩臂疼痛时可减轻疼痛。

谚语——肩部酸痛也不怕

谚语，即叹息声。用手按压本穴，可令病人叹息不止，故名。

【功效主治】宣肺理气、通络止痛。主治咳嗽气喘、疟疾、发热、肩背痛。

【位　　置】在脊柱区，第6胸椎棘突下，后正中线旁开3寸。

【快速取穴】由平肩胛骨下角之椎体（第7胸椎），往上推1个椎体，其下缘旁开4横指处即是。

【特效按摩】用拇指指腹按揉或掐按本穴，每次1~3分钟，每日2次，可缓解腰背肌痉挛、膈肌痉挛。

膈关——胃气上逆来叩叩

膈，横隔；关，关隘。本穴与膈俞平列，为治疗横膈疾病的关隘，故名。

【功效主治】宽胸理气、和胃降逆。主治呕吐、呕逆、嗳气、食不下、脊背强痛。

【位　　置】在脊柱区，第7胸椎棘突下，后正中线旁开3寸。

【快速取穴】由平肩胛骨下角之椎体（第7胸椎），其下缘旁开4横指处即是。

【特效按摩】用拳轻叩本穴，可缓解膈肌痉挛引起的呃逆等。

魂门——肋间痛常按按

魂，灵魂；门，门户。肝藏魂，穴与肝俞平列，如肝气出入之门户，故名。

【功效主治】疏肝理气、降逆和胃。主治胸胁痛、呕吐、泄泻、黄疸、背痛。

【位　　置】在脊柱区，第9胸椎棘突下，后正中线旁开3寸。

【快速取穴】由平肩胛骨下角之椎体（第7胸椎），往下摸2个椎体，其下缘旁开4横指处即是。

【特效按摩】用拇指指腹按揉或掐按本穴，每次1~3分钟，每次2次，可改善肋间神经痛、癔症等。

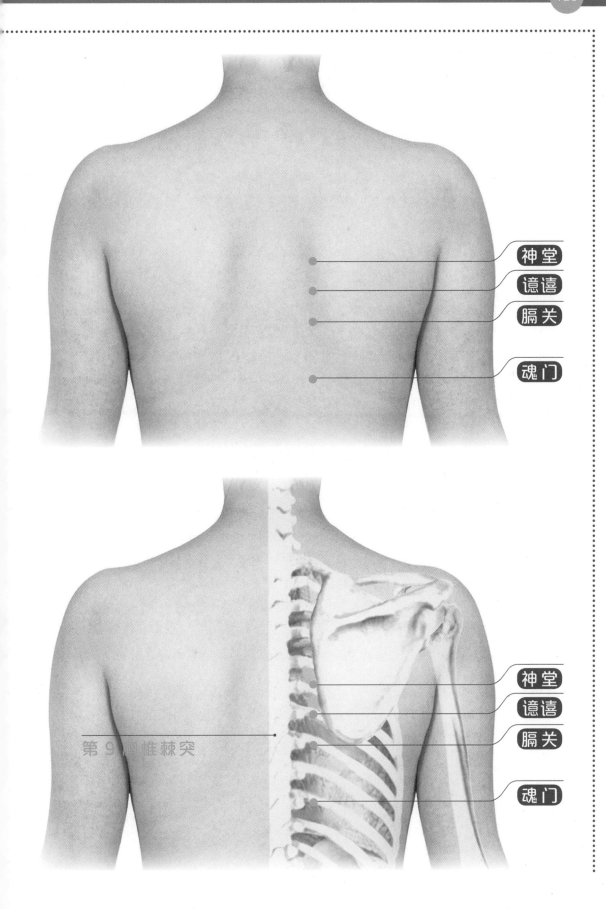

神堂

譩譆

膈关

魂门

第 9 胸椎棘突

神堂

譩譆

膈关

魂门

阳纲——消炎利胆

阳，阳气；纲，统领。穴与胆俞平列，内应于胆腑，胆腑禀承少阳升发之气，统领一身之阳气，故名。

【功效主治】疏肝利胆、健脾和中。主治肠鸣、泄泻、神经性胃痛、黄疸、2 型糖尿病。

【位　　置】在脊柱区，第 10 胸椎棘突下，后正中线旁开 3 寸。

【快速取穴】由平肩胛骨下角之椎体（第 7 胸椎），往下摸 3 个椎体，其下缘旁开 4 横指处即是。

【特效按摩】拇指按压本穴，每次 1~3 分钟，长期坚持可缓解肋间神经痛、失眠、癔症。

意舍——促消化用意舍

意，意念；舍，宅舍。脾藏意，穴与脾俞平列，如脾气之宅舍，故名。

【功效主治】健脾和胃、利胆化湿。主治腹胀、肠鸣、泄泻、呕吐、胃痛。

【位　　置】在脊柱区，第 11 胸椎棘突下，后正中线旁开 3 寸。

【快速取穴】由与肚脐中相对应之椎体（第 2 腰椎），往上摸 3 个椎体，其下缘旁开 4 横指处即是。

【特效按摩】拇指按压本穴，每次 1~3 分钟，长期坚持对消化不良、肠炎有一定的保健作用。

胃仓——改善消化助饮食

胃，胃腑；仓，粮仓。穴与胃俞平列，胃主纳谷，犹如粮仓，故名。

【功效主治】和胃健脾、消食导滞。主治胃脘痛、腹胀、小儿食积、水肿、食欲不振。

【位　　置】在脊柱区，第 12 胸椎棘突下，后正中线旁开 3 寸。

【快速取穴】由与肚脐中相对应之椎体（第 2 腰椎），往上摸 2 个椎体，其下缘旁开 4 横指处即是。

【特效按摩】拇指按压本穴，每次 1~3 分钟，可缓解胃炎、胃溃疡、肝炎、肠炎等。

肓门——腹部不适可按它

肓，肓膜；门，门户。穴与三焦俞平列，如肓膜之气出入之门户，故名。

【功效主治】理气和胃、清热消肿。主治便秘、乳疾、胃痛、胃胀。

【位　　置】在腰区，第 1 腰椎棘突下，后正中线旁开 3 寸。

【快速取穴】由与肚脐中相对应处之椎体（第 2 腰椎），往上摸 1 个椎体，其下缘旁开 4 横指处即是。

【特效按摩】拇指按压本穴，每次 1~3 分钟，每日 2 次，可调理乳腺炎、腰肌劳损等。

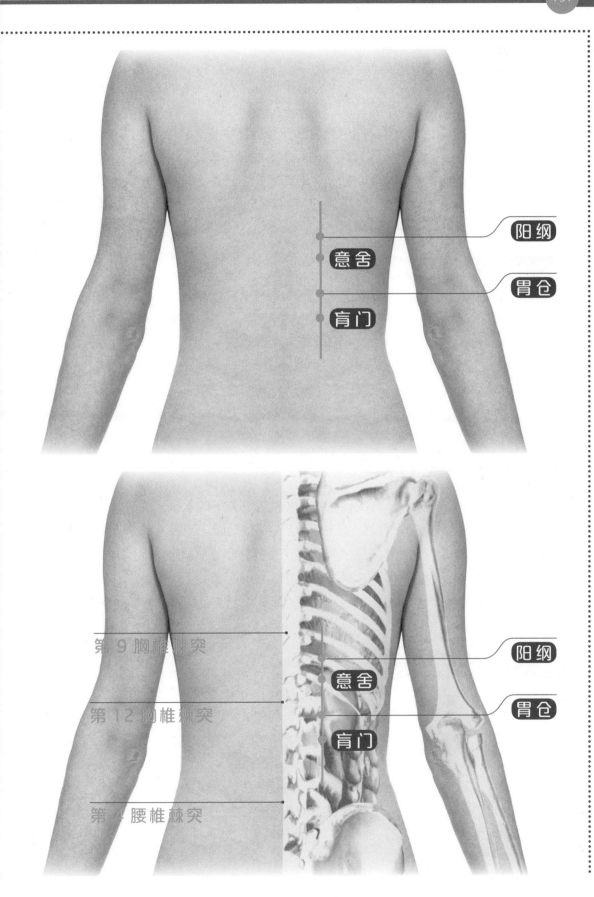

阳纲

意舍

胃仓

肓门

第 9 胸椎棘突

第 12 胸椎棘突

第 4 腰椎棘突

阳纲

意舍

胃仓

肓门

志室——肾虚患者常按按

志，意志；室，处所。肾藏志，穴与肾俞平列，如肾气聚集之房室，故名。

【功效主治】益肾固精、清热利湿、强壮腰膝。主治遗精、阳痿、遗尿、小便不利、水肿、月经不调、腰脊强痛、坐骨神经痛。

【位　　置】在腰区，第2腰椎棘突下，后正中线旁开3寸。

【快速取穴】由与脐中相对应处之椎体（第2腰椎），其下缘旁开4横指处即是。

【特效按摩】拇指按压或屈肘，以肘部突起部着力于本穴，每次1~3分钟，每日2次，可改善肾绞痛、消化不良等。

胞肓——二便不利常按按

胞，指膀胱；肓，指维系膀胱之脂膜。本穴与膀胱俞平列，故名。

【功效主治】补肾强腰、通利二便。主治小便不利、肠鸣、腹胀、便秘、腰脊痛。

【位　　置】在骶区，横平第2骶后孔，骶正中嵴旁开3寸。

【快速取穴】髂后上嵴内缘下与背脊正中线之间为第2骶后孔，平该孔的椎体旁开4横指处即是。

【特效按摩】拇指按压或屈肘，以肘部突起部着力于本穴，每次1~3分钟，每日2次，对肠炎、便秘有较好的调理作用。

★ 秩边——痔疮是病也不怕

秩，次序；边，边缘。本穴为膀胱经在背部排列最下的穴位，故名。

【功效主治】舒筋活络、强壮腰膝、调理下焦。主治腰腿痛、痔疮、小便不利、膀胱炎。

【位　　置】在骶区，横平第4骶后孔，骶正中嵴旁开3寸。

【快速取穴】先取下髎，再旁开4横指处即是。

【特效按摩】拇指按压或屈肘，以肘部突起部着力于本穴，每次1~3分钟，每日2次，对痔疮、脱肛有一定的保健功效。

合阳——膝痹疼痛有奇效

合，会合。足太阳膀胱经在背和大腿部分为两支，至委中部会合而下，穴当其处，故名。

【功效主治】舒筋通络、调经止带、强健腰膝。主治腰脊强痛、下肢痿痹、疝气、崩漏。

【位　　置】在小腿后区，腘横纹下2寸，腓肠肌内、外侧头之间。

【快速取穴】从腘横纹中点直下量3横指处即是。

【特效按摩】拇指弹拨本穴3~5分钟，以酸胀为度，对改善膝关节疼痛及活动不利有一定的效果。

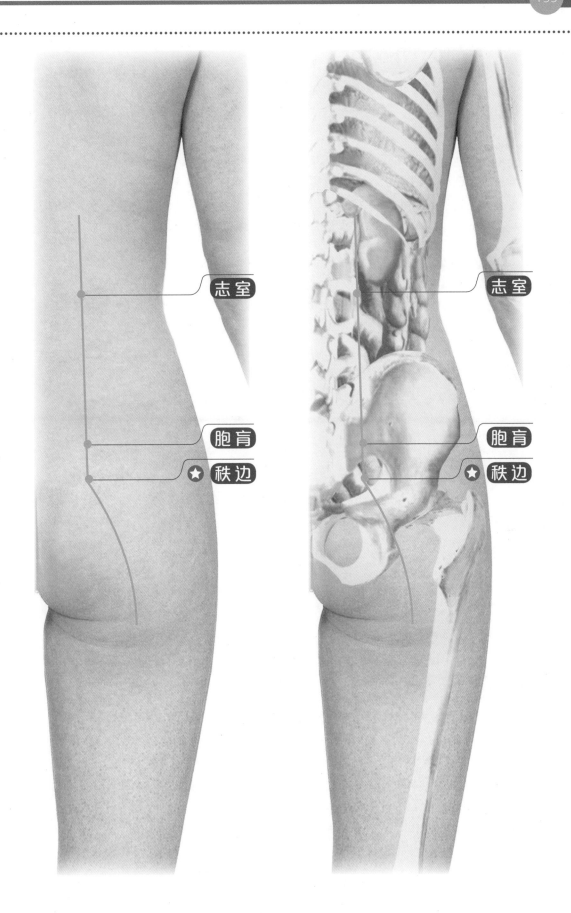

承筋——小腿疼挛常来揉

承，承受；筋，指腓肠肌。穴在承受重量的腓肠肌肌腹中，故名。

【功效主治】舒筋活络、强健腰膝、清泄肠热。主治痔疮、腰腿拘急疼痛、落枕、背痛。

【位　　置】在小腿后区，腘横纹下5寸，腓肠肌两肌腹之间。

【快速取穴】在小腿后面，腓肠肌肌腹中央即是。

【特效按摩】俯卧位，拇指弹拨本穴3~5分钟，以酸胀为度，急性腰扭伤、小腿抽筋或麻痹时可明显缓解症状。

★ 承山——腿脚抽筋不用怕

承，承接；山，山谷。本穴位处小腿部腓肠肌下方凹陷中，形似处于山谷之中，故名。

【功效主治】理气止痛、舒筋活络、消痔。主治痔疮、便秘、腰腿拘急疼痛、足跟痛。

【位　　置】在小腿后区，腓肠肌两肌腹与肌腱交角处。

【快速取穴】腘横纹中点至外踝尖平齐处连线的中点即是。

【特效按摩】俯卧位，拇指弹拨本穴3~5分钟，以酸胀为度，可治疗痔疮、脱肛等。

★ 飞扬——快速缓解疲劳

飞，飞翔；扬，向上扬。此穴为足太阳膀胱经的络穴，本经络脉从此穴飞离而去联络足少阴肾经，其势飞扬，故名。

【功效主治】清热安神、舒筋活络。主治头痛、目眩、鼻出血、腰背痛、腿软无力、痔疮。

【位　　置】在小腿后区，昆仑直上7寸，腓肠肌外下缘与跟腱移行处。

【快速取穴】腘横纹至外踝尖连线之中点处再往下方外侧1横指，当腓骨后缘处即是。

【特效按摩】俯卧位，拇指弹拨本穴3~5分钟，以酸胀为度，可改善小腿肌肉疲劳。

跗阳——腰腿痛的守护神

跗，足背；阳，即足背上方。本穴位于昆仑上方3寸处，恰为足背部之上方，故名。

【功效主治】舒筋活络、退热散风。主治头痛、头重、腰腿痛、下肢痿痹、外踝肿痛。

【位　　置】在小腿后区，昆仑直上3寸，腓骨与跟腱之间。

【快速取穴】在足外踝后方，平足外踝上4横指处即是。

【特效按摩】拇指弹拨本穴3~5分钟，以酸胀为度，可明显减轻小腿抽筋症状。

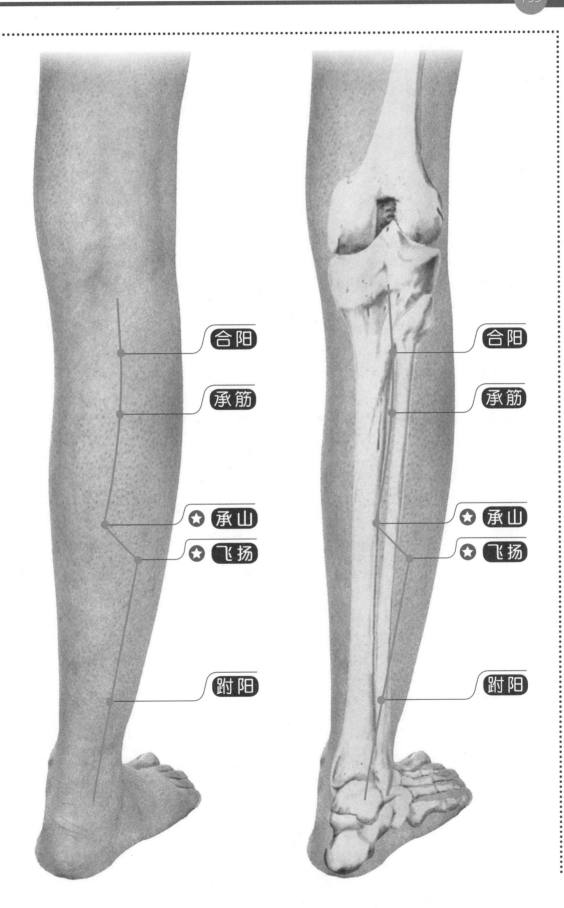

合阳

承筋

⭐ 承山
⭐ 飞扬

跗阳

合阳

承筋

⭐ 承山
⭐ 飞扬

跗阳

★ 昆仑——脚踝疼痛多拿捏

昆仑，高山名，在此喻指外踝高突，形似高山，穴在其旁，故名。

【功效主治】安神清热、舒筋活络。主治头痛、目眩、腰痛、足跟肿痛、坐骨神经痛。

【位　　置】在踝区，外踝尖与跟腱之间的凹陷中。

【快速取穴】外踝尖与脚腕后的大筋（跟腱）之间可触及一凹陷处即是。

【特效按摩】拇指弹拨本穴 3~5 分钟，以酸胀为度，可调理膀胱经循行部位的常见病症，如神经性头痛、眩晕、鼻出血、痔疮、颈腰痛等。

仆参——牙龈肿痛有奇效

仆，仆从；参，参拜。古时仆从行跪拜之礼参拜主人时，足跟显露于上，而本穴位于此处，故名。

【功效主治】舒筋活络、强壮腰膝。主治下肢痿痹、足跟痛、癫痫、踝关节扭伤。

【位　　置】在跟区，昆仑直下，跟骨外侧，赤白肉际处。

【快速取穴】从昆仑垂直向下量 1 横指处即是。

【特效按摩】拇指按揉本穴 3~5 分钟，以酸胀为度，对牙龈出血、尿道炎有调理作用。

★ 申脉——清热安神治失眠

申，通"伸"，意指本穴善治肢体屈伸困难；脉，阳跷脉，意指本穴通于阳跷脉。

【功效主治】清热安神、利腰膝。主治头痛、目眩、失眠、目赤肿痛、腰腿痛、踝关节扭伤。

【位　　置】在踝区，外踝尖直下，外踝下缘与跟骨之间凹陷中。

【快速取穴】外踝垂直向下可触及一凹陷处即是。

【特效按摩】拇指按揉本穴 3~5 分钟，以酸胀为度，对腰肌劳损、下肢瘫痪、关节炎、踝关节扭伤有一定的好处。

金门——急性腰痛可来按

金，金生水。足太阳膀胱经在此与足少阴肾经之经气交接，犹如秋风肃起，为寒水所生之门。

【功效主治】安神开窍、通经活络。主治头痛、癫痫、小儿惊风、腰痛、下肢痹痛。

【位　　置】在足背，外踝前缘直下，第 5 跖骨粗隆后方，骰骨下缘凹陷中。

【快速取穴】脚趾向上跷起可见一骨头凸起，即是骰骨，其外侧凹陷处即是。

【特效按摩】拇指按揉或指掐本穴 3~5 分钟，以酸胀为度，对膝关节炎、踝扭伤、足底痛有一定的保健作用。

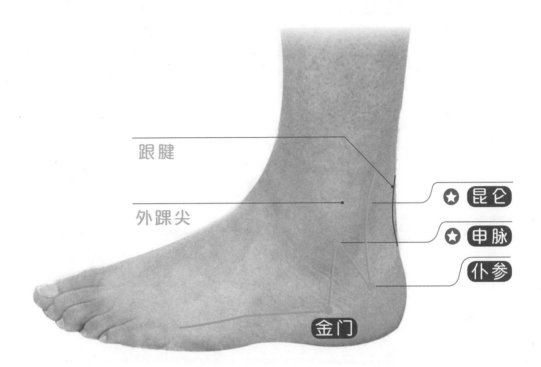

跟腱

外踝尖

⭐ 昆仑

⭐ 申脉

仆参

金门

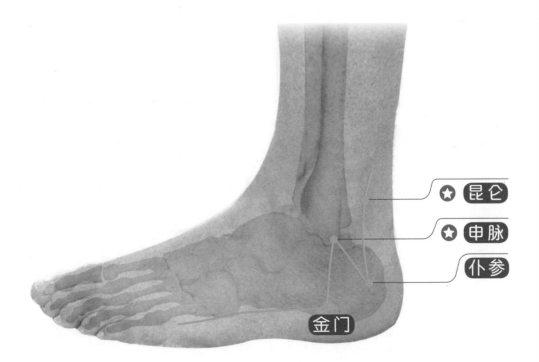

⭐ 昆仑

⭐ 申脉

仆参

金门

京骨——常按本穴保健康

京，高大。京骨，指突出的第5跖骨粗隆部，穴在其下方，故名。

【功效主治】清热止痉、明目舒筋。主治头痛、项强、目翳、癫痫、腰腿痛、肩部酸痛。

【位　　置】在跖区，第5跖骨粗隆前下方，赤白肉际处。

【快速取穴】沿着小趾后面的长骨往后推，可触摸到一凸起，其凸起下方赤白肉际处，按压可触及一凹陷处即是。

【特效按摩】拇指按揉或指掐本穴3~5分钟，以酸胀为度，可预防癫痫、小儿惊风等。

束骨——按摩束骨防耳鸣

束，收束，紧束。本穴位于第5跖骨小头后下方，意指由京骨渐呈收束之势，故名。

【功效主治】安心定神、清热消肿。主治头痛、项强、目眩、癫狂、腰腿痛、耳鸣。

【位　　置】在跖区，第5跖趾关节的近端，赤白肉际处。

【快速取穴】第5跖趾关节后方掌背交界线处可触及一凹陷处即是。

【特效按摩】拇指推按本穴1~3分钟，每日2次，对视物模糊、耳鸣有调理作用。

足通谷——升清降浊常推按

通，通过；谷，山谷。穴在足部，该处凹陷如谷，脉气由此通过，故名。

【功效主治】泄热、清头目。主治头痛、项强、目眩、鼻出血、癫狂、咽喉疼痛。

【位　　置】在足趾，第5跖趾关节的远端，赤白肉际处。

【快速取穴】第5跖趾关节前方掌背交界线处可触及一凹陷处即是。

【特效按摩】拇指推按本穴1~3分钟，每日2次，对易惊、消化不良、呕吐等有一定保健功效。

至阴——调整胎位避难产

至，到达；阴，此即足少阴肾经。本穴系足太阳膀胱经末穴，从这里到达足少阴肾经，故名。

【功效主治】正胎催产、理气活血、清头明目。主治胎位不正、难产、胞衣不下、头痛、目痛、鼻塞、鼻出血、腰膝发冷、夜尿症。

【位　　置】在足趾，小趾末节外侧，趾甲根角侧后方0.1寸（指寸）。

【快速取穴】足小趾趾甲外侧缘与下缘各作一垂线之交点处即是。

【特效按摩】1.拇指掐按本穴1~3分钟，每日2次，长期坚持可治疗头痛、脑血管病后遗症等。2.用艾条温和灸至阴、太溪各10分钟，以局部温热为度，可治疗胎位不正。

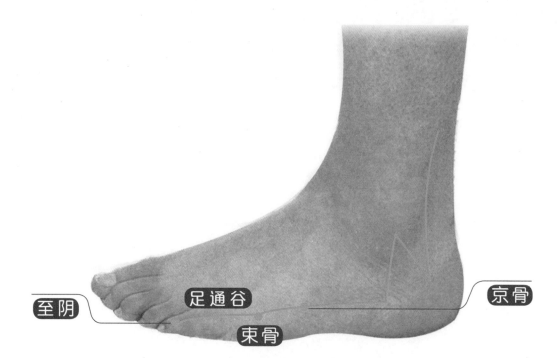

至阴　足通谷　束骨　京骨

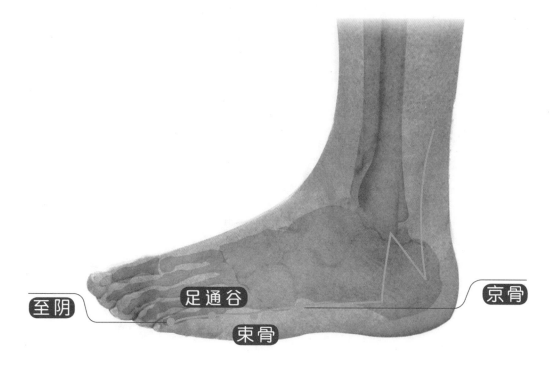

至阴　足通谷　束骨　京骨

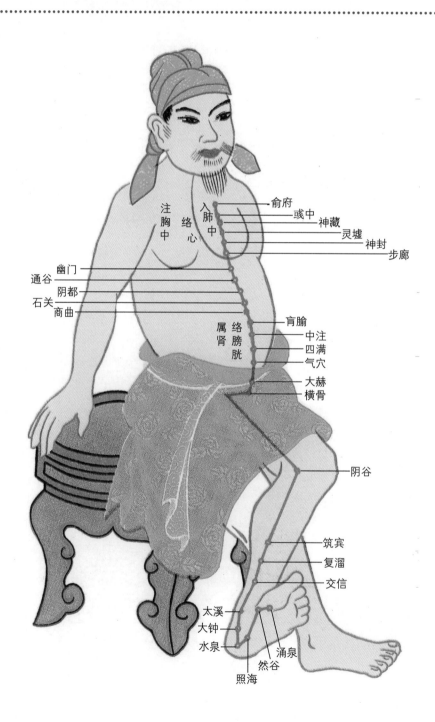

俞府
注胸中
络心
入肺中
或中
神藏
灵墟
神封
步廊
幽门
通谷
阴都
石关
商曲
属肾
络膀胱
肓腧
中注
四满
气穴
大赫
横骨
阴谷
筑宾
复溜
交信
太溪
大钟
水泉
涌泉
然谷
照海

古代经络图·足少阴肾经

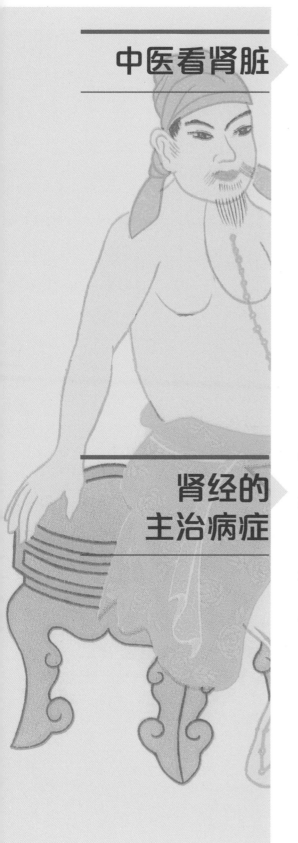

中医看肾脏

1. 藏精。肾藏精是指肾具有贮存、封藏人身精气的作用。

2. 主水。肾气具有主司和调节全身水液代谢的功能。

3. 主纳气。纳，固摄、受纳的意思。肾主纳气，是指肾有摄纳肺吸入之气而调节呼吸的作用。

肾经的主治病症

1. 遗精、阳痿、小便不利等泌尿生殖系统病症。

2. 月经不调、痛经、不孕等妇科病症。

3. 癫狂、失眠、眩晕等神经精神系统病症。

4. 大腿内侧后、腰部痛，咽喉肿痛等经脉循行部位的病症。

肾经腧穴

★ 涌泉——溺水急救有高招

涌，涌出；泉，水泉。穴居足心陷中，经气自下而上，如涌出之水泉，故名。

【功效主治】苏厥开窍、滋阴益肾、平肝息风。主治头顶头痛、眩晕、昏厥、癫狂、小儿惊风、失眠、便秘、小便不利、咽喉肿痛、舌干、失音、足心热、食欲不振、倦怠。

【位　　置】在足底，屈足卷趾时足心最凹陷中。

【快速取穴】蜷足，约当足底第 2、3 趾蹼缘与足跟连线的前 1/3 与后 2/3 交点凹陷中即是。

【特效按摩】1.用示指或中指的指尖关节点按涌泉 3~5 分钟，可有效治疗失眠、咽喉疼痛、足底痛。2.溺水所致的昏迷不醒，以拇指向下按压，30 秒后放开。

然谷——助睡眠就按它

舟骨粗隆部称"然骨"，穴在其下方凹陷处，故名。

【功效主治】益气固肾、清热利湿。主治月经不调、子宫脱垂、阴道脱垂、阴痒、遗精、小便不利、糖尿病、泄泻、小儿脐风、咽喉肿痛、咯血、口噤、急性腰扭伤、腰膝发冷。

【位　　置】在足内侧，足舟骨粗隆下方，赤白肉际处。

【快速取穴】舟骨粗隆前下方可触及一凹陷处即是。

【特效按摩】用示指指腹按揉然谷 3~5 分钟，可有效帮助睡眠，可缓解咽喉炎、扁桃体炎等。

★ 太溪——补肾气，除百病

太，盛大；溪，沟溪。穴在内踝和跟腱之间凹陷中，如巨大的沟溪，故名。

【功效主治】滋阴益肾、壮阳强腰。主治月经不调、遗精、阳痿、小便频数、糖尿病、泄泻、腰痛、头痛、目眩、耳聋、耳鸣、咽喉肿痛、牙痛、失眠、咳喘、咯血、贫血。

【位　　置】在踝区，内踝尖与跟腱之间的凹陷中。

【快速取穴】由足内踝尖向后推至凹陷处（大约当内踝尖与跟腱间之中点）即是。

【特效按摩】用示指指腹按揉太溪 3~5 分钟，以酸胀为度，可促进肾经的经气，有效缓解腰肌劳损。

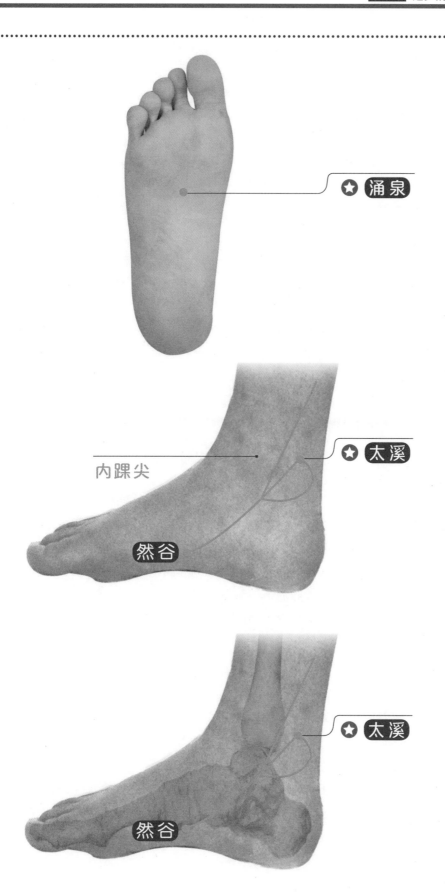

★ 涌泉

内踝尖   ★ 太溪

然谷

★ 太溪

然谷

大钟——强腰壮骨疗效好

大，大小的大；钟，同"踵"，指足跟部。穴在足跟，其骨较大，故名。

【功效主治】益肾平喘、调理二便。主治癃闭、遗尿、便秘、咯血、气喘、痴呆、腰膝冷痛。

【位　　置】在跟区，内踝后下方，跟骨上缘，跟腱附着部前缘凹陷中。

【快速取穴】由足内踝尖向后推至凹陷处（大约当内踝尖与跟腱间之中点）即是。

【特效按摩】用示指指腹点按大钟，以酸胀为度，可辅助治疗神经精神疾病，对咽痛、口腔炎、便秘也有特效。

水泉——长期按揉治近视

泉，泉水，水源。水泉有水源之意，肾主水。穴属本经郄穴，如泉源所在，且能治小便淋漓。

【功效主治】清热益肾、通经活络。主治月经不调、子宫脱垂、阴道脱垂、小便不利、痛风。

【位　　置】在跟区，太溪直下1寸，跟骨结节内侧凹陷中。

【快速取穴】由太溪直下量拇指1横指处即是。

【特效按摩】1. 用示指指腹点按水泉3~5分钟，可改善小便不利之症状。2. 每日坚持按摩3~5次，对近视也有一定的作用。

☆ 照海——睡眠不佳的救星

照，相对；海，指足底。两足底相合时，内踝下方呈现凹陷，故名。

【功效主治】滋阴清热、调经止痛。主治月经不调、带下、遗精、小便频数、失眠。

【位　　置】在踝区，内踝尖下1寸，内踝下缘边际凹陷中。

【快速取穴】由内踝尖垂直向下推，至其下缘凹陷处即是。

【特效按摩】1. 用示指指腹按揉照海，以酸胀为度，可以辅助治疗扁桃体、咽喉炎。

2. 每日睡前按摩本穴3~5分钟，可以改善睡眠。

☆ 复溜——治疗小便少

复，返还，重复；溜，通"流"。穴居照海之上，指经气至"海"入而复出并继续溜注之意。

【功效主治】补肾益阴、温阳利水。主治水肿、腹胀、泄泻、盗汗、下肢痿痹、月经不调。

【位　　置】在小腿内侧，内踝尖直上2寸，跟腱的前缘。

【快速取穴】内踝尖与跟腱连线的中点（即太溪），由太溪上3横指处即是。

【特效按摩】1. 用示指指腹按摩本穴，以酸胀为度，长期坚持对盗汗、小便少有一定的功效。2. 在复溜局部按揉还可治疗下肢痿痹。

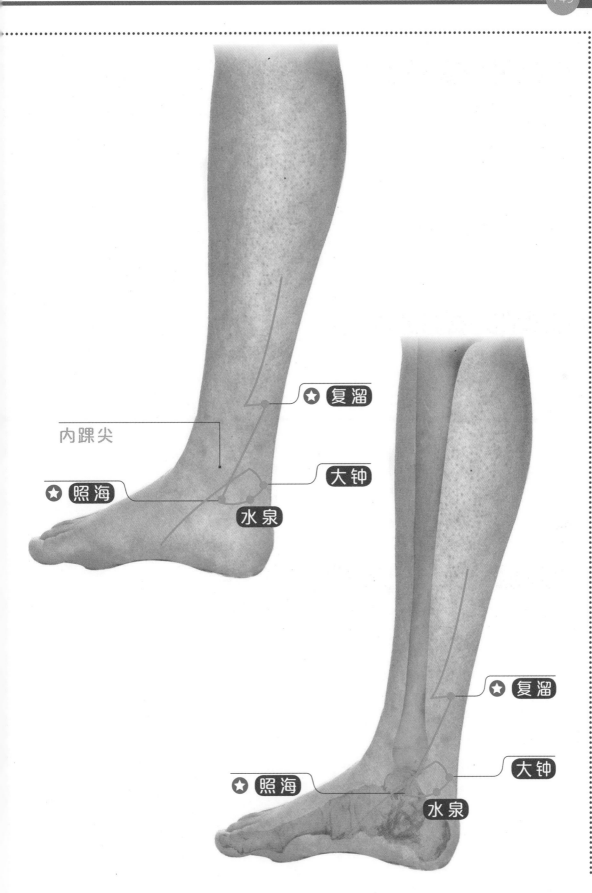

内踝尖

☆ 复溜

大钟

☆ 照海

水泉

☆ 复溜

大钟

☆ 照海

水泉

★ 交信——调理二便通便秘

五行与五德（仁、义、礼、智、信）相配，其中脾土配信，而本穴也是肾经与脾经相交之处，故名。

【功效主治】益肾调经、调理二便。主治月经不调、崩漏、子宫脱垂、阴道脱垂、泄泻、便秘、高血压。

【位　　置】在小腿内侧，内踝尖上 2 寸，胫骨内侧缘后际凹陷中。

【快速取穴】由太溪向上 3 横指，再向前轻推至胫骨后缘有一凹陷处即是。

【特效按摩】1. 用示指指腹点按本穴 3~5 分钟，可以辅助治疗便秘、肠炎。2. 在本穴局部点按至酸胀，可缓解下肢内侧疼痛。

筑宾——调理下焦有高招

筑，强健；宾，同"膑"，指膝和小腿。穴在小腿内侧，有使腿膝强健的作用，故名。

【功效主治】调理下焦、宁心安神。主治癫狂、呕吐、疝气、小腿疼痛、晕车、晕船、呕吐涎沫。

【位　　置】在小腿内侧，太溪直上 5 寸，比目鱼肌与跟腱之间。

【快速取穴】太溪与阴谷的连线上横平蠡沟处即是。

【特效按摩】用示指指腹点按本穴 3~5 分钟，以酸胀为度，可以辅助调节泌尿系统疾病，对小腿抽筋、下肢痿痹也有改善作用。

阴谷——治疗遗尿、遗精效果佳

内侧为"阴"，凹陷称"谷"。穴居腘窝内侧凹陷处，故名。

【功效主治】益肾调经、理气止痛。主治阳痿、疝气、崩漏、癫狂、大腿后侧痛、小腿疼痛。

【位　　置】在膝后区，腘横纹上，半腱肌肌腱外侧缘。

【快速取穴】坐位，屈膝 90°，膝内高骨后缘，腘窝横纹内侧端的两条筋（半膜肌腱和半腱肌腱）之间即是。

【特效按摩】1. 用示指指腹点按本穴至酸胀，可以有效改善胃肠炎之症状，也可缓解膝关节炎引起的腘窝处不适。2. 坚持按摩本穴可调理泌尿生殖系统病症。

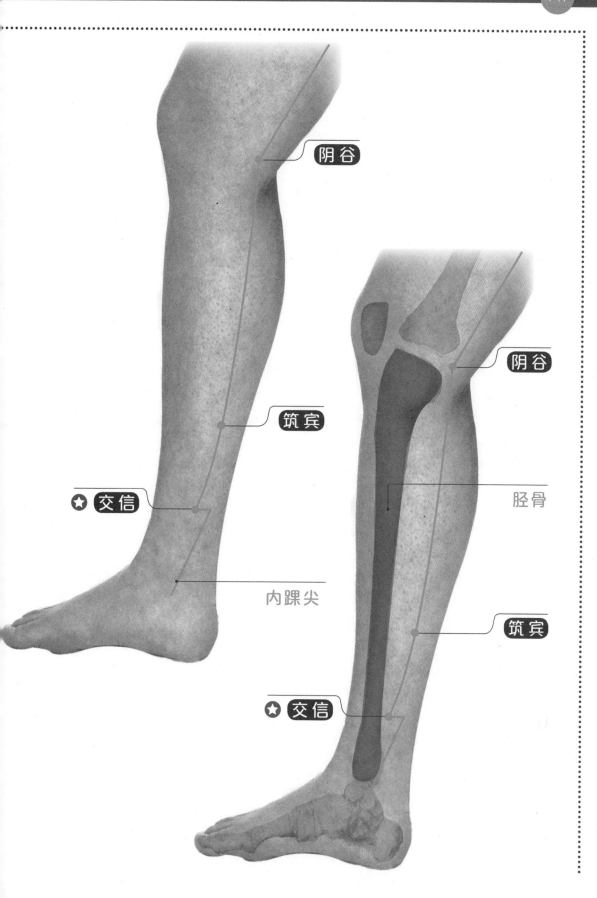

阴谷

阴谷

筑宾

☆ 交信

胫骨

内踝尖

筑宾

☆ 交信

横骨——主治泌尿生殖系统疾病

横骨原指耻骨联合部，穴在其上方，故名。

【功效主治】益肾助阳、调理下焦。主治少腹胀痛、小便不利、遗尿、遗精、阳痿、疝气、阴痛、膀胱炎。

【位　　置】在下腹部，脐中下 5 寸，前正中线旁开 0.5 寸。

【快速取穴】耻骨联合上缘与前正中线交点处，旁开半横指处即是。

【特效按摩】仰卧位，用示指指腹点按本穴 3~5 分钟，每日 3~5 次，对遗精、阳痿、盆腔炎、附件炎、闭经、月经不调有调理作用。

★ 大赫——主打生殖健康

大赫，意为强盛。穴居下腹，为阴气盛大之处，故名。

【功效主治】益肾助阳、调经止带。主治遗精、子宫脱垂、阴道脱垂、带下、痛经、膀胱炎。

【位　　置】在下腹部，脐中下 4 寸，前正中线旁开 0.5 寸。

【快速取穴】横骨上 1 寸，旁开前正中线 0.5 寸处即是。

【特效按摩】仰卧位，用示指指腹按揉本穴 3~5 分钟，可辅助治疗生殖系统疾病。

气穴——利尿通便效果佳

气，在此指肾气。穴在关元旁，为肾气藏聚之室，故名。

【功效主治】调理冲任、益肾暖胞。主治月经不调、带下、崩漏、小便不通、泄泻、膀胱炎。

【位　　置】在下腹部，脐中下 3 寸，前正中线旁开 0.5 寸。

【快速取穴】从肚脐向下 4 横指，再自前正中线旁开半横指处即是。

【特效按摩】用示指指腹点按本穴 3~5 分钟，至穴位酸胀为上佳，可有利尿通便之作用。

★ 四满——治疗腹部胀满

满，胀满。本穴位于下腹部，是足少阴肾经在该部的第四个穴，主治腹部胀满，故名。

【功效主治】理气调经、利水消肿。主治月经不调、带下、遗精、疝气、便秘、腹痛、水肿。

【位　　置】在下腹部，脐中下 2 寸，前正中线旁开 0.5 寸。

【快速取穴】从肚脐向下量 3 横指，再自前正中线旁开半横指处即是。

【特效按摩】1.仰卧位，用示指指腹点按本穴 3~5 分钟，可以缓解胃肠道疾病之症状。2.长期按摩本穴可以辅助治疗痛经、月经不调。

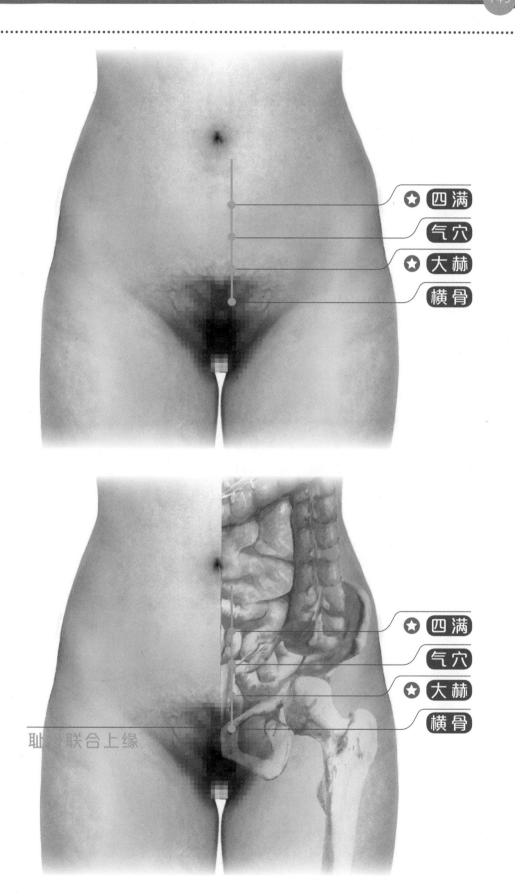

★ 四满

气穴

★ 大赫

横骨

★ 四满

气穴

★ 大赫

横骨

耻骨联合上缘

中注——促消化

中，中间；注，灌注。肾经之气由此灌注中焦，故名。

【功效主治】调经止带、通调腑气。主治腹痛、便秘、泄泻、消化不良、月经不调、痛经。

【位　　置】在下腹部，脐中下 1 寸，前正中线旁开 0.5 寸。

【快速取穴】从肚脐向下量拇指 1 横指，再自前正中线旁开半横指处即是。

【特效按摩】1. 用示指指腹点按本穴，可激发肾经经气，对腰痛有很好的缓解作用。
2. 按揉本穴至透热，也可辅助治疗腹痛、便秘。

肓俞——和便秘说再见

肓，肓膜；俞，输注。肾经之气由此输注肓膜，故名。

【功效主治】理气止痛、润肠通便。主治腹痛、腹胀、呕吐、泄泻、便秘、月经不调、疝气、腰脊痛、风湿性关节炎。

【位　　置】在腹部，脐中旁开 0.5 寸。

【快速取穴】自肚脐旁开半横指，在腹直肌内缘处即是。

【特效按摩】1. 仰卧位，用示指指腹按揉本穴 3~5 分钟，以穴位透热为佳，对消化系统病症，如便秘、腹痛有很好的效果。2. 拇指指腹点按天枢、中脘，而后在腹部拔罐，留罐 10 分钟，可缓解慢性肠炎。

商曲——腹痛患者的佳音

商为金音，借指大肠；曲，弯曲。本穴内对大肠弯曲处，故名。

【功效主治】健脾和胃、消积止痛。主治腹痛、泄泻、便秘、痛经。

【位　　置】在上腹部，脐中上 2 寸，前正中线旁开 0.5 寸。

【快速取穴】脐上 3 横指，旁开半横指处即是。

【特效按摩】用示指指腹点按本穴 3~5 分钟，可辅助治疗腹痛之症状，并且对腹泻及便秘有特效。

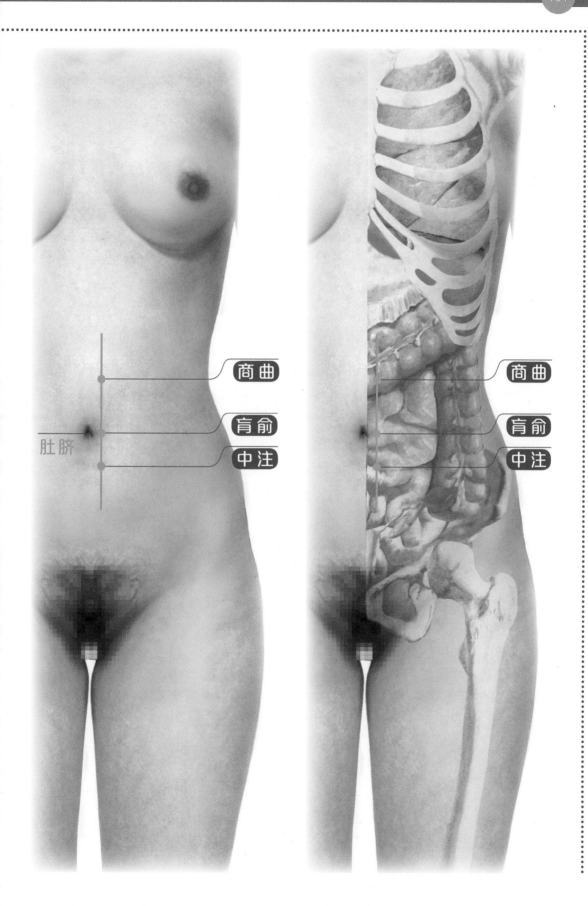

肚脐

商曲

肓俞

中注

商曲

肓俞

中注

石关——脾胃虚寒找石关

石，喻坚实；关，关要。本穴为治疗腹部实证的要穴，故名。

【功效主治】攻坚消满、调理气血。主治呕吐、腹痛、便秘、不孕。

【位　　置】在上腹部，脐中上3寸，前正中线旁开0.5寸。

【快速取穴】仰卧位。先从肚脐向上量4横指，再自前正中线旁开量半横指，按压有酸胀感处即是。

【特效按摩】1. 胃痉挛疼痛发作时，用示指指腹重按本穴，能有效缓解疼痛。2. 平时按摩本穴还能改善脾胃虚寒之症状。

阴都——调理胃肠功能

穴属足少阴肾经，故称"阴"；位近中脘，故称"都"（汇聚处），故名。

【功效主治】调理胃肠、宽胸降逆。主治腹痛、腹胀、便秘、不孕、哮喘。

【位　　置】在上腹部，脐中上4寸，前正中线旁开0.5寸。

【快速取穴】胸剑联合正中点与肚脐连线的中点，再自前正中线旁开半横指处即是。

【特效按摩】1. 用示指指腹按揉本穴5分钟，每日3~5次，可对呼吸系统疾病有防治的作用，同时也可调理胃肠功能。2. 不孕者以拇指指腹点按阴都、子宫、关元、气海、三阴交各10分钟，一日多次。若虚寒体质者可配合艾灸。

腹通谷——缓解胃痛呕吐

通，通道；谷，水谷食物。穴在幽门穴下方，为水谷通行之处，故名。

【功效主治】健脾和胃、宽胸安神。主治腹痛、腹胀、呕吐、心痛、心悸、咳嗽、哮喘。

【位　　置】在上腹部，脐中上5寸，前正中线旁开0.5寸。

【快速取穴】胸剑联合中点直下4横指，再自前正中线旁开半横指处即是。

【特效按摩】1. 用示指指腹点按本穴3~5分钟，可有效缓解胃痛呕吐。2. 肠易激综合征者用全手掌轻柔按揉腹部腹通谷处10圈，并配以轻柔的颤法，可缓解症状。

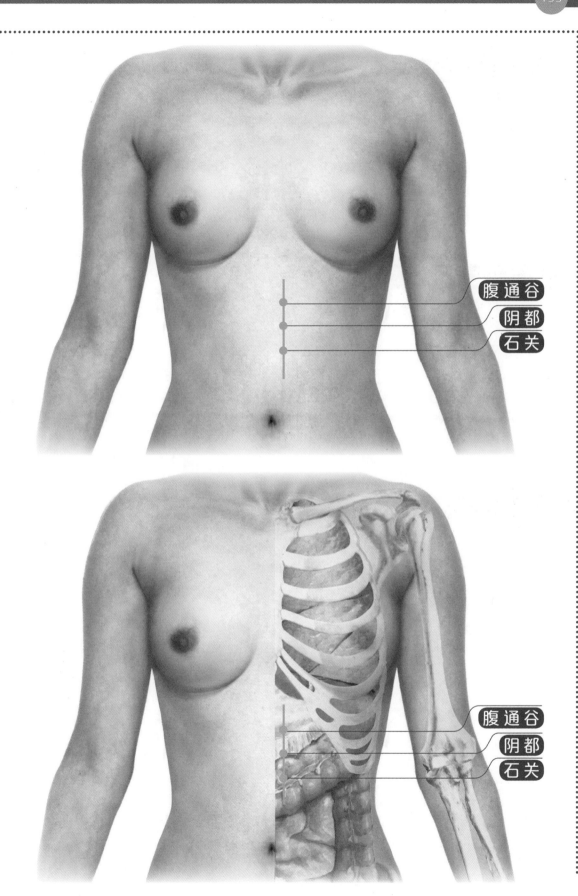

腹通谷

阴都

石关

腹通谷

阴都

石关

幽门——调节腹胀、腹泻

幽，幽隐；门，门户。穴近胃之下口幽门而与之相关，故名。

【功效主治】健脾和胃、降逆止呕。主治腹痛、腹胀、呕吐、泄泻、咳嗽。

【位　　置】在上腹部，脐中上 6 寸，前正中线旁开 0.5 寸。

【快速取穴】胸剑联合中点直下量 3 横指，再自前正中线旁开半横指处即是。

【特效按摩】1. 点按本穴 3~5 分钟，以酸胀为佳，可以双向调节腹胀、腹泻。2. 长
　　　　　　期坚持按摩本穴，可辅助调理胃肠疾病。

步廊——乳房保健之要穴

步，行走；廊，走廊。正中为"庭"，两边为"廊"，穴在中庭之旁，故名。

【功效主治】宽胸理气、止咳平喘。主治咳嗽、哮喘、胸胁胀满、呕吐。

【位　　置】在胸部，第 5 肋间隙，前正中线旁开 2 寸。

【快速取穴】自乳头向下摸 1 个肋间隙，由前正中线旁开 3 横指处即是。

【特效按摩】1. 轻揉本穴 5 分钟，每日 1 次，长期坚持可对乳腺疾病有很好的防
　　　　　　治作用。2. 双手掌沿肋骨走行方向推擦步廊、膻中、大包，可缓解
　　　　　　肋间神经痛。

神封——快速缓解气喘

神，指心；封，领属。穴之所在为心之所属，故名。

【功效主治】宽胸理肺、降逆止呕。主治咳嗽、哮喘、胸胁胀满、乳腺炎、呕吐、
　　　　　　乳房发育不良。

【位　　置】在胸部，第 4 肋间隙，前正中线旁开 2 寸。

【快速取穴】乳头与前正中线之中点处即是。

【特效按摩】用示指指腹点按本穴，至酸胀透热为佳，可快速缓解胸胁胀痛、肋间
　　　　　　神经痛、心动过速、气喘等。

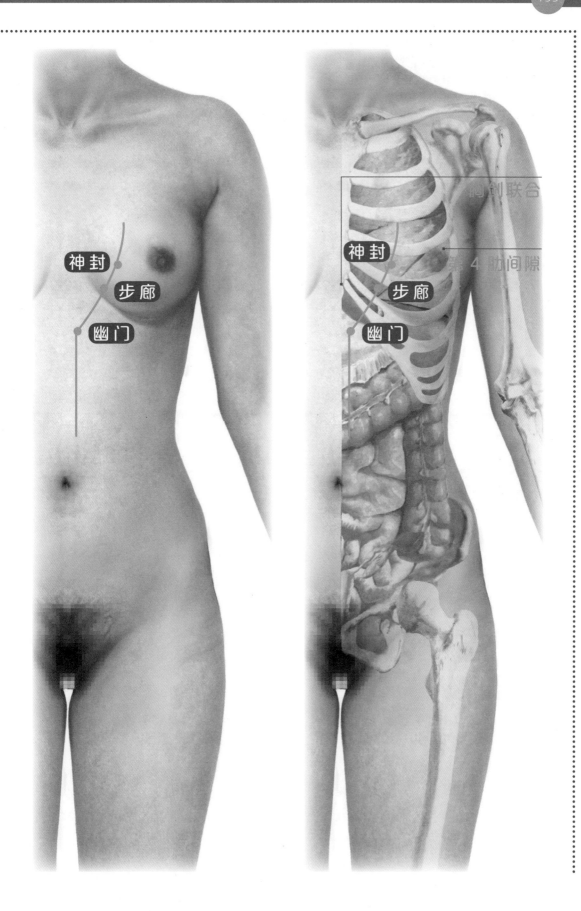

神封
步廊
幽门

胸剑联合
神封
第 4 肋间隙
步廊
幽门

灵墟——风寒咳嗽按灵墟

灵，指心；墟，土堆。本穴内应心脏，外当肌肉隆起处，其隆起犹如土堆，故名。

【功效主治】疏肝宽胸、肃降肺气。主治咳嗽、哮喘、胸胁胀满、乳腺炎、呕吐、心悸。

【位　　置】在胸部，第3肋间隙，前正中线旁开2寸。

【快速取穴】自乳头垂直向上摸1个肋间隙，由前正中线旁开3横指处即是。

【特效按摩】风寒咳嗽时，每日点按本穴5次，以酸胀为度。

神藏——治咳喘效果佳

神，神明。本穴位于心脏附近，内应于心，心主藏神，故名。

【功效主治】宽胸理气、降逆平喘。主治咳嗽、哮喘、胸痛、呕吐、心悸。

【位　　置】在胸部，第2肋间隙，前正中线旁开2寸。

【快速取穴】自乳头垂直向上摸2个肋间隙，前正中线旁开3横指处即是。

【特效按摩】用示指指腹点按本穴3~5分钟，每日2次，可防治呼吸系统疾病，治疗咳喘效果尤佳。

彧中——止咳顺气

彧，通"郁"；中，中间。郁有茂盛之意，穴当肾气行于胸中大盛之处，故名。

【功效主治】宽胸理气、止咳化痰。主治咳嗽、哮喘、胸胁胀满。

【位　　置】在胸部，当第1肋间隙，前正中线旁开2寸。

【快速取穴】自乳头垂直向上摸3个肋间隙，前正中线旁开3横指处即是。

【特效按摩】点按本穴至酸胀透热，对膈肌痉挛功效好，并能化痰顺气，有效改善支气管炎之症状。

俞府——止咳良药

俞，输注；府，通"腑"。肾之经气由此输入内脏，故名。

【功效主治】止咳平喘、和胃降逆。主治咳嗽、哮喘、咳痰、胸痛、呕吐。

【位　　置】在胸部，锁骨下缘，前正中线旁开2寸。

【快速取穴】在锁骨下凹陷中，前正中线旁开3横指处即是。

【特效按摩】咳嗽时，按揉本穴5分钟，以酸胀为度，每日2次，效佳。

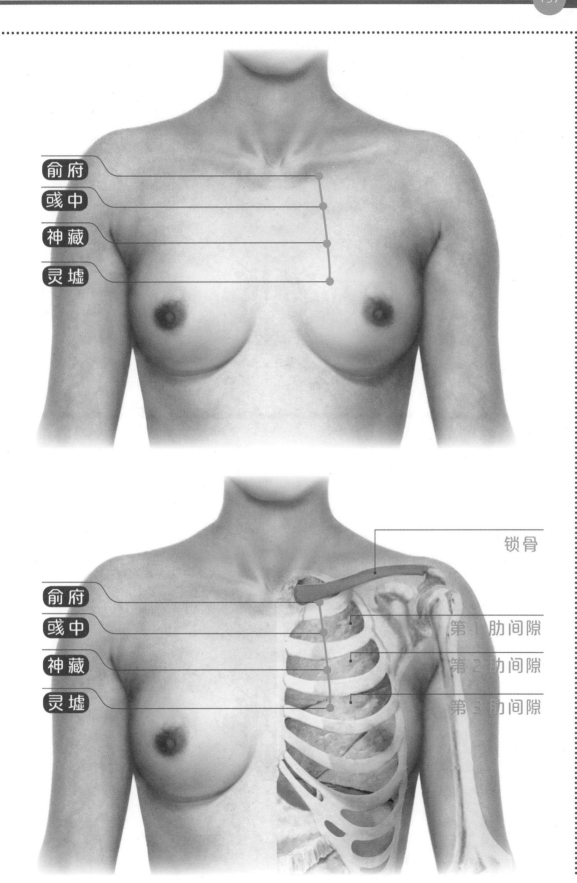

俞府
彧中
神藏
灵墟

锁骨

第 1 肋间隙

第 2 肋间隙

第 3 肋间隙

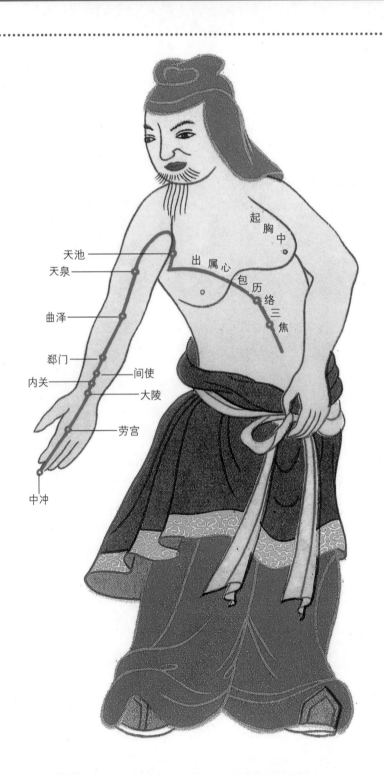

天池
天泉
曲泽
郄门
内关
间使
大陵
劳宫
中冲

起
胸
中

出
属
心
包
历
络
三
焦

古代经络图·手厥阴心包经

中医看心包络

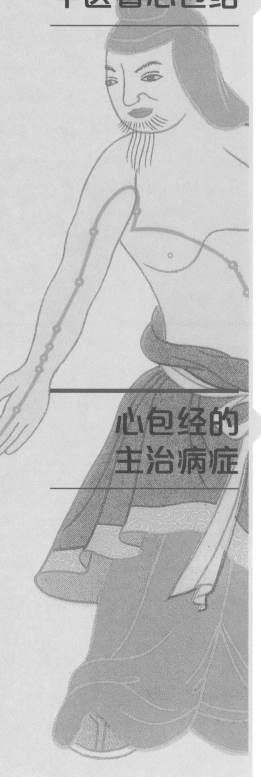

心包络简称心包，是心的外围组织，故有保护心脏，代心受邪的作用。在经络学说中，手厥阴心包经与手少阳三焦经相为表里，故心包络属于脏。

心包经的主治病症

1. 心烦、胸闷、心悸、心痛等心血管系统病症。

2. 不寐、癫狂等神经精神系统病症。

3. 前臂痛、肘部痛等经脉循行部位的病症。

心包经腧穴

天池——乳腺增生者的福音

天，天空；池，池塘。穴在乳旁；乳房之泌乳，有如水自天池而出，故名。

【功效主治】活血化瘀、宽胸理气。主治咳嗽、乳腺炎、乳汁少、胸胁胀满、颈淋
巴结结核、肋间神经痛。

【位　　置】在胸部，第4肋间隙，前正中线旁开5寸。

【快速取穴】自乳头沿水平线向外侧旁开1横指处即是。

【特效按摩】用示指指腹摩揉本穴3~5分钟，并圈状按摩全乳房10圈，可辅助治
疗乳腺增生。

天泉——心脏活力的动力泵

天，指上部；泉，水涌出处。穴居上臂，上接天池，脉气下行，浅出如泉，故名。

【功效主治】宽胸理气、活血通脉。主治心痛、咳嗽、胸胁胀满、臂痛。

【位　　置】在臂前区，腋前纹头下2寸，肱二头肌的长、短头之间。

【快速取穴】腋前纹头直下3横指，在肱二头肌肌腹间隙中即是。

【特效按摩】1.点按本穴，以酸胀为度，可有效激发心包经之经气，增强心脏动力，
改善心绞痛、心动过速等。2.用拇指指腹轻柔地圈状按揉天泉10分钟，
可治疗咳嗽；若气喘厉害可用拇指向胸骨方向重压天突，以接受为度。

曲泽——清热祛风，缓解荨麻疹

曲，弯曲；泽，沼泽。穴居肘弯凹陷处，经气流注至此，犹如水进沼泽，故名。

【功效主治】清暑泄热、和胃降逆、清热解毒。主治心痛、心悸、热病、中暑、胃痛、
呕吐、泄泻、肘臂疼痛、肱骨外上髁炎（网球肘）。

【位　　置】在肘前区，肘横纹上，肱二头肌腱的尺侧缘凹陷中。

【快速取穴】在肘弯里可摸到一条大筋，在其内侧（尺侧）肘弯横纹上可触及一凹
陷处即是。

【特效按摩】1.以拇指向下按压30秒后放开，重复按压几次，可缓解荨麻疹。2.按
揉曲泽、天突、鱼际各5分钟，以酸胀为度，每日2次，对支气管炎
有调理作用。

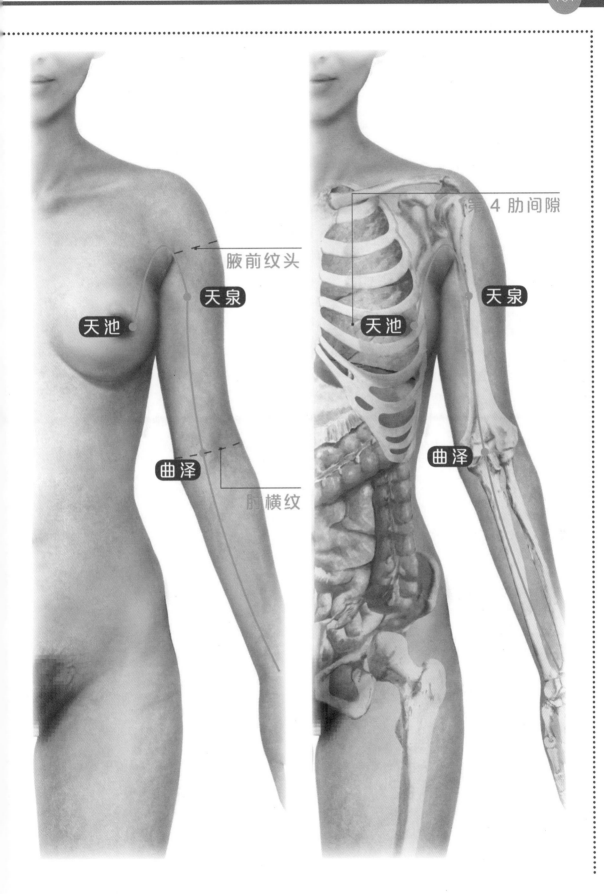

腋前纹头

天泉

天池

曲泽

肘横纹

第4肋间隙

天泉

天池

曲泽

郄门——心悸发作之应急要穴

郄，孔隙；门，门户。穴为手厥阴心包经之郄，为神气出入之门，故名。

【功效主治】宁心安神、清营止血。主治心痛、心悸、疔疮、癫痫、呕血、咯血、肌肉拉伤。

【位　　置】在前臂前区，腕掌侧远端横纹上5寸，掌长肌腱与桡侧腕屈肌腱之间。

【快速取穴】握拳，手外展，微屈腕时，显现两肌腱，本穴在曲泽与大陵连线中下1寸，两肌腱之间。

【特效按摩】1.心悸发作时，按揉郄门5分钟，以酸胀为度。2.呕血、咳血时，用拍法拍打郄门、孔最、血海，可有效缓解症状。

间使——呃逆就找它

间，间隙；使，臣使。穴属心包经，位于两筋之间隙，心包为臣使之官，故名。

【功效主治】宽胸和胃、清心安神、截疟。主治心痛、心悸、癫痫、热病、疟疾、胃痛、呕吐、肘臂痛、手指麻木。

【位　　置】在前臂前区，腕掌侧远端横纹上3寸，掌长肌腱与桡侧腕屈肌腱之间。

【快速取穴】握拳，手外展，微屈腕时，显现两肌腱。本穴在大陵直上3寸，两肌腱之间。

【特效按摩】1.点按本穴3~5分钟，以酸胀为佳，可改善胸胁疼痛，并有效治疗呃逆。2.冠心病者，日常可用拇指指腹按压间使、内关各10分钟，而后用刮痧板刮拭膻中，以出痧为度。

★ 内关——止晕、止吐、止痛都擅长

内，内外之内；关，关隘。穴在前臂内侧要处，犹如关隘，故名。

【功效主治】宁心安神、和胃降逆、理气止痛。主治心痛、心悸、胸闷、眩晕、癫痫、失眠、偏头痛、胃痛、呕吐、呃逆、肘臂挛痛、晕车、晕船、高血压。

【位　　置】在前臂前区，腕掌侧远端横纹上2寸，掌长肌腱与桡侧腕屈肌腱之间。

【快速取穴】握拳，手外展，微屈腕时，显现两肌腱。本穴在大陵直上2寸（3横指），两肌腱之间，与外关相对处。

【特效按摩】1.用示指指腹点按本穴3~5分钟，以酸胀为度，可宁心安神，并能对心胸病症有良好的效果。2.因晕车、晕船而想吐，马上按压内关、合谷，立即见效。

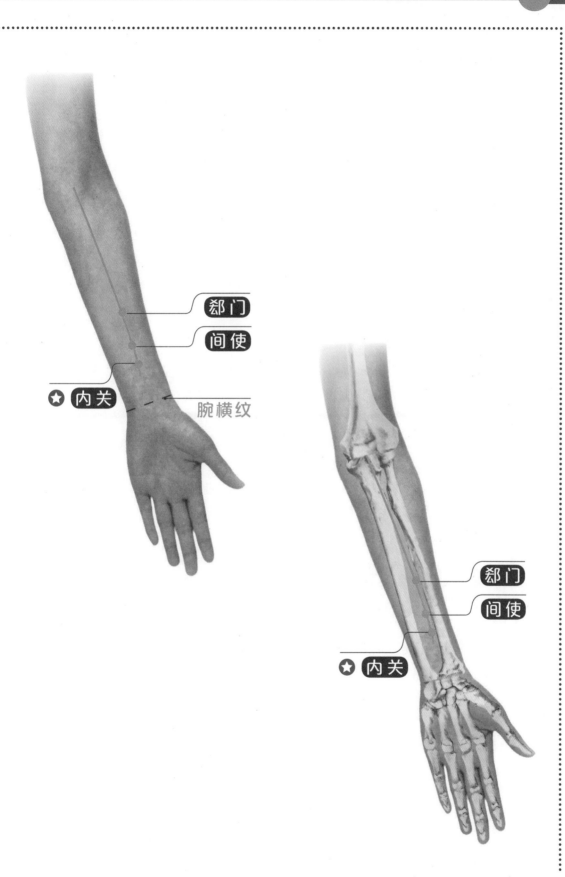

郄门

间使

★ 内关

腕横纹

郄门

间使

★ 内关

大陵——与口臭说再见

陵，高处。穴近腕骨（月骨）隆起处，故名。

【功效主治】宁心安神、和营通络、宽胸和胃。主治心痛、心悸、癫狂、疮疡、胃痛、呕吐、手腕麻痛、胸胁胀满、失眠、小儿夜哭。

【位　　置】在腕前区，腕掌侧远端横纹中，掌长肌腱与桡侧腕屈肌腱之间。

【快速取穴】仰掌，微屈腕关节，本穴在掌后第1横纹的两肌腱之间，横平豌豆骨上缘处的神门处。

【特效按摩】1. 心绞痛发作时，点按大陵至酸胀，可有效缓解疼痛。2. 坚持按揉大陵，可有效缓解牙肿、口臭。3. 腕关节疼痛时，可用拇指指腹点按大陵、阳溪、阳谷各5~10分钟，并小幅度活动腕关节。

★ 劳宫——易疲易倦按劳宫

劳，劳作；宫，中央。穴位所在，正当劳动时手掌握住把柄之处，故名。

【功效主治】清心泄热、开窍醒神、消肿止痒。主治口疮、口臭、鼻出血、癫痫、中风昏迷、中暑、心痛、呕吐、腹泻、腓肠肌痉挛。

【位　　置】在掌区，横平第3掌指关节近端，第2、3掌骨之间偏于第3掌骨。

【快速取穴】握拳屈指时，中指尖点到处，第3掌骨桡侧处即是。

【特效按摩】1. 以拇指向下重按本穴，可用于中暑昏迷时的急救。2. 平素按揉本穴，能有效安神并缓解疲劳，适用于易疲劳乏倦人群。

★ 中冲——中风昏迷重按中冲

中，中指；冲，冲动，涌出。穴居中指端，心包经之井穴，经气由此涌出，沿经脉上行，故名。

【功效主治】苏厥开窍、清心泄热。主治中风昏迷、中暑、小儿惊风、热病、心烦、心痛胸闷、舌强肿痛。

【位　　置】在手指，中指末端最高点。

【快速取穴】在手指，中指末节桡侧指甲根角侧上方0.1寸（指寸）处即是。

【特效按摩】中风昏迷重按中冲、水沟、劳宫，直至苏醒即止。

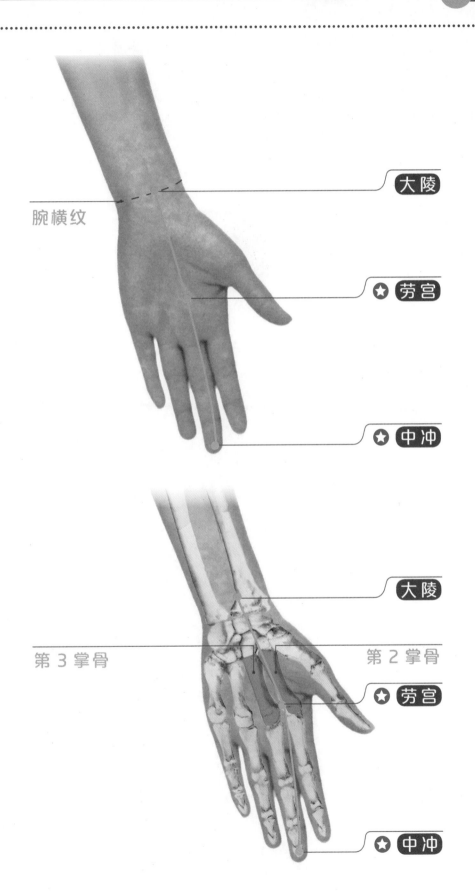

腕横纹

大陵

★ 劳宫

★ 中冲

大陵

第 3 掌骨

第 2 掌骨

★ 劳宫

★ 中冲

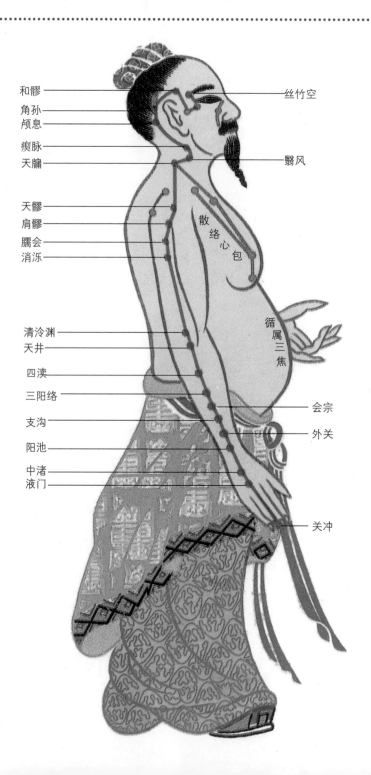

和髎

丝竹空

角孙

颅息

瘈脉

天牖

翳风

天髎

肩髎

臑会

消泺

散络心包

清冷渊

天井

四渎

三阳络

循属三焦

支沟

会宗

阳池

外关

中渚

液门

关冲

古代经络图·手少阳三焦经

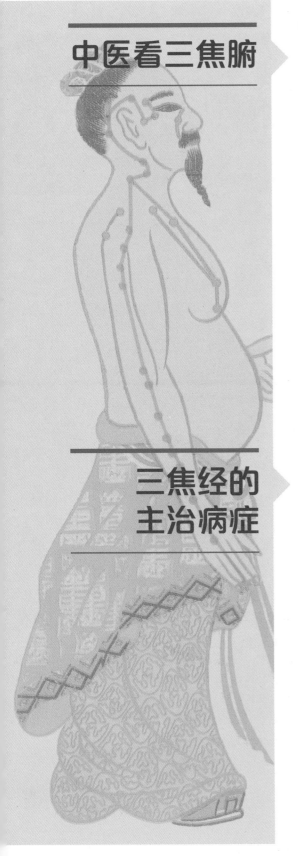

中医看三焦腑

1. 通行元气。元气，又名原气，是人体最根本的气，根源于肾，由先天之精所化，赖后天之精以养，为人体脏腑阴阳之本，生命活动的原动力。元气通过三焦而输布到五脏六腑，充沛于全身，以激发、推动各个脏腑组织的功能活动。所以说，三焦是元气运行的通道。

2. 疏通水道。三焦能调控体内整个水液代谢过程，在水液代谢过程中起着重要作用。所以说，"三焦者，决渎之官，水道出焉"（《素问·灵兰秘典论》）。

3. 运行水谷。三焦具有运行水谷，协助输布精微，排泄废物的作用。

三焦经的主治病症

1. 耳聋、耳鸣、耳痛、耳痒、耳流脓等耳部病症。

2. 肩部、臂部、肘部疼痛，手小指、次指疼痛失用等经脉循行部位的病症。

三焦经腧穴

关冲——更年期无烦恼

关，通"弯"，此处代表环指；冲，冲动，涌出。穴居环指之端，三焦经之井穴，经气沿经脉上行，故名。

【功效主治】泄热开窍、清利喉舌、活血通络。主治发热、头痛、目赤、耳聋、咽喉肿痛。

【位　　置】在手指，第4指末节尺侧，指甲根角侧上方0.1寸（指寸）。

【快速取穴】沿环指指甲底部与环指小指侧缘引线的交点处即是。

【特效按摩】点按3~5分钟，以酸胀为度，可有效缓解更年期综合征，如心烦、头痛等。

液门——头面病症有奇效

液，水液；门，门户。此为本经荥穴，属水，有通调水道之功，犹如水气出入之门户，故名。

【功效主治】清头目、利三焦、通络止痛。主治头痛、目赤、耳聋、咽肿、疟疾。

【位　　置】在手背，第4、5指间，指蹼缘上方赤白肉际凹陷中。

【快速取穴】在手背部第4、5指指缝间掌指关节前可触及一凹陷处即是。

【特效按摩】1.用示指指腹按揉本穴3~5分钟，以酸胀为度，可利三焦经之经气，对头面部病症如头痛、齿龈炎症有奇效。2.局部点按本穴也可减轻此部位之疼痛。

★ 中渚——缓解腕指关节痛

中，中间；渚，水中小洲。穴在五输流注穴之中间，经气如水循渚而行，就像河中的小洲。

【功效主治】清热通络、开窍益聪。主治头痛、耳鸣、咽喉肿痛、糖尿病、手指屈伸不利。

【位　　置】在手背，第4、5掌骨间，第4掌指关节近端凹陷中。

【快速取穴】在手背部第4、5指指缝间掌指关节后可触及一凹陷处即是。

【特效按摩】按揉本穴5分钟，以酸胀为度，每日1次，可缓解腕指关节痛。

阳池——驱走手脚冰冷

腕背属阳，浅凹为"池"，穴在腕背陷中，故名。

【功效主治】清热通络、通调三焦、益阴增液。主治目赤肿痛、咽喉肿痛、糖尿病、疟疾。

【位　　置】在腕后区，腕背侧远端横纹上，指伸肌腱的尺侧缘凹陷中。

【快速取穴】沿第4、5掌骨间向上至腕背侧远端横纹处的凹陷中，横平阳溪、阳谷处即是。

【特效按摩】1.用示指指腹点按本穴3~5分钟，以酸胀为佳，可有效缓解前臂疼痛。2.平素坚持按摩本穴，有通络之效，对手脚冰冷人群有很好的效果。

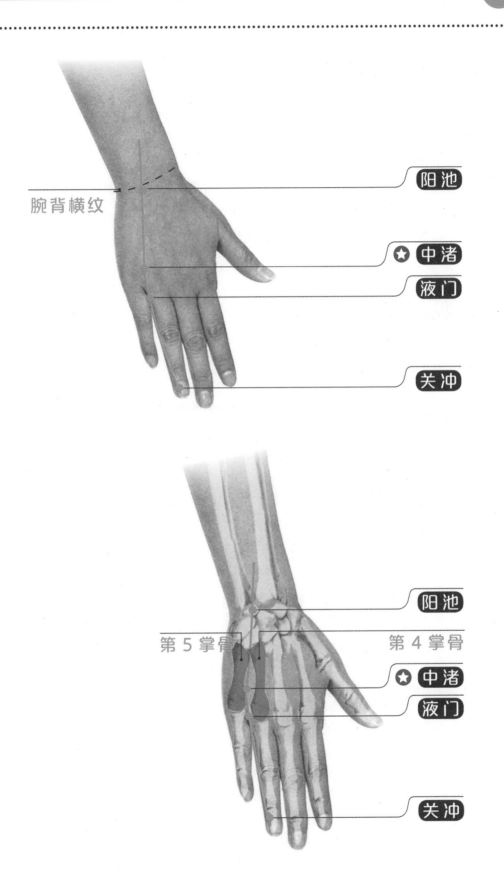

阳池

腕背横纹

★ 中渚

液门

关冲

阳池

第 5 掌骨　　　　第 4 掌骨

★ 中渚

液门

关冲

★ 外关——治风湿解腰痛

外，内外的外；关，关隘。穴在前臂外侧要处犹如关隘，故名。

【功效主治】清热解表、通经活络。主治头痛、目赤肿痛、耳鸣、耳聋、胸胁痛、晕车。

【位　　置】在前臂后区，腕背侧远端横纹上 2 寸，尺骨与桡骨间隙中点。

【快速取穴】从掌腕背横纹中点直上 3 横指，在前臂两骨之间的凹陷处即是。

【特效按摩】1. 用示指指腹点按本穴 3~5 分钟，以酸胀为度，可清热解表，治疗感冒等外感病症。2. 长期坚持按摩本穴也可缓解腰痛，辅助治疗风湿类疾病。

★ 支沟——排毒大穴

支，指上肢；沟，指前臂伸肌桡侧凹陷处。穴居其中，故名。

【功效主治】清利三焦、通腑降逆。主治便秘、胁肋痛、落枕、耳鸣、耳聋、咽喉肿痛。

【位　　置】在前臂后区，腕背侧远端横纹上 3 寸，尺骨与桡骨间隙中点。

【快速取穴】从掌腕背横纹中点处直上 4 横指，在前臂两骨之间的凹陷处即是。

【特效按摩】点按本穴，以酸胀为度，能清利三焦、通腑降逆，对便秘有很好的疗效。

会宗——善治耳鸣

会，会合；宗，集聚。本穴为本经郄穴，是经气会聚之处，故名。

【功效主治】清利三焦、安神定志、疏通经络。主治耳鸣、癫痫、上肢痹痛、视力下降。

【位　　置】在前臂后区，腕背侧远端横纹上 3 寸，尺骨的桡侧缘。

【快速取穴】从腕背横纹向上 4 横指在尺骨的桡侧缘处即是。

【特效按摩】用示指指腹点按本穴 3~5 分钟，每日 3~5 次，可改善耳鸣。

三阳络——颈部僵硬的特效穴

手部三条阳经在此相联络，故名。

【功效主治】舒筋通络、开窍镇痛。主治耳聋、急性喉炎、牙痛、上肢痹痛、头痛。

【位　　置】在前臂后区，腕背侧远端横纹上 4 寸，尺骨与桡骨间隙中点。

【快速取穴】从支沟直上 1 横指，在前臂两骨头之间可触及一凹陷处即是。

【特效按摩】1. 点按本穴，以酸胀为度，每日 1 次，对手臂疼痛疗效佳。2. 以拇指向下按压 30 秒左右放开，或握空拳轻轻敲打数分钟，可缓解颈部僵硬。

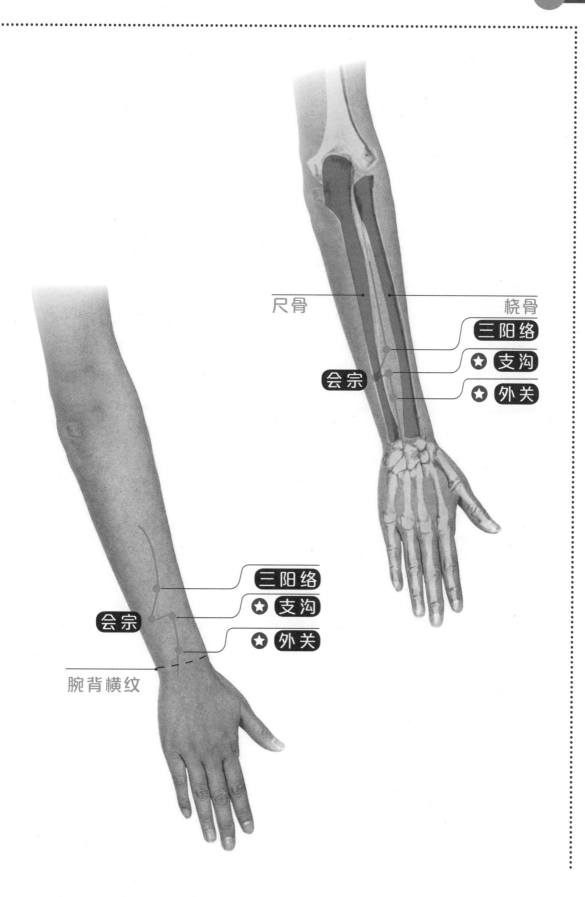

尺骨

桡骨

三阳络

★ 支沟

会宗

★ 外关

三阳络

★ 支沟

会宗

★ 外关

腕背横纹

四渎——治疗咽喉肿痛

四，数量词；渎，小沟渠也。穴名意指三焦经气血在此冷降为地部经水。

【功效主治】开窍聪耳、清利咽喉。主治耳聋、急性喉炎、牙痛、咽喉肿痛、偏头痛、上肢痹痛、偏头痛。

【位　　置】在前臂后区，肘尖下 5 寸，尺骨与桡骨间隙中点。

【快速取穴】外关上 5 寸，尺骨与桡骨之间即是。

【特效按摩】1. 按揉本穴，以酸胀为度，可缓解咽喉肿痛。2. 声音嘶哑或失音时，用示指指腹圈状按揉四渎 10 分钟，金津、玉液点刺放血（由医师操作）。

天井——预防淋巴结结核

天，天空，喻上为天；井，水井。穴在上肢鹰嘴窝，其陷如井，故名。

【功效主治】行气通络、散结安神。主治耳聋、偏头痛、癫痫、淋巴结结核、肘臂痛、膈肌痉挛。

【位　　置】在肘后区，肘尖上 1 寸凹陷中。

【快速取穴】屈肘 90° 时，鹰嘴窝中即是。

【特效按摩】1. 按揉本穴，以酸胀为度，每日 1 次，可以预防淋巴结结核。2. 肘臂疼痛时，以掌根轻揉整个肘关节，重按天井，以局部有温热感为度，后小幅度摇肘关节，不可用力过猛。

清冷渊——上肢病症就揉它

清，清静也。冷，冷，寒冷也。渊，深渊也。穴名意指三焦经经气散热冷降后流注于此，似水注入深渊。

【功效主治】温经散寒、清三焦热。主治头痛、目痛、胁痛、肩臂痛、耳鸣。

【位　　置】在臂后区，肘尖与肩峰角连线上，肘尖上 2 寸。

【快速取穴】伸肘，肘尖上 3 横指处即是。

【特效按摩】点按本穴 3~5 分钟，以酸胀为度，可缓解上肢痿、痹、瘫、痛。

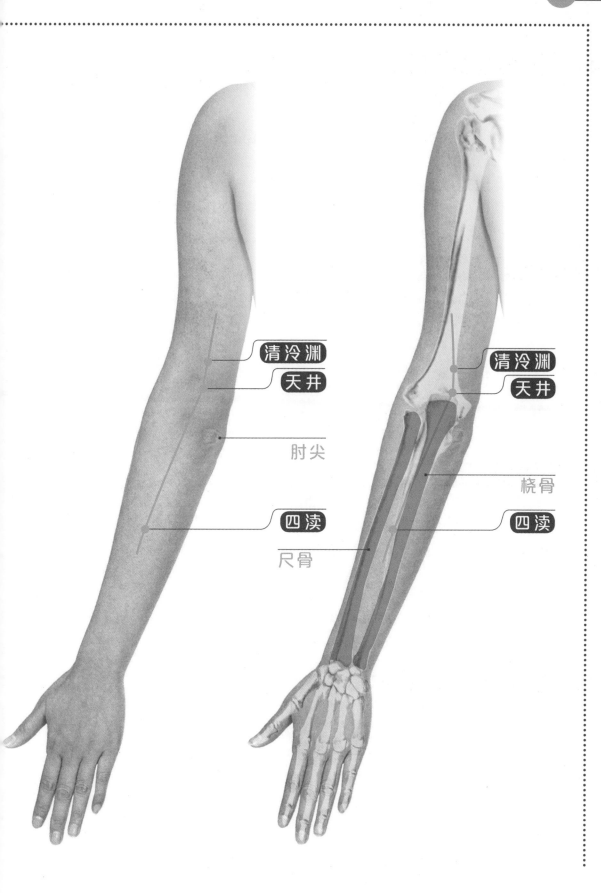

清泠渊
天井
肘尖
四渎
尺骨

清泠渊
天井
桡骨
四渎

消泺——疼痛诸症皆寻它

消，溶解、消耗也；泺，湖泊名。意指三焦经经气在此冷降为地部经水，似水流入于湖泊之中。

【功效主治】活络止痛、清热安神。主治头痛、项强、牙痛、肩臂痛。

【位　　置】在臂后区，肘尖与肩峰角连线上，肘尖上5寸。

【快速取穴】臑会与清冷渊连线的中点处即是。

【特效按摩】点按本穴3~5分钟，以酸胀为度，可有效缓解肩臂痛、上肢不遂、肩周炎发作时之疼痛。

☆ 臑会——专治肩膀痛

臑，指上臂；会，会合。以穴居"臂臑"和"臑俞"两穴之间，故名。

【功效主治】化痰散结、通络止痛。主治甲状腺肿大、颈淋巴结结核、上肢痿痹、肩关节痛。

【位　　置】在臂后区，肩峰角下3寸，三角肌的后下缘。

【快速取穴】三角肌后下缘与肱骨的交点处即是。

【特效按摩】用示指指腹点按本穴3~5分钟，可通络止痛，尤其对肩周病症效果奇佳。

☆ 肩髎——治疗肩痛不举

肩，肩部；髎，孔穴。穴在肩部骨隙中，故名。

【功效主治】祛风湿、通经络。主治肩臂挛痛不遂、上肢麻木。

【位　　置】在三角肌区，肩峰角与肱骨大结节两骨间凹陷中。

【快速取穴】屈臂外展时，肩峰外侧缘前后端呈现两个凹陷，前一较深凹陷处即为肩髎。

【特效按摩】用示指指腹点按本穴3~5分钟，以酸胀透热为效佳，可辅助治疗肩膀疼痛、肩关节活动不利等。

天髎——治疗颈项强痛

天，上部；髎，骨间凹陷处。穴在肩胛冈上角之凹陷中，故名。

【功效主治】祛风除湿、通经止痛。主治肩臂痛、颈项强痛、偏头痛。

【位　　置】在肩胛区，肩胛骨上角骨际凹陷中。

【快速取穴】正坐垂肩，肩井与曲垣连线的中点处即是。

【特效按摩】点按本穴至酸胀透热感为度，可辅助治疗颈椎病、冈上肌肌腱炎，并能缓解肩背部之疼痛。

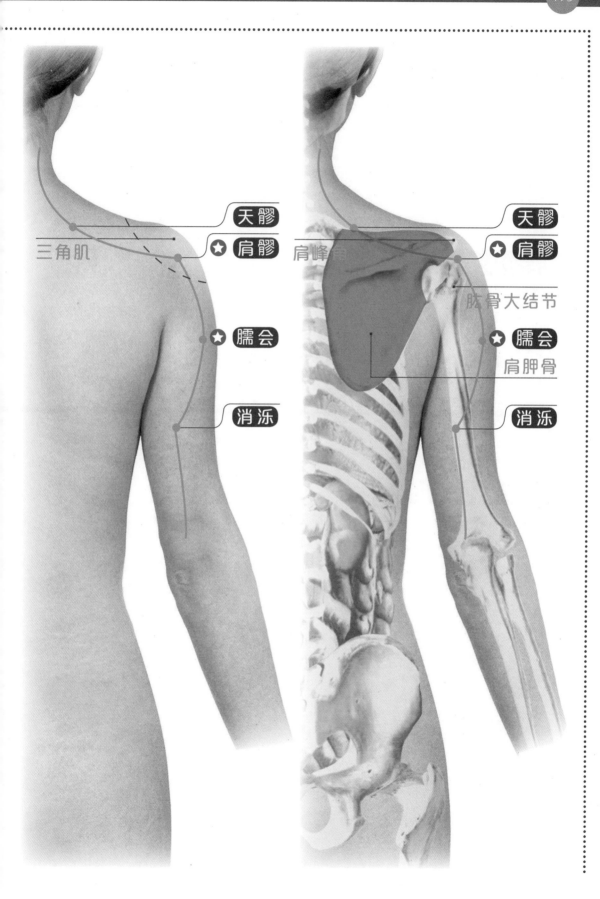

三角肌

天髎

★ 肩髎

臑会

消泺

肩峰端

天髎

★ 肩髎

肱骨大结节

★ 臑会

肩胛骨

消泺

天牖——缓解颈肩酸痛

天，天部也，阳气也；牖，窗户也。本穴如同三焦经气血上行天部的窗户，故名。

【功效主治】清热明目、通经活络。主治头痛、项强、头晕、目痛、耳聋、颈淋巴结结核。

【位　　置】在颈部，横平下颌角，胸锁乳突肌的后缘凹陷中。

【快速取穴】正坐垂肩，肩井与曲垣连线的中点处即是。

【特效按摩】点按天牖、天髎各5分钟，以酸胀为度，每日1次，可缓解颈肩酸痛。

★ 翳风——主治头面病症

翳，遮蔽；风，风邪。穴在耳垂后方，为遮蔽风邪之处，故名。

【功效主治】聪耳通窍、散内泄热。主治耳鸣、耳聋、耳道流脓、口眼歪斜、牙关紧闭、牙痛、呃逆、颈淋巴结结核、颊肿、三叉神经痛、晕车、晕船。

【位　　置】在颈部，耳垂后方，乳突下端前方凹陷中。

【快速取穴】将耳垂向后按于头侧部，耳垂的边缘处即是。

【特效按摩】用示指指腹点按本穴5分钟，以酸胀为度，每日2次，可改善耳鸣、耳聋。

瘈脉——缓解偏头痛

瘈，抽搐；脉，络脉。穴在耳后络脉处，又主小儿惊痫抽搐诸症，故名。

【功效主治】息风解痉、活络通窍。主治耳鸣、耳聋、小儿惊风、头痛。

【位　　置】在头部，乳突中央，角孙至翳风沿耳轮弧形连线的上2/3与下1/3的交点处。

【快速取穴】正坐或侧伏位，耳后发际与外耳道口平齐处即是。

【特效按摩】偏头痛发作时，可用五指指尖或指甲点按本穴，以酸胀为佳，可有效缓解疼痛。

颅息——善治头痛、耳鸣

颅，头颅；息，安宁。穴在头颅部，可安脑宁神，故名。

【功效主治】通窍聪耳、泄热镇惊。主治小儿惊风、头痛、耳鸣、耳聋。

【位　　置】在头部，角孙与翳风沿耳轮弧形连线的上1/3与下2/3的交点处。

【快速取穴】耳后，乳突的前上缘处即是。

【特效按摩】1.按揉本穴3~5分钟，可通窍泄热，改善头面部病症，如耳鸣、耳聋、头痛。2.本穴也能镇惊，小儿惊风发作时，点按颅息5分钟，可缓解症状。

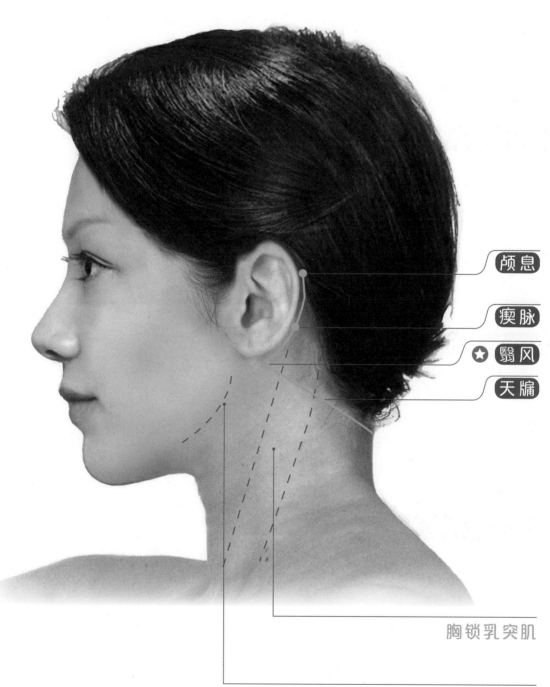

颅息

瘈脉

★ 翳风

天牖

胸锁乳突肌

下颌角

★ 角孙——护眼卫士

角，耳上角；孙，孙络。穴在耳上角对应处，布有孙络，故名。

【功效主治】清热消肿、散风止痛。主治目翳、牙痛、急性腮腺炎、偏头痛、项强。

【位　　置】在头部，耳尖正对发际处。

【快速取穴】将耳翼向前方折曲，当耳翼尖所指之发际，张口时有一凹陷处即是。

【特效按摩】用示指指腹点按本穴5分钟至酸胀透热为佳，有护眼之效。

耳门——护耳有高招

穴当耳前，犹如门户，故名。

【功效主治】开窍聪耳、泄热活络。主治耳鸣、耳部疼痛、耳聋、耳道流脓、牙痛、三叉神经痛。

【位　　置】在耳区，耳屏上切迹的与下颌骨髁突之间的凹陷中。

【快速取穴】微张口，耳屏上切迹前的凹陷中，听宫直上处即是。

【特效按摩】点按本穴5分钟，以酸胀为度，每日2次，可以辅助治疗耳鸣、耳聋。

耳和髎——五官病症效果佳

【功效主治】祛风通络、解痉止痛。主治头痛、耳鸣、牙关紧闭、口歪。

【位　　置】在头部，鬓发后缘，耳廓根的前方，颞浅动脉的后缘。

【快速取穴】在头部，鬓发后缘做垂线，耳廓根部作水平线，二者交点处即是。

【特效按摩】1.用示指指腹点按本穴5分钟，以局部透热为度，可有效改善耳鸣、偏头痛。2.在临床上还可辅助治疗面瘫。

★ 丝竹空——头痛、头晕都点它

丝竹，细竹，形容眉毛；空，孔穴。穴在眉梢之旁的孔穴处，故名。

【功效主治】疏风、明目。主治目赤肿痛、眼睑痉挛、目眩、头痛、癫痫、面神经痉挛。

【位　　置】面部，眉梢凹陷中。

【快速取穴】眉梢处可触及一凹陷处即是。

【特效按摩】1.用示指指腹点揉本穴，可缓解头痛、目赤肿痛、牙痛。2.临床上可辅助治疗面瘫。

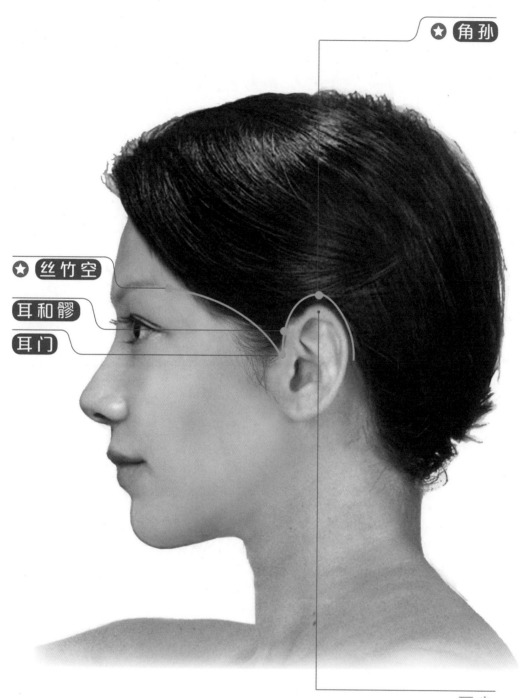

⭐ 角 孙

⭐ 丝竹空

耳和髎

耳门

耳尖

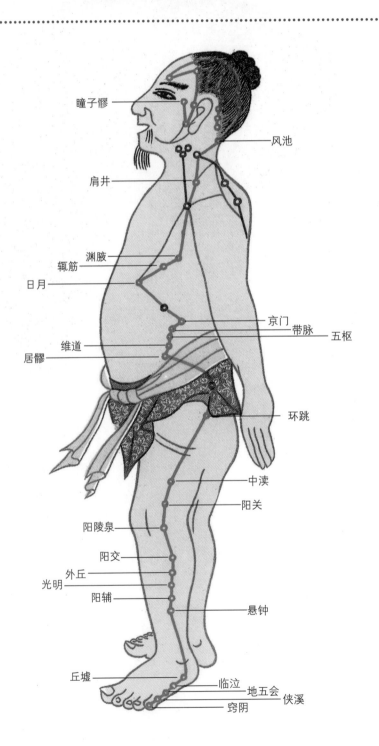

瞳子髎

风池

肩井

渊腋

辄筋

日月

京门
带脉
五枢

维道
居髎

环跳

中渎
阳关

阳陵泉

阳交
外丘
光明
阳辅

悬钟

丘墟

临泣
地五会
侠溪
窍阴

古代经络图·足少阳胆经

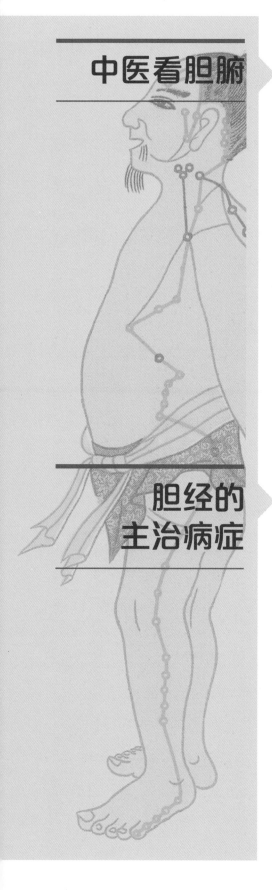

中医看胆腑

1. 贮藏和排泄胆汁。胆汁是由肝脏形成和分泌出来并贮藏于胆腑，再通过肝的疏泄作用，使之排泄，注入肠中，以促进饮食物的消化。

2. 主决断。《素问·灵兰秘典论》："胆者，中正之官，决断出焉"。中医认为胆在精神意识思维活动过程中，具有判断事物、作出决定的作用。

胆经的主治病症

1. 头痛、耳鸣、耳聋、咽喉肿痛、眼睑眴动、鼻塞等五官病症。

2. 眩晕、小儿惊痫、中风昏迷等神经精神系统病症。

3. 颈项强痛、胸胁痛、下肢痿痹等经脉循行部位的病症。

胆经腧穴

瞳子髎——目赤眼花的特效穴

瞳子，即瞳孔；髎，骨隙。穴在外眼角外方骨隙中，横对瞳孔，故名。

【功效主治】祛风、泄热、明目。主治目赤肿痛、目翳、青光眼、口眼歪斜、头痛。

【位　　置】在面部，目外眦外侧 0.5 寸凹陷中。

【快速取穴】目外眦旁，外眼角纹头尽处即是。

【特效按摩】1. 点按本穴 3~5 分钟，以酸胀透热为度，可预防小儿假性近视。2. 临床上配合本穴按摩可治疗面神经麻痹。

★ 听会——帮助改善耳鸣、耳聋

穴在耳前陷中，当经气会聚之处；耳主听，故名。

【功效主治】开窍聪耳、通经活络。主治耳鸣、耳聋、耳道流脓、牙痛、口眼歪斜、面痛。

【位　　置】在面部，耳屏间切迹与下颌骨髁突之间的凹陷中。

【快速取穴】张口，耳屏间切迹前方的凹陷中，听宫直下处即是。

【特效按摩】点按本穴，每次 5 分钟，以酸胀为度，每日 2 次，可治疗突发性耳聋。

★ 上关——预防视力下降

位于耳前颧弓上缘正中，当牙关上方，与下关相对，故名。

【功效主治】聪耳镇痉、散风活络。主治耳鸣、耳聋、耳道流脓、偏头痛、口眼歪斜、口噤、牙痛、面痛、癫痫。

【位　　置】在面部，颧弓上缘中央凹陷中。

【快速取穴】在耳屏前 2 横指，耳前颧骨弓上侧可触及一凹陷处即是。

【特效按摩】用示指指腹点按本穴 3~5 分钟，每日 1 次，可有效预防视力下降。

颔厌——五官疾病无需烦恼

颔，下颌；厌，顺从。穴在颞颥部，随咀嚼顺从下颌运动，故名。

【功效主治】清热散风、通络止痛。主治偏头痛、眩晕、癫痫、牙痛、耳鸣、口眼歪斜。

【位　　置】在头部，从头维至曲鬓的弧形连线（其弧度与鬓发弧度相应）的上 1/4 与下 3/4 交点处。

【快速取穴】侧坐，头维与悬颅连线上 1/4 处即是。

【特效按摩】点按本穴至酸胀感为佳，可防治眩晕、偏头痛、耳鸣等。

悬颅——通络消肿止牙痛

穴居颞部，高悬于额颅两侧，故名。

【功效主治】通络消肿、清热散风。主治偏头痛、目赤肿痛、牙痛、面肿、鼻流涕、鼻出血。

【位　　置】在头部，从头维至曲鬓的弧形连线（其弧度与鬓发弧度相应）的中点处。

【快速取穴】侧坐，头维与悬颅连线的中点处即是。

【特效按摩】用示指指腹点按本穴 3~5 分钟，每日 1 次，可以改善热病之头痛、牙痛。

悬厘——终结偏头痛

悬，悬垂；厘，同"毛"，指头发。穴在颞颥部，位于悬垂的长发之中，故名。

【功效主治】通络解表、清热散风。主治偏头痛、目赤肿痛、耳鸣、牙痛、面痛、发热。

【位　　置】在头部，从头维至曲鬓的弧形连线（其弧度与鬓发弧度相应）的上 3/4 与下 1/4 交点处。

【快速取穴】侧坐，头维和曲鬓连线下 1/4 处即是。

【特效按摩】点按本穴 5~10 分钟，以出现酸胀感为效佳，可有效缓解偏头痛。

曲鬓——牙痛颊肿就找它

曲，弯曲；鬓，鬓发。穴位耳前上方，邻近向后弯曲走行之鬓发处，故名。

【功效主治】清热止痛、活络通窍。主治偏头痛、目赤肿痛、急性喉炎、牙关紧闭、眼疲劳。

【位　　置】在头部，耳前鬓角发际后缘与耳尖水平线的交点处。

【快速取穴】角孙前 1 横指处即是。

【特效按摩】点揉本穴 5~10 分钟，以酸胀感出现为佳，可改善牙痛颊肿之症状。

★ 率谷——平肝息风治头痛

率，循也。意指循发际向上按压，穴处凹陷如山谷，故名。

【功效主治】平肝息风、通经活络。主治偏正头痛、眩晕、耳鸣、小儿急慢惊风、食欲不振。

【位　　置】在头部，耳尖直上入发际 1.5 寸。

【快速取穴】角孙直上，入发际 1.5 寸。咀嚼时，以手按之有肌肉鼓动处即是。

【特效按摩】点按本穴 5~20 分钟，每日 1 次，可缓解偏头痛、顶骨部疼痛。

天冲——牙龈肿痛找天冲

天，此指头部；冲，冲出。穴在头部两侧，本经气血在本穴冲向巅顶，故名。

【功效主治】祛风定惊、清热消肿。主治头痛、耳鸣、耳聋、牙龈肿痛、癫痫。

【位　　置】在头部，耳根后缘直上，入发际 2 寸。

【快速取穴】从耳根后缘直上入发际 3 横指处即是。

【特效按摩】点按天冲、目窗、风池各 5 ~ 10 分钟，以局部温热为度，每日 1 次，可缓解牙龈肿痛。

浮白——专治头发白

浮，指上部；白，指明亮。穴居处骨面高突显现，故名。

【功效主治】散风止痛、理气散结。主治头痛、耳鸣、耳聋、目痛、甲状腺肿大、牙痛。

【位　　置】在头部，耳后乳突的后上方，从天冲至完骨的弧形连线（其弧度与耳廓弧度相应）的上 1/3 与下 2/3 交点处。

【快速取穴】侧头部，耳尖后方，入发际 1 寸处即是。

【特效按摩】平素揉搓本穴 200 次，每日 1~2 次，以酸胀透热为度，可以防止白头发生长。

头窍阴——开窍聪耳点按它

窍，指五官七窍，穴在其后方，所以称阴，故名。

【功效主治】平肝镇痛、开窍聪耳。主治耳鸣、耳聋、头痛、眩晕、颈项强痛、晕车、晕船。

【位　　置】在头部，耳后乳突的后上方，从天冲至完骨的弧形连线（其弧度与耳廓弧度相应）的上 2/3 与下 1/3 交点处。

【快速取穴】浮白直下，乳突根部即是。

【特效按摩】点按本穴 5 ~ 10 分钟，以酸胀为度。每日 1 次，可改善头痛、神经性耳鸣等。

完骨——常揉能改善贫血

完骨，耳后高骨，即颞骨乳突。穴在其后下方凹陷中，故名。

【功效主治】通络宁神、祛风清热。主治头痛、颈项强痛、失眠、牙痛、口眼歪斜、贫血。

【位　　置】在头部，耳后乳突的后下方凹陷中。

【快速取穴】在耳后高骨（乳突）后下方可触及一凹陷处即是。

【特效按摩】1.用示指指腹点按本穴 5~20 分钟，可有效缓解头痛。2.临床上常配合按摩本穴治疗面神经麻痹。

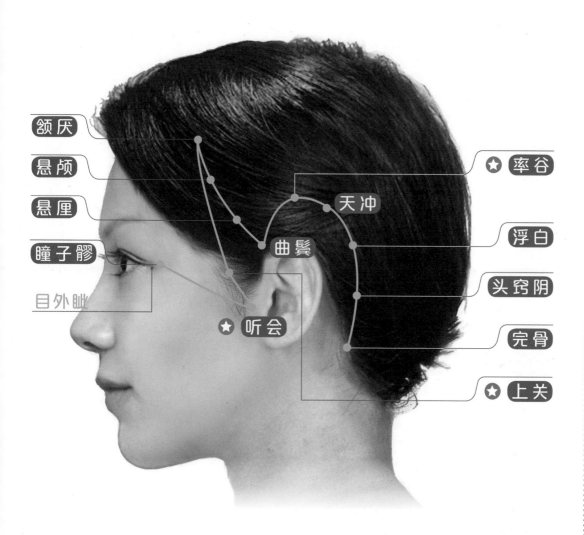

额厌

悬颅

悬厘

瞳子髎

目外眦

★ 听会

曲鬓

天冲

★ 率谷

浮白

头窍阴

完骨

★ 上关

★ 本神——头痛、目眩就按它

本，根本；神，神志。穴在神庭旁，内为脑之所在，脑为元神之府，为人之根本，故名。

【功效主治】祛风定惊、安神止痛。主治头痛、眩晕、癫痫、小儿惊风、中风昏迷、发热。

【位　　置】在头部，前发际上 0.5 寸，头正中线旁开 3 寸。

【快速取穴】从外眼角直上入发际半横指按压有酸痛感处即是。

【特效按摩】用示指指腹点按本穴 10 分钟，以酸胀透热为佳，可改善神经性头痛、失眠等。

阳白——淡化抬头纹

阳，阴阳之阳；白，光明。头为阳，穴在头面部，有明目之功，故名。

【功效主治】清头明目、祛风泄热。主治头痛、眩晕、视物模糊、目痛、眼睑下垂、面瘫。

【位　　置】在头部，眉上 1 寸，瞳孔直上。

【快速取穴】自眉中（正对瞳孔）直上拇指 1 横指处即是。

【特效按摩】1. 用示指指腹点按本穴 3~5 分钟，以酸胀透热为度，可有效缓解目赤肿痛、视物模糊。2. 配合颧髎、颊车、地仓、合谷可治疗面神经麻痹。

★ 头临泣——头痛、鼻塞及时了

头，头部；临，调治；泣，流泪。穴在头部，可调治流泪等，故名。

【功效主治】明目、祛风、清神。主治头痛、目眩、鼻塞、小儿惊风、癫痫。

【位　　置】在头部，前发际上 0.5 寸，瞳孔直上。

【快速取穴】自眉中（正对瞳孔）直上入前发际拇指半横指处即是。

【特效按摩】用示指指腹点按本穴 3~5 分钟，可缓解头痛、鼻塞。

目窗——"擦"亮你的眼睛

目，眼睛；窗，窗户。穴在眼的上方，犹如眼目之窗，故名。

【功效主治】明目开窍、祛风定惊。主治目赤肿痛、青光眼、视物模糊、近视眼、鼻塞、头痛、眩晕、小儿惊痫。

【位　　置】在头部，前发际上 1.5 寸，瞳孔直上。

【快速取穴】自眉中（正对瞳孔）直上入发际 2 横指，按压有酸胀感处即是。

【特效按摩】1. 头痛、眩晕时，点按目窗 5 分钟，以酸胀为度，每日 1 ~ 2 次。2. 平素坚持点按本穴，可以预防视力减退。

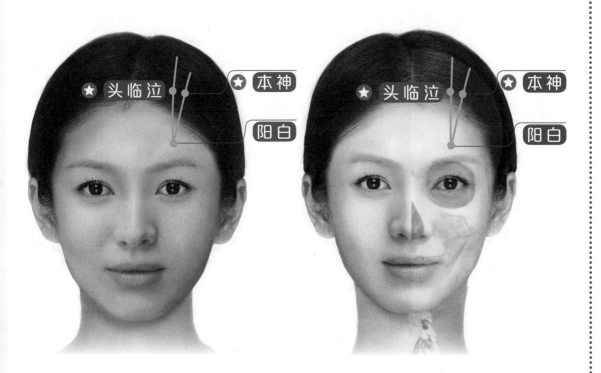

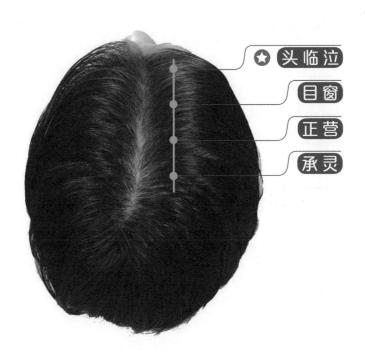

正营——专治头晕、头痛

正，正顶之上；营，营结也。穴居正顶之上，为足少阳、阳维两脉之气所营结之处，故名。

【功效主治】平肝明目、疏风止痛。主治头痛、眩晕、项强、牙痛、唇周肌肉强直。

【位　　置】在头部，前发际上2.5寸，瞳孔直上。

【快速取穴】头临泣直上2寸处即是。

【特效按摩】头晕、头痛发作时，点按本穴5分钟，以酸胀为度。

承灵——面部痉挛按按它

承，承受也；灵，神灵也。脑主神灵，脑上顶骨又称天灵骨，穴在其外下方，故名。

【功效主治】疏风清热、通利鼻窍。主治头痛、眩晕、目痛、鼻塞、发热、面肌痉挛。

【位　　置】在头部，前发际上4寸，瞳孔直上。

【快速取穴】正营后1.5寸，横平通天处即是。

【特效按摩】面肌痉挛时，按揉承灵、阳白、鱼腰、丝竹空、颧髎、地仓各5分钟，以酸胀为度，每日2次，可缓解痉挛。

脑空——后脑疼痛不要怕

脑，脑髓；空，空窍。穴在枕骨外侧，内通脑窍，故名。

【功效主治】醒脑宁神、散风清热。主治头痛、目眩、颈项强痛、癫痫、惊悸、耳鸣。

【位　　置】在头部，横平枕外隆凸的上缘，风池直上。

【快速取穴】从头正中线沿枕外隆凸上缘向外3横指，稍外方可触及一凹陷处即是。

【特效按摩】点按脑空5分钟，以酸胀为度，每日1次，可缓解感冒、后脑疼痛。

☆ 风池——疏风散寒治感冒

穴在项侧，凹陷如"池"，为风邪易侵之处，也是治疗风证之要穴，故名。

【功效主治】平肝息风、祛风解毒、通利官窍。主治头痛、眩晕、失眠、癫痫、中风、目赤肿痛、视物不明、鼻塞、耳鸣、咽喉肿痛、感冒、颈项强痛、落枕、颈椎病。

【位　　置】在颈后区，枕骨之下，胸锁乳突肌上端与斜方肌上端之间的凹陷中。

【快速取穴】在后头骨下两条大筋外缘陷窝中，大致与耳垂齐平处即是。

【特效按摩】点按本穴3~5分钟，以酸胀透热为度，可疏散风寒，缓解风寒感冒。

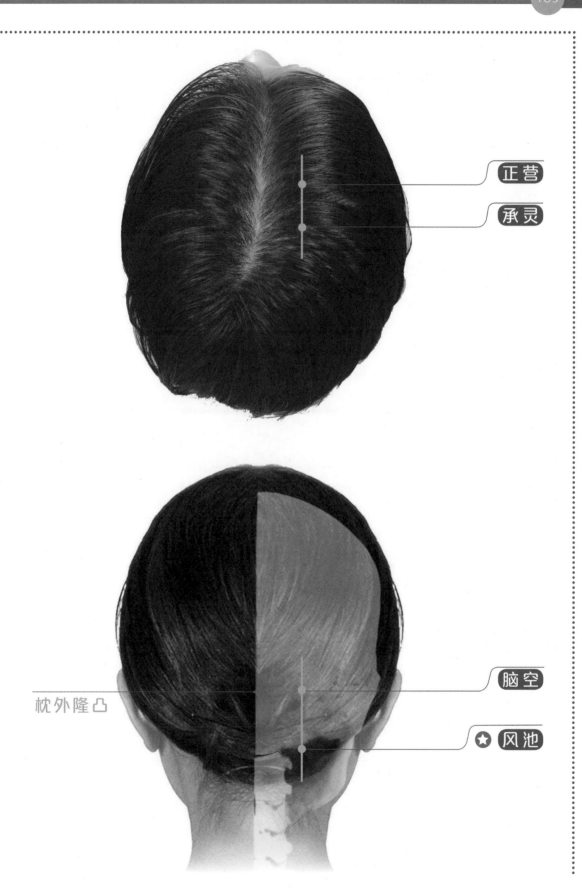

正营

承灵

脑空

枕外隆凸

⭐ 风池

★ 肩井——治疗落枕与肩痛

肩，肩部；井，凹陷。本穴位于肩部之凹陷，凹陷较深，犹如深井，故名。

【功效主治】祛风清热、活络消肿。主治头痛、眩晕、颈项强痛、肩背疼痛、上肢不遂、颈淋巴结结核、乳腺炎、乳汁少、难产、胞衣不下、肥胖。

【位　　置】在肩胛区，第7颈椎棘突与肩峰最外侧点连线的中点。

【快速取穴】大椎与肩峰最高点连线的中点，按压有明显酸胀感处即是。

【特效按摩】点按本穴以酸胀为度，可有效治疗落枕，缓解肩背疼痛，也可辅助治疗乳腺炎。

渊腋——腋下汗多不用愁

渊，深潭；腋，腋部。腋深如渊，穴处腋下，故名。

【功效主治】理气宽胸、消肿止痛。主治胸满、胁痛、上肢痹痛、咳嗽。

【位　　置】在胸外侧区，第4肋间隙中，在腋中线上。

【快速取穴】沿腋中线直下4横指，按压有酸胀感处即是。

【特效按摩】按揉本穴3～5分钟，以酸胀为度，每日1~2次，可缓解胸胁痛。

辄筋——理气止痛的好助手

辄，原指车厢两旁靠板，有两旁的意思。穴在两胁旁筋骨之间，故名。

【功效主治】降逆平喘、理气止痛。主治胸满、胁痛、腋肿、呕吐、吞酸、咳喘、气短。

【位　　置】在胸外侧区，第4肋间隙中，腋中线前1寸。

【快速取穴】从渊腋向前下1横指，与乳头相平处即是。

【特效按摩】以手指指腹或指间关节向下按压，并作圈状按摩，每日1~2次，可缓解胸胁痛。

★ 日月——肝胆疾病的要穴

日，太阳；月，月亮。日为阳，指胆；月为阴，指肝。此为治肝胆疾病的要穴，故名。

【功效主治】利胆疏肝、降逆和胃。主治黄疸、呕吐、呃逆、胃脘痛、胁肋胀痛、膈肌痉挛。

【位　　置】在胸部，第7肋间隙中，前正中线旁开4寸。

【快速取穴】乳头直下，期门下1肋处即是。

【特效按摩】用示指指腹点按本穴3~5分钟，每日2次，可辅助治疗胆囊炎、肋间神经痛。

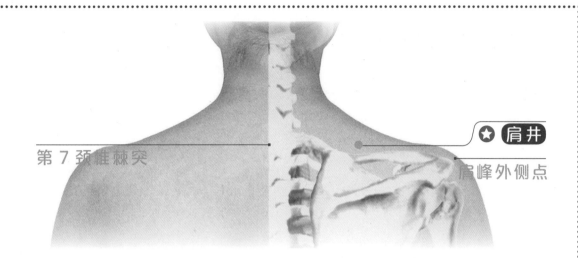

第 7 颈椎棘突

★ 肩井

肩峰外侧点

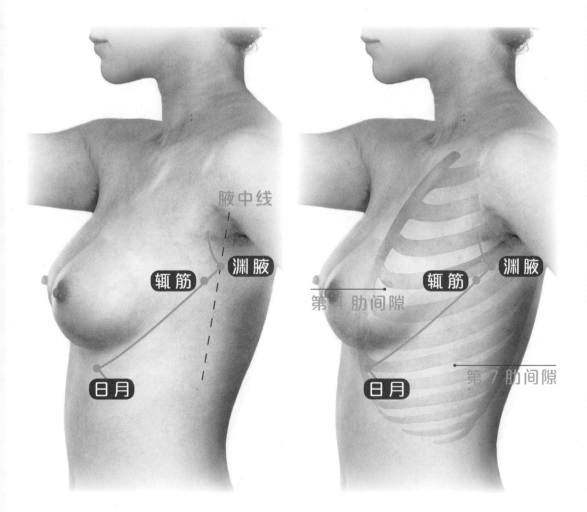

腋中线

辄筋

渊腋

第 4 肋间隙

日月

第 7 肋间隙

辄筋

渊腋

日月

京门——补肾之大穴

京，京都，意指重要；门，门户。本穴为肾之募穴，是肾脏经气结聚之处，肾为先天之本，本穴犹如肾之门户，故名。

【功效主治】健脾通淋、温阳益肾。主治小便不利、泄泻、胃痉挛、呕吐、腰痛、耳聋。

【位　　置】在上腹部，第 12 肋骨游离端的下际。

【快速取穴】侧卧举臂，从腋后线的肋弓软骨缘下方向后触及第 12 肋骨游离端下方即是。

【特效按摩】1.肋间神经痛发作时，可点按本穴 5 分钟，有酸胀感为效佳，可缓解疼痛。
2.平素坚持点按本穴，有温阳益肾之功效，是为补肾之大穴。

★ 带脉——妇科疾病患者的福音

带，腰带；脉，经脉。穴属胆经，交会在带脉之，故名。

【功效主治】健脾利湿、调经止带。主治带下、月经不调、子宫脱垂、阴道脱垂、经闭、不孕。

【位　　置】在侧腹部，第 11 肋骨游离端垂线与脐水平线的交点上。

【快速取穴】腋中线上，与通过脐中的水平线相交处即是。

【特效按摩】平常点按本穴，每次 3~5 分钟，每日 3 次，可有效防止妇科疾病，如盆腔炎等。

五枢——调理妇科疾病

穴居天枢与髀枢之间，侧腹部五穴（京门、带脉、五枢、维道、居髎）之中，故名。

【功效主治】调经止带、调理下焦。主治腹痛、便秘、带下、月经不调、疝气。

【位　　置】在下腹部，横平脐下 3 寸，髂前上棘内侧。

【快速取穴】从脐向下量 4 横指，过此作一水平线，髂前上棘的前方和此线相交处即是。

【特效按摩】1. 按揉本穴 5 分钟，以酸胀为度。每日 2 次，可缓解腰部疼痛。2. 长期坚持按摩本穴，能调经止带，有效调理妇科疾病。

维道——消除小腹疼痛

维，连接也；道，路也。穴属胆经，为带脉之会所，故名。

【功效主治】调理冲任。主治小腹痛、便秘、子宫脱垂、带下、月经不调、食欲不振。

【位　　置】在下腹部，髂前上棘内下 0.5 寸。

【快速取穴】五枢内下 0.5 寸处即是。

【特效按摩】按揉本穴 3~5 分钟，以酸胀为度，每日 1~2 次，可缓解小腹痛。

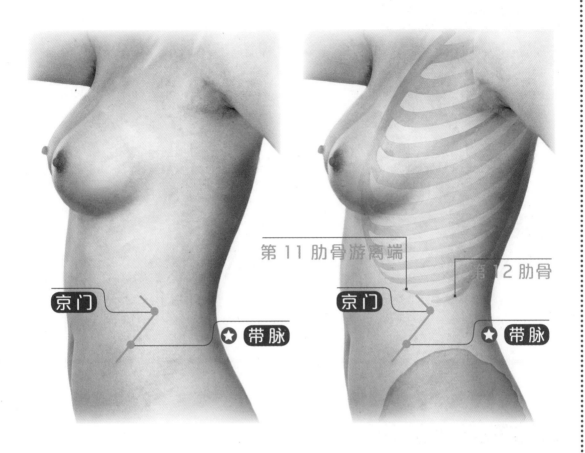

第11肋骨游离端

第12肋骨

京门

京门

★ 带脉

★ 带脉

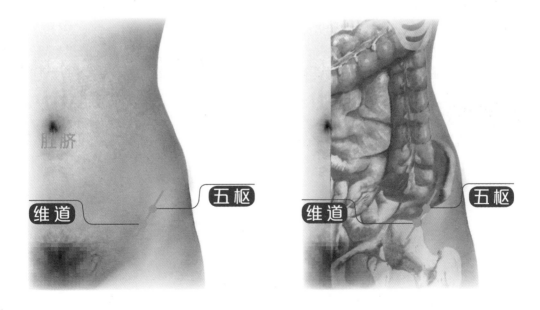

肚脐

维道

五枢

维道

五枢

居髎——针对腰腿疾病

居，同"倨"，即蹲下；髎，空隙。股部于蹲下时出现的凹陷处即是本穴，故名。

【功效主治】舒筋活络、益肾强健。主治腰痛、下肢痿痹、疝气、坐骨神经痛。

【位　　置】在臀区，髂前上棘与股骨大转子最凸点连线的中点处。

【快速取穴】拇指按于髂前上棘，中指按于股骨大转子，示指置于两指之间，示指所指的凹陷处即是。

【特效按摩】用示指指腹点按本穴 5 分钟，以酸胀为度，每日 1 次，有辅助治疗腰腿痛、髋关节疼痛的功效。

★ 环跳——腰痛腿疼先按它

环，环曲；跳，跳跃。穴在髀枢中，髀枢为环曲跳跃的枢纽，故名。

【功效主治】祛风化湿、强健腰膝。主治下肢痿痹、半身不遂、腰腿痛。

【位　　置】在臀区，股骨大转子最凸点与骶管裂孔连线的外 1/3 与内 2/3 交点处。

【快速取穴】以拇指指关节横纹按在股骨大转子头上，拇指指向脊柱，当拇指尖所指处即是。

【特效按摩】用示指指腹点按本穴 3~5 分钟，以酸胀为度，可缓解腰腿痛、下肢麻痹等。

★ 风市——常按常揉远中风

风，风邪所致疾病；市，集市，聚集。本穴善治风邪疾病，故名。

【功效主治】祛风化湿、通经活络。主治下肢痿痹、遍身瘙痒。

【位　　置】在股部，直立垂手，掌心贴于大腿时，中指尖所指凹陷中，髂胫束后缘。

【快速取穴】直立垂手时，中指尖处即是。

【特效按摩】1. 按揉本穴 3~5 分钟，至酸胀为佳，可辅助治疗下肢瘫痪、股外侧皮神经炎。2. 配合风池、曲池、血海可治疗荨麻疹等。

中渎——常按缓解腰腿痛

穴居股外侧中线筋骨凹陷，如在沟渎之中，故名。

【功效主治】疏通经络、祛风散寒。主治下肢痿痹、半身不遂。

【位　　置】在股部，腘横纹上 7 寸，髂胫束后缘。

【快速取穴】从风市直下 3 横指处，在两筋之间按压有酸胀感处即是。

【特效按摩】用示指指腹点按本穴 3~5 分钟，以酸胀为度，可辅助治疗下肢麻痹、坐骨神经痛、膝关节炎、小腿抽筋等。

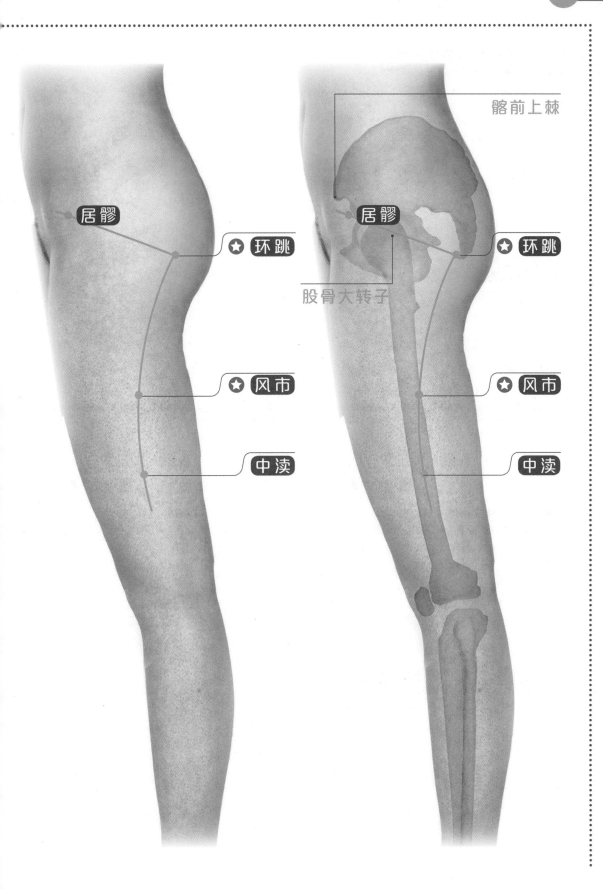

居髎

★ 环跳

髂前上棘

居髎

★ 环跳

股骨大转子

★ 风市

★ 风市

中渎

中渎

★ 膝阳关——治疗膝痛有特效

外侧为"阳"，穴处膝关节外侧，故名。

【功效主治】疏利关节、祛风化湿。主治半身不遂、膝髌肿痛挛急、小腿麻木、腿脚发冷。

【位　　置】在膝部，股骨外上髁后上缘，股二头肌腱与髂胫束之间的凹陷中。

【快速取穴】股骨外上髁上方可触及一凹陷处，按压有酸痛感处即是。

【特效按摩】按揉本穴3~5分钟，每日3次，可辅助治疗膝关节炎、股外侧皮神经麻痹、坐骨神经痛等。

★ 阳陵泉——快速止抽筋

小腿外侧面为"阳"；腓骨头突起处如"陵"；穴在其下方凹陷部，犹如水泉，故名。

【功效主治】舒肝利胆、强健腰膝。主治黄疸、呕吐、胁肋疼痛、下肢痿痹、膝髌肿痛、肩痛、小儿惊风、失眠。

【位　　置】在小腿外侧，腓骨头前下方凹陷中。

【快速取穴】屈膝成90°，膝关节外下方，腓骨小头前缘与下缘交叉处有一凹陷处即是。

【特效按摩】1.小腿抽筋时点按本穴3~5分钟，可有效缓解症状。2.平素坚持按摩本穴，每次10分钟，每日2次，可以预防高血压。

● 阳交——急性疼痛找阳交

阳，外侧为阳；交，交会。穴在小腿外侧，与膀胱经交会，故名。

【功效主治】疏肝理气、安神定志。主治胸胁胀满、下肢痿痹、癫狂、扁桃体炎。

【位　　置】在小腿外侧，外踝尖上7寸，腓骨后缘。

【快速取穴】外踝尖与腘横纹外侧端连线中点下1寸，外丘后即是。

【特效按摩】急性痛症时，示指指尖关节点按阳交至酸胀为度，有止痛之效。

● 外丘——脚踝扭伤找它帮

穴居小腿外侧隆起如丘处，故名。

【功效主治】舒肝理气、通络安神。主治胸胁胀满、颈项强痛、下肢痿痹、癫狂、狂犬咬伤。

【位　　置】在小腿外侧，外踝尖上7寸，腓骨前缘。

【快速取穴】从外踝尖与腘横纹连线中点，向下量1横指，当腓骨前缘处即是。

【特效按摩】踝扭伤时，按揉阳交、解溪、丘墟各5分钟，以酸胀为度，每日2次。

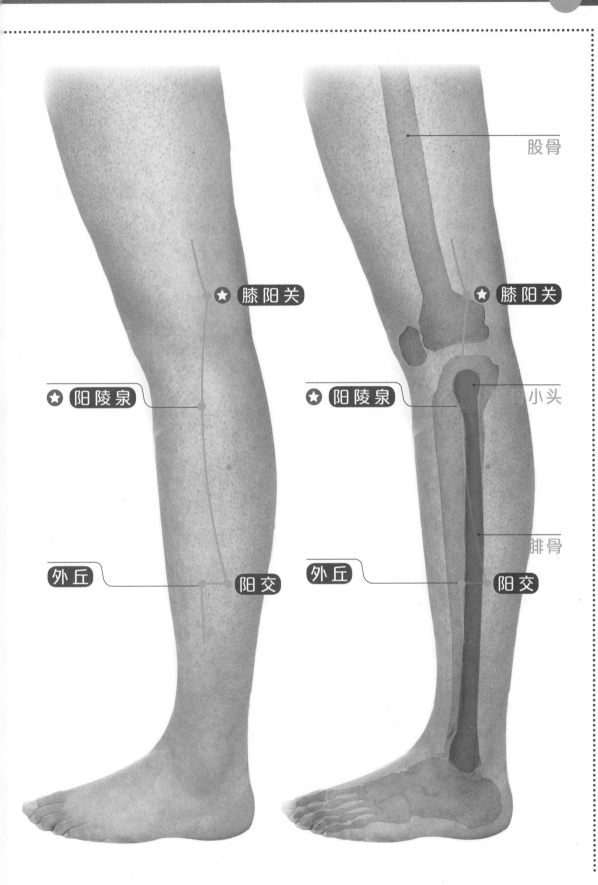

股骨

★ 膝阳关

★ 膝阳关

★ 阳陵泉

★ 阳陵泉

骨小头

外丘

阳交

外丘

腓骨

阳交

光明——除目赤，助视力

【功效主治】疏肝明目。主治目痛、夜盲、目视不明、乳房胀痛、乳汁少、头痛、下肢痿痹。

【位　　置】在小腿外侧，外踝尖上 5 寸，腓骨前缘。

【快速取穴】将外踝尖与腘横纹的连线 4 等分，由下 1/4 向上 1 横指处即是。

【特效按摩】按揉本穴 3~5 分钟，以酸胀为度，每日 1~2 次，可治疗视物不清。

阳辅——坐骨神经痛就按它

　　阳，外侧为阳；辅，指辅骨，即腓骨。穴在小腿外侧面之腓骨前缘，故名。

【功效主治】清热散风、疏通经络。主治偏头痛、目外眦痛、咽喉肿痛、胸胁胀痛、颈淋巴结结核、下肢痿痹、恶寒发热。

【位　　置】在小腿外侧，外踝尖上 4 寸，腓骨前缘。

【快速取穴】外踝尖与腘横纹连线的下 1/4 与上 3/4 交点，腓骨前缘处即是。

【特效按摩】按揉阳辅、环跳、风市、阳陵泉各 5 分钟，以酸胀为度，每日 2 次，可缓解坐骨神经痛。

★ 悬钟——急性腰扭伤试试它

　　悬，悬挂；钟，钟铃。穴在外踝上，是古时小儿悬挂脚铃处，故名。别名绝骨。

【功效主治】平肝息风、舒肝益肾。主治颈项强痛、咽喉肿痛、胸胁胀痛、痔疮、便秘、下肢痿痹、落枕、晕车、晕船、晕机。

【位　　置】在小腿外侧，外踝尖上 3 寸，腓骨前缘。

【快速取穴】坐位或侧卧位。从外踝尖直上 4 横指，在腓骨前缘按压有酸胀感处即是。

【特效按摩】按揉悬钟同时缓慢活动腰部，可缓解急性腰扭伤。

★ 丘墟——清醒头脑

　　高处称丘，大丘称墟，意指外踝，穴在其下，故名。

【功效主治】健脾利湿、泄热退黄、舒筋活络。主治胸胁胀痛、下肢痿痹、眼部疲劳。

【位　　置】在踝区，外踝的前下方，趾长伸肌腱的外侧凹陷中。

【快速取穴】足外踝前缘垂线与下缘水平线的交点，按压有凹陷处即是。

【特效按摩】按揉丘墟 10 分钟，以酸胀为度，头晕脑涨时可保持头脑清醒，配合太阳效果更佳。

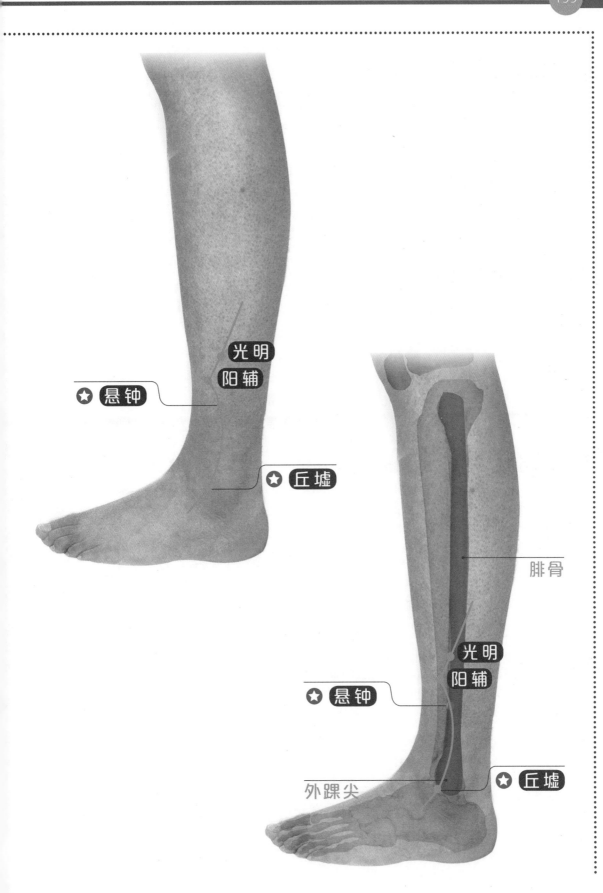

光明
阳辅
⭐ 悬钟
⭐ 丘墟

腓骨

光明
阳辅
⭐ 悬钟
外踝尖
⭐ 丘墟

足临泣——调理月经选用它

足，足部；临，调治；泣，流泪。穴在足部，可调治流泪等眼疾，故名。

【功效主治】舒肝息风、化痰消肿。主治偏头痛、目赤肿痛、目眩、乳腺炎、月经不调。

【位　　置】在足背，第4、5跖骨底结合部的前方，第5趾长伸肌腱外侧凹陷中。

【快速取穴】在第4、5跖骨之间，当小趾伸肌腱的外侧缘处即是。

【特效按摩】1.按揉本穴10分钟，以酸胀为度。每日2次，可缓解目赤肿痛。2.按揉足临泣、三阴交各5分钟，以酸胀为度，每日2次，可调理月经。

地五会——有效缓解踝扭伤

地，与足方之象相应；五，即中数；会，会通。本穴是会通足少阳胆经脉气上下相互之所在。

【功效主治】舒肝消肿、通经活络。主治头痛、目赤、耳鸣、胸胁胀痛、足背肿痛木。

【位　　置】在足背，第4、5跖骨间，第4跖趾关节近端凹陷中。

【快速取穴】在第4、5跖骨之间可见一凸起肌腱，在该肌腱的内侧缘凹陷处即是。

【特效按摩】点按地五会5~10分钟，以酸胀为度，每日1次，可有效缓解踝扭伤。

侠溪——头痛、目眩按一按

侠，同"夹"；溪，喻指凹陷。本穴位处第4、5趾夹缝之凹陷中，故名。

【功效主治】平肝息风、消肿止痛。主治头痛、眩晕、目赤肿痛、耳鸣、耳聋、胸胁疼痛。

【位　　置】在足背，第4、5趾间，趾蹼缘后方赤白肉际处。

【快速取穴】在足背部第4、5两趾之间连接处的缝纹头处即是。

【特效按摩】1.头痛、目眩时按揉本穴5分钟，以酸胀为度，每日1次。2.长期坚持点按本穴也可有效防治高血压。

足窍阴——点刺可治头痛、牙痛

窍，孔窍；阴，即足厥阴肝经。喻本穴似交会足厥阴肝经之关窍，为区别"头窍阴"，故名。

【功效主治】疏肝解郁、通经活络。主治目赤肿痛、耳鸣、咽喉肿痛、失眠、足背肿痛。

【位　　置】在足趾，第4趾末节外侧，趾甲根角侧后方0.1寸（指寸）。

【快速取穴】第4趾趾甲外侧缘与下缘各作一垂线之交点处，距趾甲根角0.1寸处即是。

【特效按摩】神经性头痛时点按足窍阴、内关各5分钟，以酸胀为度。每日1次，可有效缓解疼痛。

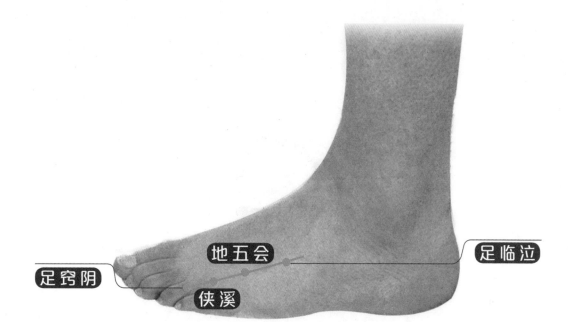

地五会　　足临泣

足窍阴　　侠溪

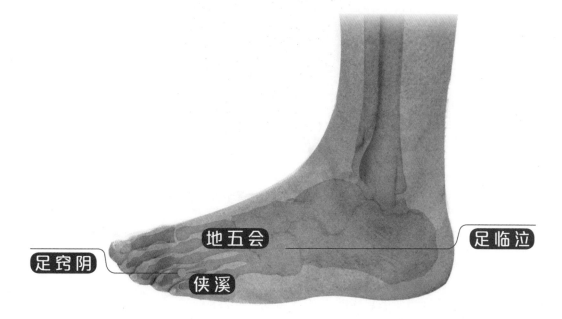

地五会　　足临泣

足窍阴　　侠溪

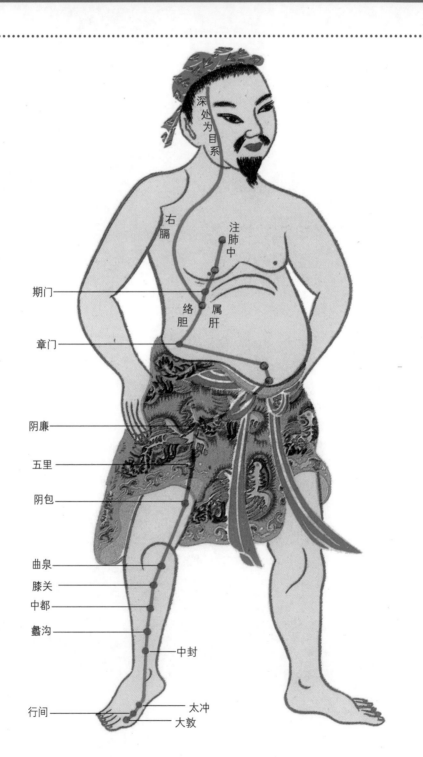

深处为目系

右膈

注肺中

期门

络胆　属肝

章门

阴廉

五里

阴包

曲泉

膝关

中都

蠡沟

中封

行间　　太冲

大敦

古代经络图·足厥阴肝经

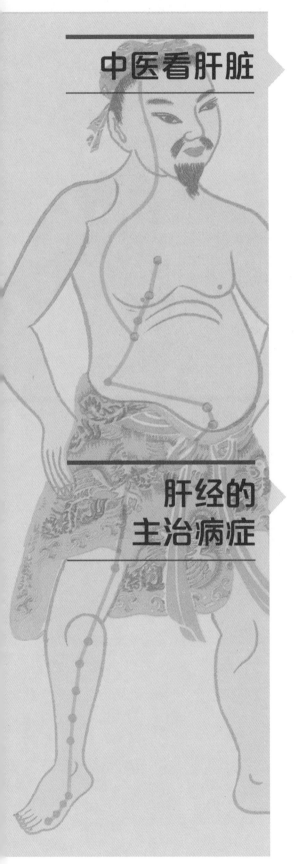

中医看肝脏

1. 主疏泄。肝主疏泄指肝具有疏通、舒畅全身气机，条达以保持全身气机疏通畅达，通而不滞，散而不郁的作用。

2. 主藏血、生血。肝藏血是指肝脏具有贮藏血液、防止出血和调节血量的功能。肝主生血是指肝参与血液生成的作用。故肝有"血海"之称。

肝经的主治病症

1. 偏头痛、咽喉肿痛、面颊肿、眼睑瞤动等头面五官病症。

2. 月经不调、崩漏、带下等妇科病症。

3. 郁闷、急躁易怒、中风、癫痫等神经精神系统病症。

4. 少腹、前阴疼痛等经脉循行部位的病症。

肝经腧穴

大敦——解决嗜睡的好帮手

大，大小之大；敦，敦厚。本穴位于大趾外侧，此处肌肉大而厚实，故名。

【功效主治】回阳救逆、调经通淋。主治遗尿、癃闭、经闭、崩漏、月经不调、小儿惊风。

【位　　置】在足趾，拇趾末节外侧，趾甲根角侧后方0.1寸（指寸）。

【快速取穴】足拇趾背外侧，从拇趾爪甲外侧缘与基底部各作一线，其交点处即是。

【特效按摩】1.按揉本穴至酸胀可有效治疗嗜睡。2.按揉大敦，同时配合太冲、中脘按摩3~5分钟，可缓解胃脘疼痛。

行间——缓解目赤与头痛

行，运行；间，中间。穴在第1、2跖趾关节的前方凹陷中，因经气运行其间，故名。

【功效主治】清肝泄热、息风活络。主治头痛、目赤肿痛、月经不调、带下、小便不利。

【位　　置】在足背，第1、2趾间，趾蹼缘后方赤白肉际处。

【快速取穴】足背内侧第1、2趾之间连接处的缝纹头，按压有凹陷处即是。

【特效按摩】1.按揉行间、三阴交各2~3分钟，以酸胀为度，每日1次，可缓解痛经。2.按揉行间、中脘各3分钟，以酸胀为度，有助于消化，每日2次。

★ 太冲——清肝降火降血压

太，大；冲，重要部位。穴在足背，脉气盛大，为本经要穴之处，故名。

【功效主治】平肝泄热、疏肝养血、清利下焦。主治头痛、眩晕、目赤肿痛、口眼歪斜、咽喉干痛、耳鸣、耳聋、月经不调、遗尿、下肢痿痹、高血压。

【位　　置】在足背，第1、2跖骨间，跖骨底结合部前方凹陷中，或触及动脉搏动。

【快速取穴】从第1、2跖骨间向后推移至底部的凹陷中即是。

【特效按摩】1.长期按揉本穴5分钟，以酸胀为度，每日2次，可防治高血压。2.月经不调可点按太冲、三阴交、血海各5分钟，以酸胀为度，每日1次。

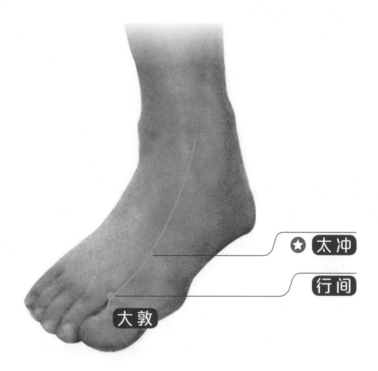

★太冲

行间

大敦

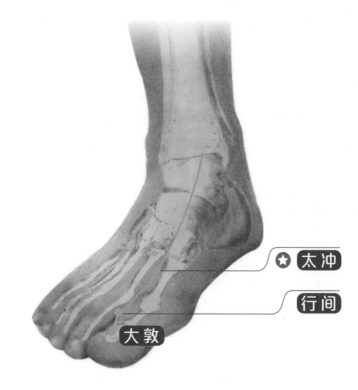

★太冲

行间

大敦

★ 中封——保养精血之要穴

以穴在内踝前两筋封聚之中，故名。

【功效主治】清泄肝胆、通利下焦、舒筋通络。主治腹痛、小便不利、遗精、足踝肿痛。

【位　　置】在踝区，内踝前，胫骨前肌肌腱的内侧缘凹陷中。

【快速取穴】足尖上翘时，足背内侧上可见一大筋，其内侧缘凹陷处即是。

【特效按摩】用示指指腹点按本穴 3~5 分钟，以酸胀为度，可辅助治疗遗精、黄疸。

★ 蠡沟——治疗抽筋显奇功

蠡，即瓢勺，形容小腿肚，以穴居其前方沟中，故名。

【功效主治】舒肝理气、调经止带。主治睾丸肿痛、小便不利、月经不调、带下、足胫疼痛。

【位　　置】在小腿内侧，内踝尖上 5 寸，胫骨内侧面的中央。

【快速取穴】髌尖与内踝尖连线的上 2/3 与下 1/3 交点，胫骨内侧面的中央，横平筑宾处即是。

【特效按摩】小腿抽筋时，按揉蠡沟、承山各 5 分钟，以酸胀为度，直至症状缓解。

中都——坚持按摩防遗精

中，中部。喻肝之气血似水之流聚，穴当胫骨之中部，故名。

【功效主治】疏肝理气、温经止血。主治崩漏、恶露不尽、腰痛、泄泻、下肢痿痹、痛经。

【位　　置】在小腿内侧，内踝尖上 7 寸，胫骨内侧面的中央。

【快速取穴】髌尖与内踝尖连线中点下 0.5 寸，胫骨内侧面中央处即是。

【特效按摩】平素坚持按揉本穴可防治遗精、崩漏等。

膝关——类风湿关节炎就找它

关，指关节。穴近膝关节，故名。

【功效主治】散风祛湿、疏通关节。主治膝股疼痛、下肢痿痹。

【位　　置】在膝部，胫骨内侧髁的下方，阴陵泉后 1 寸。

【快速取穴】胫骨内侧髁下缘后 1 横指处即是。

【特效按摩】按揉膝关、足三里、鹤顶各 5 分钟，以酸胀为度，可缓解类风湿关节炎。

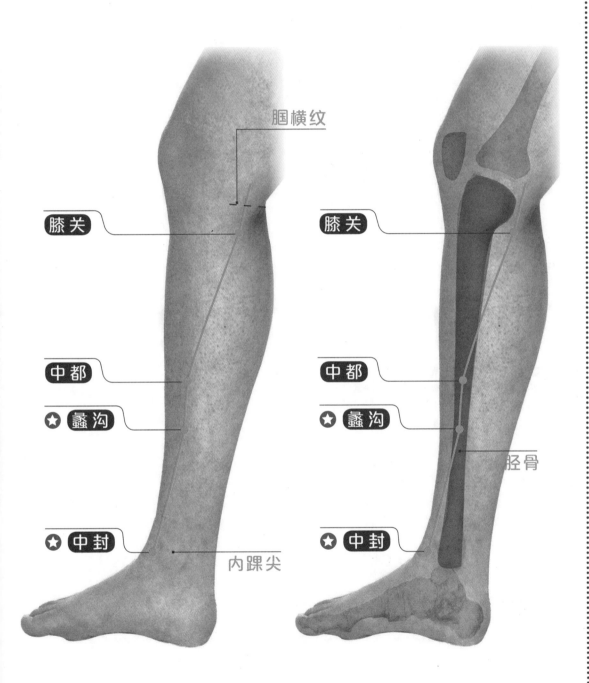

腘横纹

膝关　　　　　　　　膝关

中都　　　　　　　　中都

★蠡沟　　　　　　　★蠡沟

　　　　　　　　　　胫骨

★中封　　　　　　　★中封

内踝尖

曲泉——缓解痛经就寻它

曲，曲屈；泉，指凹陷。本穴位于膝内侧横纹头之上，为屈曲膝关节时凹陷所在，故名。

【功效主治】清利湿热、通调下焦。主治小便不利、月经不调、带下、遗精、阳痿。

【位　　置】在膝部，腘横纹内侧端，半腱肌肌腱内缘凹陷中。

【快速取穴】腘横纹头上方凹陷处即是。

【特效按摩】用示指指腹点按本穴3~5分钟，每日2次，可辅助治疗痛经、眩晕等。

阴包——统管泌尿生殖系统病症

包，妊也。穴主腹部诸疾及胞宫病，故名。

【功效主治】清泻肝火。主治月经不调、遗尿、小便不利、腰骶痛引小腹、阳痿。

【位　　置】在股前区，髌底上4寸，股薄肌与缝匠肌之间。

【快速取穴】股前区，缝匠肌后缘，股骨内上髁上4寸处即是。

【特效按摩】用示指指腹点按本穴3~5分钟，每日2次，对泌尿生殖系统疾病有很好的功效。

足五里——通利小便显效快

在股内侧约当箕门上五寸处，故名。

【功效主治】舒肝理气、清利湿热。主治小便不利、腹胀、遗尿、带下、睾丸肿痛、膀胱炎。

【位　　置】在股前区，气冲直下3寸，动脉搏动处。

【快速取穴】耻骨联合上缘的中点旁开3横指，再直下4横指处即是。

【特效按摩】按揉足五里、肾俞、命门各5分钟，以酸胀为度，每日2次，可治疗遗尿。

阴廉——调经止带显效快

内侧称"阴"，边缘称"廉"。穴在股内侧阴器旁，长收肌外缘，故名。

【功效主治】调经止带、通利下焦。主治月经不调、带下、小腹胀痛、腰痛、阳痿。

【位　　置】在股前区，气冲直下2寸。

【快速取穴】耻骨联合上缘的中点旁开3横指，再直下3横指处即是。

【特效按摩】按揉阴廉、中极、血海、三阴交各3分钟，以酸胀为度，可调理月经不调。

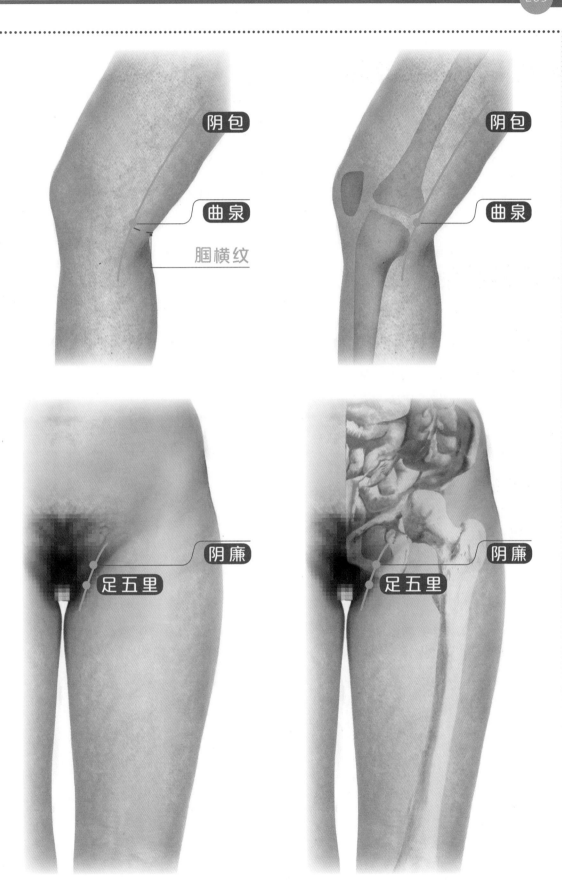

阴包

阴包

曲泉

曲泉

腘横纹

阴廉

足五里

阴廉

足五里

急脉——急性腹痛就按它

急，急速；脉，脉气。穴名意是指肝经气血在此吸热后化为强劲的脉气。

【功效主治】疏理肝胆、通调下焦。主治少腹痛、阴茎痛、外阴肿痛、痛经、腰腿发冷。

【位　　置】在腹股沟区，横平耻骨联合上缘，前正中线旁开 2.5 寸。

【快速取穴】耻骨联合下缘中点旁开 2.5 寸处即是。

【特效按摩】急性腹痛发作时，可点按本穴 3~5 分钟，以酸胀为效佳，可有效缓解疼痛。

章门——腹胀按之显良效

章，同"障"字；门，门户。穴在季肋下，如同屏障内脏之门户，故名。

【功效主治】疏肝健脾、理气散结、清利湿热。主治腹胀、泄泻、腹部肿块、黄疸、失眠。

【位　　置】在侧腹部，在第 11 肋游离端的下际。

【快速取穴】正坐、屈肘合腋，肘尖所指处即是。

【特效按摩】按揉章门、中脘、足三里各 3 分钟，以酸胀为度，每日 2 次，可解腹胀。

期门——疏肝行气化瘀积

期，周期；门，门户，出入之道。十二经脉气血始于手太阴肺经之云门，终于本穴，故名。

【功效主治】健脾疏肝、理气活血。主治胸胁胀痛、腹胀、呃逆、乳腺炎、湿疹、贫血。

【位　　置】在胸部，第 6 肋间隙，前正中线旁开 4 寸。

【快速取穴】在乳头直下，旁开 2 寸处取穴。女性在锁骨中线与第 6 肋间隙交点处。

【特效按摩】1. 用示指指腹点按本穴 5 分钟，每日 1 次，能辅助治疗胃肠神经官能症。2. 抑郁症者沿肋骨走向用掌根推擦胁肋部，重点按揉期门、大包、阳陵泉。

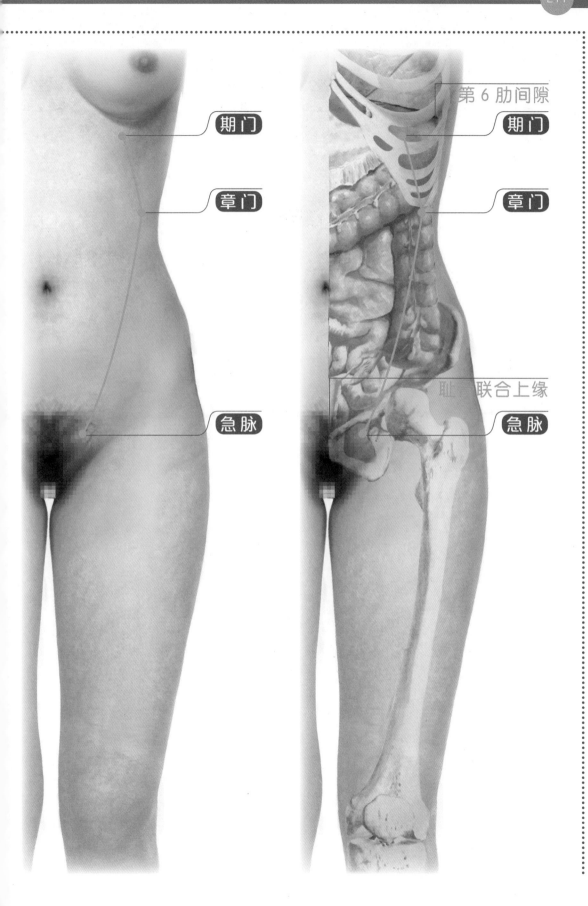

第 6 肋间隙

期门

章门

急脉

期门

章门

耻骨联合上缘

急脉

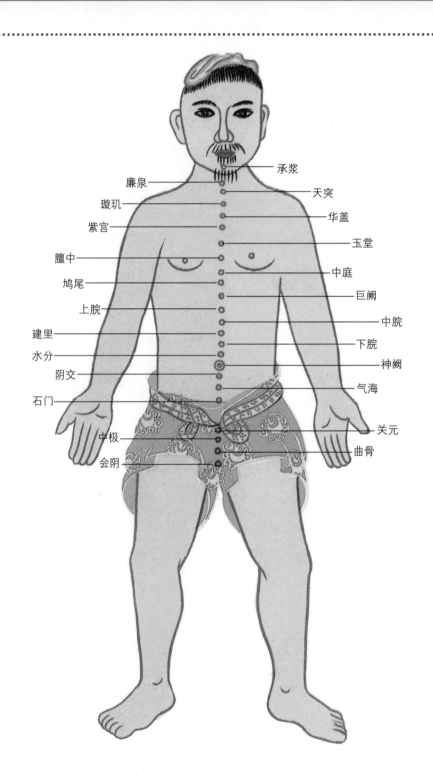

廉泉
承浆
天突
璇玑
华盖
紫宫
玉堂
膻中
中庭
鸠尾
巨阙
上脘
中脘
建里
下脘
水分
神阙
阴交
气海
石门
关元
中极
曲骨
会阴

古代经络图·任脉

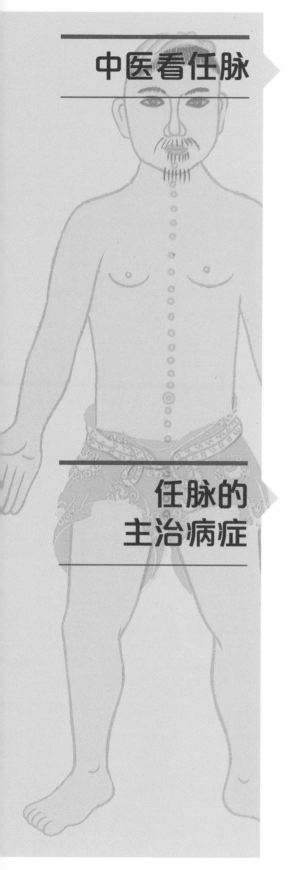

中医看任脉

1. 调节阴经气血。任脉循行于腹面正中线,其脉多次与足三阴经及阴维脉交汇。因此中医认为,任脉能总任阴脉之间的相互联系,调节阴经气血,故称为"阴脉之海"。

2. 任主胞胎。任脉起于胞中,与女性月经来潮及妊养、生殖功能有关。

任脉的主治病症

1. 尿道阻塞、遗尿、疝气、月经不调、痛经、白带异常、不孕、子宫肌瘤、卵巢囊肿等泌尿生殖系统病症。

2. 胃脘痛、呕吐、呃逆、腹胀、厌食、反酸等脾胃病症。

3. 胸痛、咳嗽、哮喘、心慌、气短等心肺病症。

4. 癫、狂、痫等神志病症。

5. 前列腺增生、阳痿、遗精、不育等男性病症。

任脉腧穴

会阴——妇科调理它帮忙

本穴为任、督、冲脉之交会，居前后二阴之间，故名。

【功效主治】醒神镇惊、通调二阴。主治小便不利、遗精、阳痿、月经不调、阴痛。

【位　　置】在会阴区，男性在阴囊根部与肛门连线的中点，女性在大阴唇后与肛门连线的中点。

【快速取穴】侧卧位，本穴在前后二阴中间。

【特效按摩】拇指按揉本穴，每次 3~5 分钟，长期坚持可调理妇科疾病。

曲骨——膀胱炎症效果好

曲骨原指耻骨联合部，因其骨略弯曲而名，因穴居其上，故名。

【功效主治】通利小便、调经止痛。主治月经不调、带下、小便不利、遗精、阳痿。

【位　　置】在下腹部，耻骨联合上缘，前正中线上。

【快速取穴】从髋两侧沿骨盆上缘向前正中线摸，至前正中线上耻骨联合上缘的中点处即是。

【特效按摩】拇指深按本穴 1~3 分钟，每日 2 次，可改善膀胱炎、产后子宫收缩不全等。

★ 中极——膀胱问题不可少

中，中点；极，尽头。本穴位于人体上下之中点，又为躯干尽头所在，故名。

【功效主治】益肾兴阳、通经止带。主治遗尿、尿频、月经不调、阳痿、泌尿系统结石。

【位　　置】在下腹部，脐中下 4 寸，前正中线上。

【快速取穴】耻骨联合上缘中点与肚脐连线的上 1/5 与下 4/5 的交点处即是。

【特效按摩】拇指按揉或擦法作用于本穴，以酸胀为度，每日 2 次，可治疗小便失禁。

★ 关元——下半身虚弱无力就找它

关，关藏；元，本元。穴在脐下 3 寸，为关藏人身元气之处，故名。

【功效主治】培补元气、导赤通淋。主治虚劳羸瘦、眩晕、阳痿、遗精、月经不调、带下、不孕、遗尿、小便频数、癃闭、疝气、腹痛、泄泻、更年期综合征、小儿脱肛。

【位　　置】在下腹部，脐中下 3 寸，前正中线上。

【快速取穴】从肚脐起沿下腹部前正中线直下 4 横指处即是。

【特效按摩】拇指指腹深压本穴 3~5 分钟，以酸胀为度，长期坚持可改善泌尿生殖系统疾病、下半身虚弱无力。

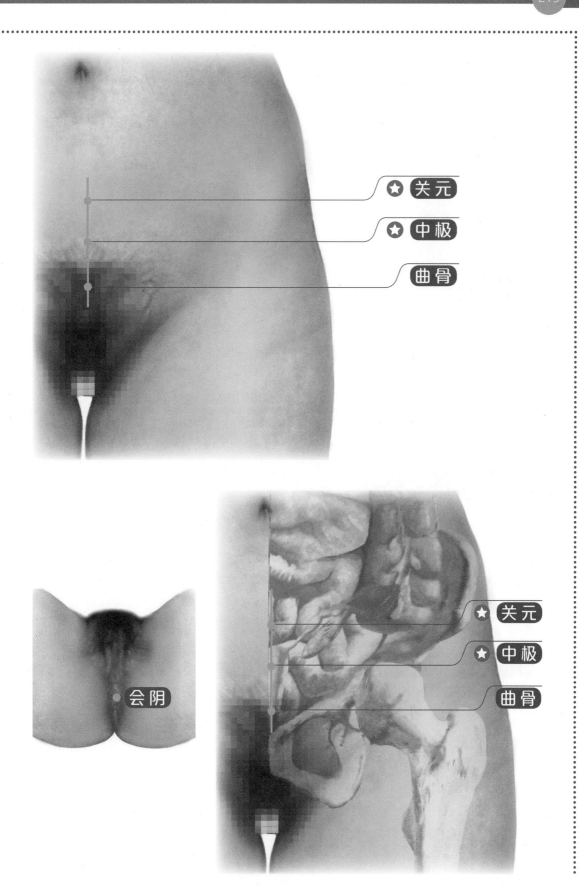

石门——按按本穴治腹胀

石，坚硬不通。本穴主治小腹坚硬疼痛，故名。

【功效主治】理气止痛、通利水道。主治小便不利、遗精、阳痿、带下、崩漏、腹胀、水肿。

【位　　置】在下腹部，脐中下 2 寸，前正中线上。

【快速取穴】从肚脐起沿下腹部前正中线直下 3 横指处即是。

【特效按摩】拇指深压按揉本穴，每日 3~5 分钟，以酸胀为度，可缓解腹胀、腹泻、肠炎等。

★ 气海——补虚要穴

气，元气；海，海洋。穴在脐下，为人身元气之海，故名。

【功效主治】益气助阳、调经固精。主治腹痛、泄泻、便秘、遗尿、阳痿、遗精、闭经、痛经、崩漏、带下、子宫脱垂、阴道脱垂、疝气、中风脱证、虚劳羸瘦。

【位　　置】在下腹部，脐中下 1.5 寸，前正中线上。

【快速取穴】从肚脐起沿下腹部前正中线直下 2 横指处即是。

【特效按摩】手掌摩气海 5 分钟，以酸胀透热为度，每日 2 次，对气虚病症，如虚脱、形体羸瘦、乏力等有保健作用。

阴交——月经不调常来揉

穴为任脉、冲脉、足少阴三阴脉之交会处，故名。

【功效主治】调经固带、利水消肿。主治腹胀、水肿、泄泻、月经不调、带下、疝气。

【位　　置】在下腹部，脐中下 1 寸，前正中线上。

【快速取穴】从肚脐起沿下腹部前正中线直下拇指 1 横指处即是。

【特效按摩】手掌按揉本穴 5 分钟，以酸胀温热为度，每日 2 次，可调理月经不调、子宫内膜炎、阴部湿痒、睾丸神经痛等。

★ 神阙——肚子毛病少不了

神，神气；阙，宫门。穴在脐中，脐为胎儿气血运行之要道，如神气出入之宫门，故名。

【功效主治】收降浊气。主治腹痛、久泻、脱肛、痢疾、水肿、虚脱、小儿惊风、小儿高热、小儿夜间哭闹、术后腹胀。

【位　　置】在脐区，脐中央。

【快速取穴】肚脐所在处即是。

【特效按摩】手掌按揉本穴 5 分钟，以酸胀温热为度，每日 2 次，可促进胃肠蠕动，有助于消化吸收。

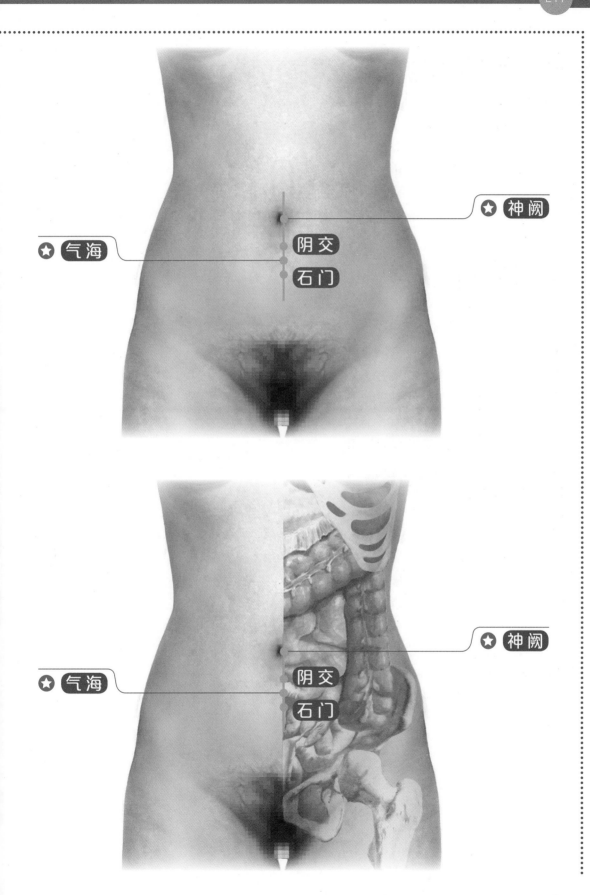

★ 神阙

★ 气海

阴交

石门

★ 神阙

★ 气海

阴交

石门

水分——消除水肿的秘密

水，水谷；分，分别。穴在脐上1寸，内应小肠，水谷至此分别清浊，同时本穴善治水病。

【功效主治】通调水道、理气止痛。主治腹痛、泄泻、翻胃吐食、水肿、腹胀、小便不利、尿频、夜尿症。

【位　　置】在上腹部，脐中上1寸，前正中线上。

【快速取穴】从肚脐起沿腹部前正中线直上1横指处即是。

【特效按摩】掌揉水分5分钟，以局部透热为度，每日2次，可改善水肿。

下脘——肠胃不适的专家

脘，胃脘。穴居胃脘下部，故名。

【功效主治】健脾和胃、降逆止呕。主治腹痛、腹胀、胃下垂、食谷不化、呕吐、泄泻、虚肿、消瘦。

【位　　置】在上腹部，脐中上2寸，前正中线上。

【快速取穴】从肚脐起沿腹部前正中线直上3横指处即是。

【特效按摩】手掌按揉下脘5分钟，以酸胀为度，每日2次，对胃炎、胃溃疡、肠炎有一定的保健作用。

建里——胃部冷痛可艾灸

建，此指调理；里，即腹里。本穴可调理脾胃功能，故名。

【功效主治】和胃健脾、通降腑气。主治胃痛、腹胀、肠鸣、呕吐、食欲不振、水肿。

【位　　置】在上腹部，脐中上3寸，前正中线上。

【快速取穴】从肚脐起沿腹部前正中线直上4横指处即是。

【特效按摩】拇指按揉建里5分钟，以酸胀透热为度，每日2次，可有效改善胃部冷痛。

★ 中脘——胃部病症第一穴

脘，胃脘。穴居胃脘中部，故名。

【功效主治】和胃健脾、降逆利水。主治胃痛、呕吐、吞酸、腹胀、食物不易消化、泄泻、黄疸、咳喘痰多、癫痫、失眠、妊娠反应、高脂血症。

【位　　置】在上腹部，脐中上4寸，前正中线上。

【快速取穴】剑胸结合与脐中连线的中点处即是。

【特效按摩】掌揉中脘5分钟，以酸胀透热为度，每日1次，可缓解失眠、心烦、癫痫、荨麻疹等。

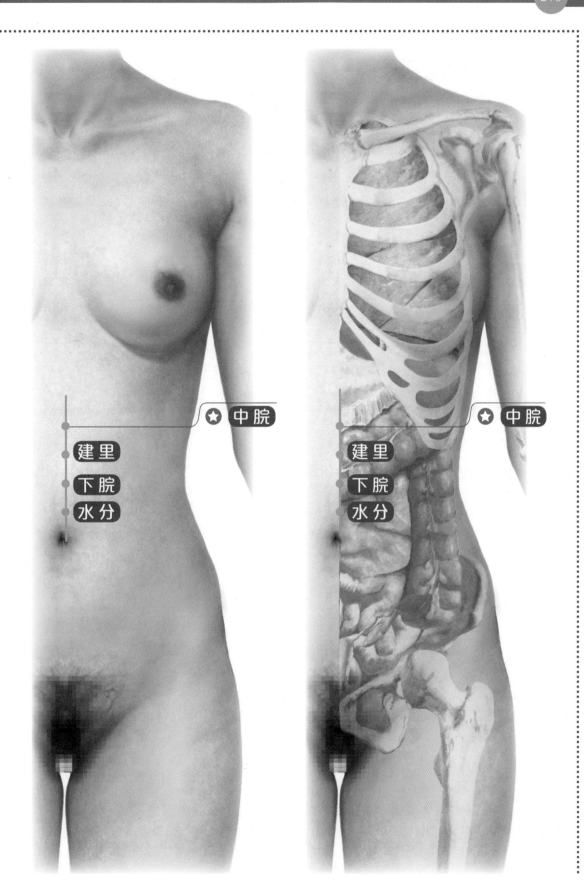

上脘——增加胃动力

脘，胃脘。穴居胃脘上部，故名。

【功效主治】和胃降逆、化痰宁神。主治胃痛、呕吐、腹胀、吞酸、食物不易消化、吐血、黄疸、癫痫。

【位　　置】在上腹部，脐中上5寸，前正中线上。

【快速取穴】肚脐与剑胸联合连线的中点直上1横指处即是。

【特效按摩】手掌按揉上脘5分钟，以酸胀为度，每日2次，对膈肌痉挛有一定的疗效。

巨阙——让身体更年轻

巨，巨大；阙，宫门。本穴为心之募穴，如心气出入的大门，故名。

【功效主治】安神宁心、宽胸止痛。主治胃痛、呕吐、胸痛、心悸、癫痫、哮喘、膈肌痉挛。

【位　　置】在上腹部，脐中上6寸，前正中线上。

【快速取穴】在上腹部，前正中线上，中脘与剑胸联合部中点处即是。

【特效按摩】拇指点按巨阙5分钟，以酸胀、轻微疼痛为度，每日1次，可改善惊悸、健忘、癫痫等。

鸠尾——缓解胃炎无忧愁

鸠尾，斑鸠的尾，形容胸骨剑突，穴在其下，故名。

【功效主治】安心宁神、宽胸定喘。主治胸闷、心悸、呕吐、腹胀、癫狂、小儿夜间哭闹。

【位　　置】在上腹部，剑胸结合下1寸，前正中线上。

【快速取穴】从剑胸结合部沿前正中线直下1横指处即是。

【特效按摩】经常以拇指按揉本穴5分钟，以酸胀为度，每日2次，可缓解支气管炎、胃炎、胃神经痛、呕吐等。

中庭——贲门痉挛可找它

庭，庭院。任脉由本穴进入胸廓，犹如任脉脉气从宫门即巨阙行至庭院中，故名。

【功效主治】宽胸消胀、降逆止呕。主治胸胁胀满、心痛、呕吐、小儿吐乳。

【位　　置】在胸部，剑胸结合中点处，前正中线上。

【快速取穴】前正中线上，胸骨体下缘处即是。

【特效按摩】拇指点按5分钟，以酸胀为度，对食管炎、贲门痉挛有一定治疗作用。

★ 膻中——气不顺找它帮

膻，指胸腔，穴居其中，故名。

【功效主治】理气止痛、生津增液。主治胸闷、气短、胸痛、心悸、咳嗽、哮喘、乳汁少、乳腺炎、呃逆、呕吐、晕车、晕船、低血压。

【位　　置】在胸部，横平第 4 肋间隙，前正中线上。

【快速取穴】两乳头连线的中点对应处即是。

【特效按摩】拇指按揉或掌推本穴 5 分钟，以酸胀或症状缓解为度，每日 2 次，可明显缓解胸闷、气短、咳喘、胸痛、心悸、呕吐等。

玉堂——常按可改善胸闷

玉，玉石；堂，殿堂。玉有贵重之意。穴位所在相当于心的部位，因其重要故比之为玉堂。

【功效主治】宽胸止痛、止咳平喘。主治胸痛、胸闷、咳嗽、哮喘、呕吐。

【位　　置】在胸部，横平第 3 肋间隙，前正中线上。

【快速取穴】两乳头连线的中点向上推 1 肋骨，按压有酸痛感处即是。

【特效按摩】点按本穴 3~5 分钟，以酸胀为度，每日 2 次，可减轻胸部憋闷感。

紫宫——呼吸顺畅的好帮手

紫，指赤色，与绛同义；中央为宫。昔称心脏为"绛宫"，可见紫宫实指心主，考任脉至此，正内合于心，心为血之主宰，穴当其处，故名。

【功效主治】宽胸止咳、清肺利咽。主治咳喘、胸痛、胸闷。

【位　　置】在胸部，横平第 2 肋间隙，前正中线上。

【快速取穴】在胸部，平第 2 肋间隙，当前正中线上。

【特效按摩】拇指点按紫宫至酸胀，每日 2 次，可达到宽胸理气的作用。

华盖——让咽喉更舒服

本穴所在相当于肺脏部位，肺为五脏之华盖，本穴主肺脏咳喘诸疾，故名。

【功效主治】宽胸利肺、止咳平喘。主治咳嗽、哮喘、胸痛、咽喉肿痛。

【位　　置】在胸部，横平第 1 肋间隙，前正中线上。

【快速取穴】在胸部，前正中线上，胸骨角的中点处即是。

【特效按摩】拇指或示指点揉本穴 3~5 分钟，配合吞咽动作，每日 1 次，对咽喉干涩有一定的疗效。

璇玑——定喘顺气来找它

璇玑，此指北斗七星。本穴位于胸骨柄之正中，内应于肺脏。肺主气，朝百脉，意指肺之功能如众星拱北，故名。

【功效主治】宽胸利肺、止咳平喘。主治咳嗽、哮喘、胸痛、咽喉肿痛、胃中积滞。

【位　　置】在胸部，胸骨上窝下1寸，前正中线上。

【快速取穴】在胸部，前正中线上，胸骨上缘与胸骨角连线的中点处即是。

【特效按摩】经常用拇指按揉本穴3~5分钟，以酸胀为度，每日2次，可改善咳嗽气喘、气管炎等。

天突——改善呃逆疗效好

天，天空；突，突出。穴在气管上段，喻为肺气上通于天的部位，故名。

【功效主治】宣通肺气、消痰止咳。主治咳嗽、咽喉肿痛、急性喉炎、慢性咽炎。

【位　　置】在颈前区，胸骨上窝中央，前正中线上。

【快速取穴】两侧锁骨中间凹陷处即是。

【特效按摩】拇指按揉本穴10次，配合憋气半分钟，对改善呃逆有一定的效果，若无效再按压1遍。

廉泉——中风失语它来救

廉，同隅，潮水；泉，水泉。穴近舌下腺，与津液有关，又为"脉气所发"如泉处，故名。

【功效主治】利喉舒舌、消肿止痛。主治舌强不语、吞咽困难、口舌生疮、味觉变淡。

【位　　置】在颈前区，喉结上方，舌骨上缘凹陷中，前正中线上。

【快速取穴】仰靠坐位，在颈部前正中线上，喉结与下颌中间即是。

【特效按摩】1. 拇指点按或指掐本穴3~5分钟，以酸胀为度，每日2次，对缓解声音嘶哑有一定的作用。2. 配合金津、玉液、天突、少商，可辅助治疗中风失语。

承浆——口腔疾病全能手

承，承受；浆，水浆。以穴居下唇陷中，水浆入口，下唇相承，故名。

【功效主治】疏风泻火、通利口齿。主治口眼歪斜、牙龈肿痛、口舌生疮、三叉神经痛。

【位　　置】在面部，颏唇沟的正中凹陷处。

【快速取穴】颏唇沟的正中，按压有凹陷处即是。

【特效按摩】拇指点按承浆、通里、合谷各5分钟，以酸胀至轻微疼痛为度，每日1~2次，对口腔疾病有较好的调理作用，如牙痛、流涎、口舌生疮等。

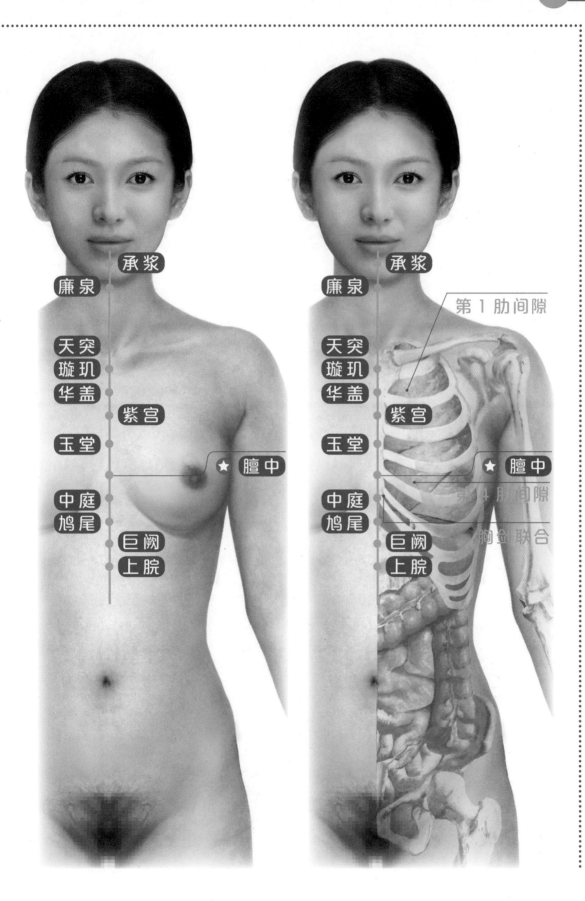

承浆
廉泉
天突
璇玑
华盖
紫宫
玉堂
★ 膻中
中庭
鸠尾
巨阙
上脘

承浆
廉泉
第 1 肋间隙
天突
璇玑
华盖
紫宫
玉堂
★ 膻中
中庭
第 4 肋间隙
鸠尾
胸剑联合
巨阙
上脘

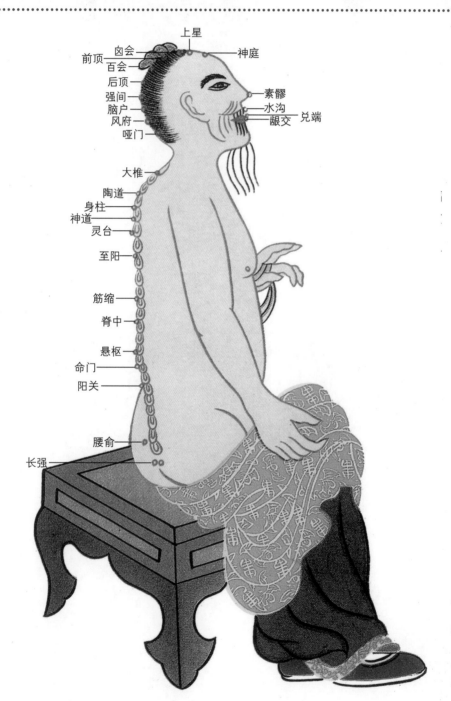

上星
凶会　神庭
前顶
百会
后顶
强间
脑户
风府
哑门
素髎
水沟
龈交　兑端

大椎
陶道
身柱
神道
灵台
至阳
筋缩
脊中
悬枢
命门
阳关
腰俞
长强

古代经络图·督脉

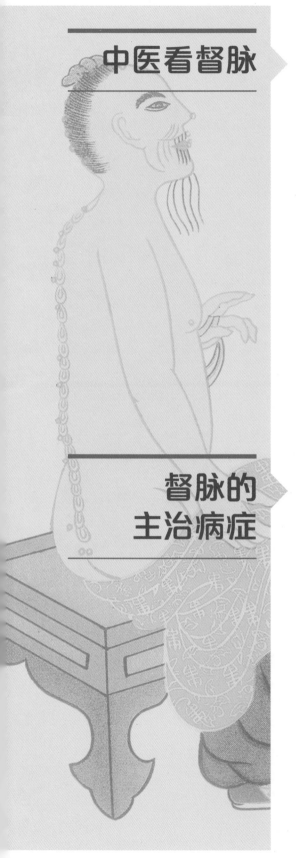

中医看督脉

1. 调节阳经气血。督脉行于背部正中，其脉多次与手足三阳经及阳维脉相交汇。因此认为，督脉与各阳经都有联系，称为"阴脉之海"。

2. 反映脑、髓和肾的功能。督脉行脊里，入络于海，与脑、髓有密切联系。督脉又络肾，与肾也密切相关，所以历代医家多认为生殖系统疾患多于督脉相关，常以补督脉之法治之。

督脉的主治病症

1. 头痛、头晕、健忘、耳鸣、目眩、失眠、颈部强直疼痛等头面五官疾患。

2. 颈椎病、急性腰扭伤、强直性脊柱炎等脊柱病变。

3. 癫、狂、痫等神志疾患。

督脉腧穴

★ 长强——促进小儿生长发育

本穴为督脉之络穴，督脉依脊里而走，脊柱形长、强硬，脉气强盛，故名。

【功效主治】解痉止痛、调畅通淋。主治痔疮、脱肛、泄泻、便秘、腰痛、阳痿。

【位　　置】在会阴部，尾骨下方，尾骨端与肛门连线的中点处。

【快速取穴】在尾骨端下，当尾骨端与肛门连线的中点处即是。

【特效按摩】拇指点按本穴，以酸胀为度，每日1次，可促进小儿生长发育。

★ 腰俞——腰痛是病不用怕

腰，腰部；俞，输注。穴在腰部，是经气输注之处，故名。

【功效主治】调经清热、散寒除湿。主治腰脊强痛、月经不调、痔疮、便秘。

【位　　置】在骶区，正对骶管裂孔，后正中线上。

【快速取穴】先取尾骨上方左右的骶角，再取两骶角下缘的连线与后正中线的交点处即是。

【特效按摩】拇指点按本穴5分钟，以酸胀为度，每日1次，可缓解腰骶部疼痛。

★ 腰阳关——让腰直起来

腰，腰部；阳，阴阳之阳；关，机关。督脉为阳，穴属督脉，位于腰部转动处，如腰之机关，故名。

【功效主治】祛寒除湿、舒筋活络。主治腰骶疼痛、月经不调、带下、遗精、阳痿。

【位　　置】在脊柱区，第4腰椎棘突下凹陷中，后正中线上。

【快速取穴】在腰部，两髂嵴连线与后正中线相交处即是。

【特效按摩】拇指按揉或掌擦本穴3~5分钟，以酸胀透热为度，每日2次，对慢性腰痛有一定的保健作用。

★ 命门——生命之门户

命，生命；门，门户。穴在两肾之间，为肾间动气所在，是人体元气之根本，喻本穴为生命之门户，故名。

【功效主治】补肾壮阳。主治腰痛、遗精、阳痿、早泄、月经不调、赤白带下、遗尿、尿频、泄泻、小儿脱肛。

【位　　置】在脊柱区，第2腰椎棘突下凹陷中，后正中线上。

【快速取穴】在腰部，后正中线上与脐相对处即是。

【特效按摩】拇指按揉或掌擦本穴3~5分钟，以酸胀透热为度，每日2次，可改善慢性腰痛。

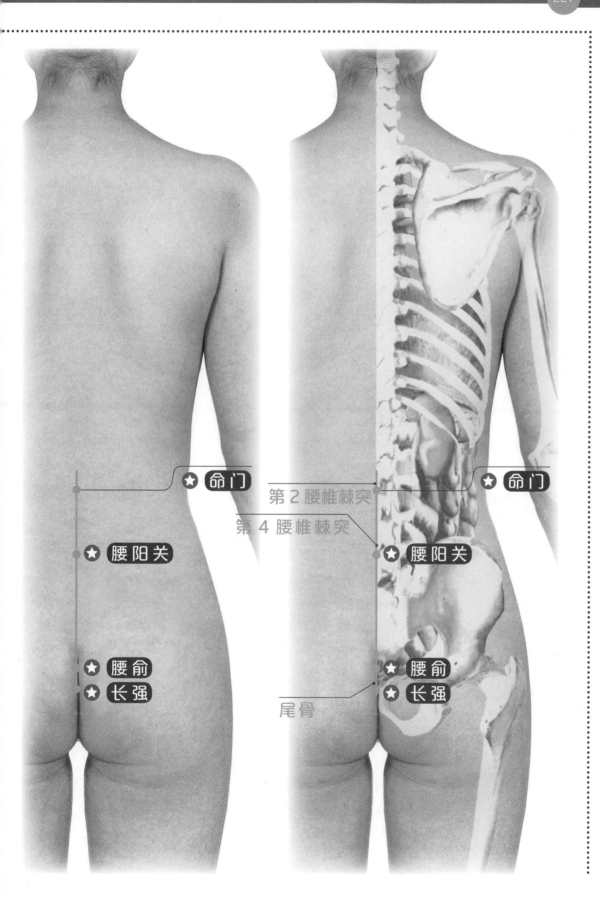

★ 命门
第 2 腰椎棘突
第 4 腰椎棘突
★ 腰阳关
★ 腰俞
★ 长强
尾骨

★ 命门
★ 腰阳关
★ 腰俞
★ 长强

悬枢——肠胃疾病可找它

悬，悬系；枢，枢纽。本穴位于三焦俞之正中，且三焦主司人体气化，似气机之枢纽，喻本穴为三焦气机枢纽所在，故名。

【功效主治】助阳健脾、通调腑气。主治腹痛、泄泻、肠鸣、腰脊强痛。

【位　　置】在脊柱区，第1腰椎棘突下凹陷中，后正中线上。

【快速取穴】从命门沿后正中线向上摸1个椎体（即第1腰椎），其下缘凹陷处即是。

【特效按摩】掌揉本穴3~5分钟，以酸胀为度，每日2次，对胃下垂、肠炎有调理作用。

脊中——改善胃肠功能

脊，脊柱。本穴正位于脊柱之正中部，故名。

【功效主治】健脾利湿、宁神镇静。主治泄泻、脱肛、痔疮、黄疸、小儿疳积、腰脊强痛。

【位　　置】在脊柱区，第11胸椎棘突下凹陷中，后正中线上。

【快速取穴】由平肩胛下角之椎体处向下摸4个椎体，其下缘凹陷处即是。

【特效按摩】拇指按揉脊中3~5分钟，以酸胀为度，每日2次，可调理胃肠功能。

★ 中枢——健脾和胃止疼痛

枢，枢纽。本穴位于脊柱之近中部，似躯体转动之枢纽，故名。

【功效主治】健脾利湿、清热止痛。主治胃病、呕吐、黄疸、腰背疼痛、胃肠炎。

【位　　置】在脊柱区，第10胸椎棘突下凹陷中，后正中线上。

【快速取穴】由平肩胛下角之椎体处向下摸3个椎体，其下缘凹陷处即是。

【特效按摩】拇指按揉本穴3~5分钟，以酸胀为度，每日2次，可缓解胃部疼痛。

筋缩——胃部痉挛不可少

筋，筋肉；缩，挛缩。本穴能治筋肉挛缩诸病，故名。

【功效主治】平肝息风、宁神镇痉。主治脊强、癫痫、抽搐、胃痛。

【位　　置】在脊柱区，第9胸椎棘突下凹陷中，后正中线上。

【快速取穴】由平肩胛下角之椎体处向下摸2个椎体，其下缘凹陷处即是。

【特效按摩】拇指点按或掌根按揉本穴3~5分钟，以酸胀为度，每日2次，可改善胃部功能，调理胃痛、胃痉挛、胃炎等。

至阳——阳气的"闸门"

至，到达；阳，阴阳之阳。本穴与横膈平，经气至此从膈下的阳中之阴到达膈上的阳中之阳。

【功效主治】利胆退黄、宽胸利膈。主治黄疸、胸胁胀痛、咳嗽气喘、胃痛、胆区疼痛。

【位　　置】在脊柱区，第 7 胸椎棘突下凹陷中，后正中线上。

【快速取穴】在背部，两侧肩胛下角连线与后正中线相交处即是。

【特效按摩】拇指点按或指掐本穴 3~5 分钟，以酸胀微疼为度，可改善心慌症状。

灵台——止咳定喘有绝招

灵，神灵；台，亭台。穴在神道和心俞两穴之下，喻为心灵之台，故名。

【功效主治】清热化湿、止咳定喘。主治疔疮、气喘、胃痛、脊背强痛、发热、胆区疼痛。

【位　　置】在脊柱区，第 6 胸椎棘突下凹陷中，后正中线上。

【快速取穴】俯卧位或坐位。在背部，当后正中线上，至阳上 1 胸椎处即是。

【特效按摩】按揉灵台、肺俞、鱼际各 5 分钟，以酸胀为度，每日 2 次，可治疗咳嗽气喘。

神道——缓解神经衰弱

神，心神；道，通道。心藏神，穴在心俞旁，如同心神之通道，故名。

【功效主治】宁心安神、清热平喘。主治健忘、小儿惊风、咳喘、脊背强痛、神经衰弱。

【位　　置】在脊柱区，第 5 胸椎棘突下凹陷中，后正中线上。

【快速取穴】俯卧位或坐位。在背部，当后正中线上，至阳上 2 个胸椎处即是。

【特效按摩】拇指按揉神道 5 分钟，以酸胀为度，每日 2 次，长期坚持可改善神经衰弱等。

身柱——止咳定喘有奇效

身，身体；柱，支柱。本穴上连头顶，下通背腰，如一身之支柱，故名。

【功效主治】宣肺清热、宁神镇咳。主治咳嗽气喘、身热、癫痫、消化不良。

【位　　置】在脊柱区，第 3 胸椎棘突下凹陷中，后正中线上。

【快速取穴】由平肩胛下角之椎体垂直向上摸 4 个椎体，其下缘凹陷处即是。

【特效按摩】拇指按揉本穴 3~5 分钟，以酸胀为度，每日 2 次，长期坚持可改善神经衰弱、癔症等。

陶道——改善心情常可按

陶，陶冶；道，通道。比喻脏腑之气汇聚于督脉，由此路上升，故名。

【功效主治】解表清热、截疟宁神。主治发热、潮热、疟疾、头痛、脊强、癫痫。

【位　　置】在脊柱区，第1胸椎棘突下凹陷中，后正中线上。

【快速取穴】颈背交界处椎体的最高点，垂直向下1个椎体，其下缘凹陷处即是。

【特效按摩】拇指点按本穴，或拍法作用于此区域，以酸胀或微微发红为度，可缓解颈部不适。

★ 大椎——消除气喘，缓解颈痛

颈背部以第7颈椎棘突隆起最高，所以称为"大椎"。

【功效主治】清热解表、截疟止痛。主治发热、疟疾、盗汗、咳嗽气喘、癫痫、小儿惊风、感冒、畏寒、风疹、头项强痛、颈椎病、落枕、中暑、发热。

【位　　置】在脊柱区，第7颈椎棘突下凹陷中，后正中线上。

【快速取穴】颈背交界处椎体的最高点，其下缘凹陷处即是。

【特效按摩】1.指掐本穴至轻微疼痛1~3分钟，可缓解咽喉疼痛。2.以拇指斜向上按压30秒后放开，重复几次，可消除气喘、缓解颈痛。

哑门——突然失音的急救穴

哑，音哑。本穴为治哑要穴，故名。

【功效主治】散风息风、开窍醒神。主治急性喉炎、舌强不语、癫痫、头痛、项强、中风、腰痛。

【位　　置】在颈后区，第2颈椎棘突上际凹陷中，后正中线上。

【快速取穴】后发际正中直上0.5寸处即是。

【特效按摩】1.拇指点按本穴3~5分钟，以酸胀为度，可治疗头痛、颈肌痉挛等。
2.以拇指向下直按30秒后放开，重复按几次，用于突然失音和后头痛。

风府——感冒来时别忘它

风，风邪；府，处所。本穴为治风邪之处，故名。

【功效主治】散风息风、通关开窍。主治头痛、眩晕、项强、中风不语、半身不遂、癫狂、目痛、鼻出血、咽喉肿痛、过敏性鼻炎。

【位　　置】在颈后区，枕外隆凸直下，两侧斜方肌之间凹陷中。

【快速取穴】正坐，头稍仰，使项部斜方肌松弛，从项后发际正中上推至枕骨而止即是。

【特效按摩】拇指按揉本穴5~10分钟，以酸胀为度，可改善风寒感冒初期症状。

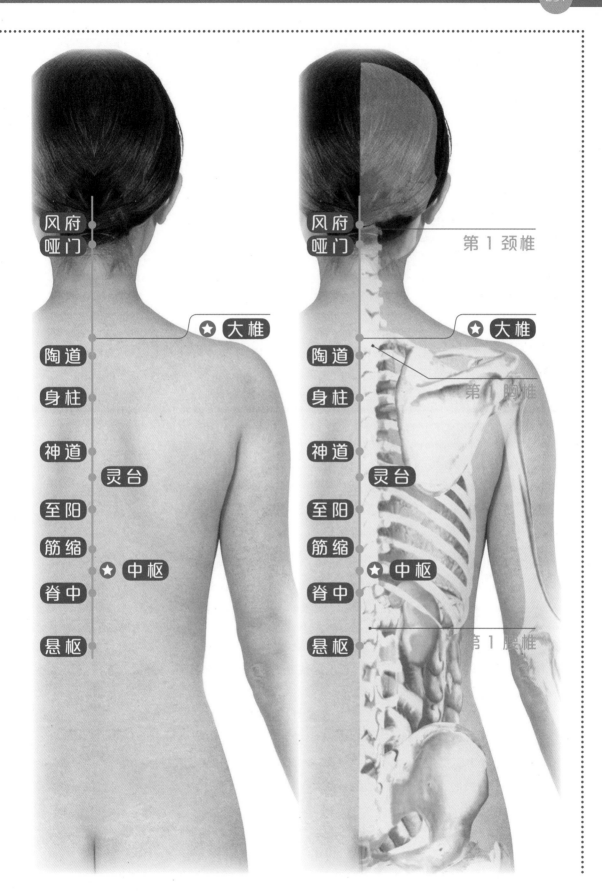

风府
哑门

大椎

陶道

身柱

神道

灵台

至阳

筋缩

中枢

脊中

悬枢

第 1 颈椎

第 1 胸椎

第 1 腰椎

脑户——即刻减轻头痛感

穴近枕骨大孔，为脑的门户，故名。

【功效主治】醒神开窍、平肝息风。主治头痛、后头部神经痛、项强、眩晕、癫痫。

【位　　置】在头部，枕外隆凸的上缘凹陷中。

【快速取穴】后正中线与枕外隆凸的上缘交点处的凹陷中，横平玉枕处即是。

【特效按摩】拇指或掌根按揉脑户5~10分钟，以酸胀为度，每日2次，可减轻眩晕。

强间——提升睡眠质量

强，坚硬；间，中间。枕骨甚坚，穴当其中，故名。

【功效主治】醒神宁心、平肝息风。主治头痛、目眩、项强、癫痫、失眠、高血压、低血压。

【位　　置】在头部，后发际正中直上4寸。

【快速取穴】枕部可摸到一突出的隆起（枕外隆凸），在该隆起的上缘可触及一凹陷，凹陷沿正中线向上2横指处即是。

【特效按摩】拇指点按强间3~5分钟，以酸胀为度，每日1~2次，可调理心烦、失眠。

后顶——头痛、眩晕可按它

穴在头顶，当百会穴之后，故名。

【功效主治】醒神安神、息风止痉。主治头痛、项强、眩晕、癫痫。

【位　　置】在头部，后发际正中直上5.5寸。

【快速取穴】百会向后1.5寸处即是。

【特效按摩】拇指点按本穴5分钟，以酸胀为度，每日1~2次，可改善颈项肌肉痉挛。

★ 百会——迅速提升阳气

穴在头顶，为一身之宗，百神所会，故名。

【功效主治】息风醒脑、升阳固脱。主治头痛、眩晕、中风失语、癫狂、癫痫、失眠、健忘、脱肛、子宫脱垂、阴道脱垂、久泻、高血压、脏器下垂。

【位　　置】在头部，前发际正中直上5寸。

【快速取穴】取两耳尖连线与头正中线相交处，按压有凹陷处即是。

【特效按摩】本穴为诸阳之会，拇指按揉本穴5~10分钟，以酸胀为度，可改善脑供血不足，提高学习效率等。

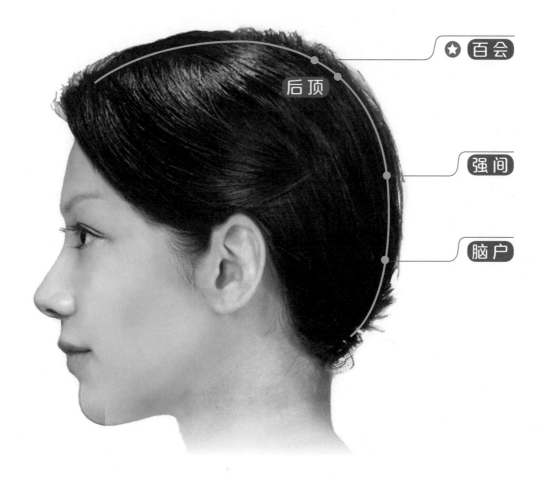

百会

后顶

强间

脑户

前顶——解决头晕、头痛

穴在头顶部，当百会穴之前，故名。

【功效主治】息风醒脑、宁神镇静。主治头痛、项强、中风偏瘫、癫痫、目赤肿痛、鼻窦炎。

【位　　置】在头部，前发际正中直上 3.5 寸。

【快速取穴】百会与囟会连线的中点处即是。

【特效按摩】拇指按揉本穴 5~10 分钟，以酸胀为度，可治疗小儿惊风、高血压、中风偏瘫等。

囟会——镇静安神疗效好

囟，颅囟；会，会合。穴当前囟所在处，故名。

【功效主治】安神醒脑、清热消肿。主治头痛、眩晕、鼻窦炎、鼻出血、癫痫、面赤。

【位　　置】在头部，前发际正中直上 2 寸。

【快速取穴】从前发际正中直上 3 横指处即是。

【特效按摩】拇指或示指按揉本穴 5~10 分钟，以酸胀为度，每日 1~2 次，有一定的镇静作用。

上星——五官疾病试试它

星者，人之七窍。穴居面部七窍之上方，故名。

【功效主治】息风清热、宁神通鼻。主治鼻窦炎、鼻出血、头痛、眩晕、癫狂、发热、疟疾。

【位　　置】在头部，前发际正中直上 1 寸。

【快速取穴】从前发际正中直上拇指 1 横指处即是。

【特效按摩】拇指按揉本穴 5 分钟，以酸胀为度，可改善五官病症，如目赤肿痛、鼻窦炎、鼻出血、额窦炎等。

★ 神庭——头昏时候常来按

庭，庭前广场。脑为元神之府，面为神之庭，穴居其上，故名。

【功效主治】宁神醒脑、降逆平喘。主治头痛、眩晕、失眠、癫痫、鼻渊、面神经麻痹。

【位　　置】在头部，前发际正中直上 0.5 寸。

【快速取穴】从前发际正中直上拇指 1 横指，拇指指甲中点处即是。

【特效按摩】拇指按揉本穴 5 分钟，以酸胀为度，可缓解头晕、目眩、鼻渊、鼻炎、流泪、目赤肿痛、夜盲等。

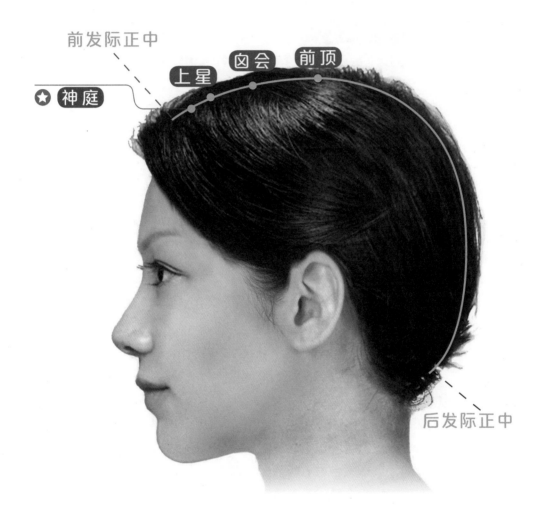

前发际正中

上星   囟会   前顶

★ 神庭

后发际正中

素髎——惊厥、昏迷的急救穴

素，白色；髎，骨缝。肺开窍于鼻，五色属白，本穴正位鼻尖之正中，故名。

【功效主治】除湿降浊。主治鼻塞、鼻出血、酒渣鼻、目痛、惊厥、昏迷、窒息。

【位　　置】在面部，鼻尖的正中央。

【快速取穴】在面部鼻尖的正中央（最高点处）即是。

【特效按摩】拇指掐按本穴，用稍大力量，惊厥、昏迷时按压有急救作用。

水沟——昏迷急救，止腰中痛

喻穴处如沟渠，承接下流之涕水，故名。又名人中，取立于鼻下狭而长似人立之意。

【功效主治】醒神开窍、清热息风。主治昏迷、晕厥、中风、癫狂、抽搐、口眼歪斜、牙痛、鼻塞、鼻出血、牙关紧闭、糖尿病、黄疸、遍身水肿、小儿惊风。

【位　　置】在面部，人中沟的上 1/3 与中 1/3 交点处。

【快速取穴】面部人中沟上 1/3 处，用力按压有酸胀感处即是。

【特效按摩】1. 拇指掐按本穴，直至苏醒为止，无效者立即就医。2. 急性腰扭伤时按揉本穴，并同时缓慢活动腰部，直至腰部疼痛消失、活动度正常为止。

兑端——牙痛、鼻塞就揉它

兑，指口；端，人中沟唇端。本穴在唇上端，故名。

【功效主治】清热散风、开窍醒神。主治口眼歪斜、鼻出血、癫疾、昏厥。

【位　　置】上唇尖端，上唇结节的中点。

【快速取穴】仰卧，面部人中沟下端的皮肤与上唇的交界处即是。

【特效按摩】拇指掐按本穴至酸胀，每日 2 次，可缓解牙痛、鼻塞。

龈交——预防下身水肿

穴在唇内齿上龈缝内，为任、督、足阳明三阳交会之所，故名。

【功效主治】宁神镇静、清热消肿。主治牙龈肿痛、鼻出血、癫狂、腰痛、痔疮。

【位　　置】在上唇内，上唇系带与上齿龈的交点。

【快速取穴】正坐仰头，提起上唇，于上唇系带与齿龈的移行处即是。

【特效按摩】用舌头向本穴顶，刺激本穴，有助于促进身体水分循环，预防下身水肿。

☆ 印堂——安神入眠

属经外奇穴。在额部，当两眉头之中间。

【功效主治】清头明目、通鼻开窍。主治头痛、眩晕、失眠、小儿惊风、鼻塞、目痛。

【位　　置】在头部，两眉毛内侧端中间的凹陷中。

【快速取穴】左右攒竹连线的中点处即是。

【特效按摩】拇指指腹缓慢平稳按揉本穴 3~5 分钟，可缓解紧张情绪，改善睡眠。

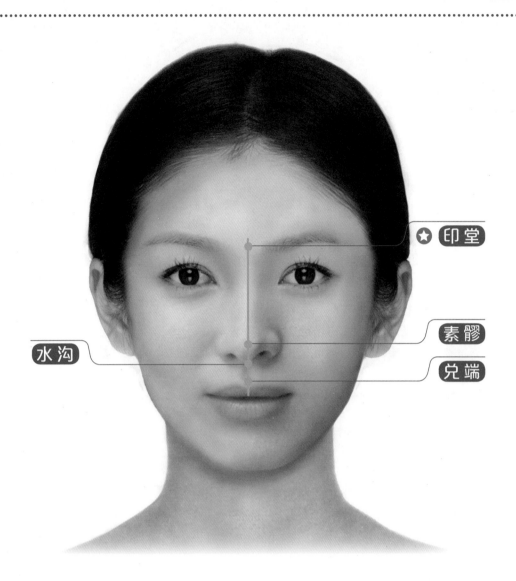

印堂

素髎

水沟

兑端

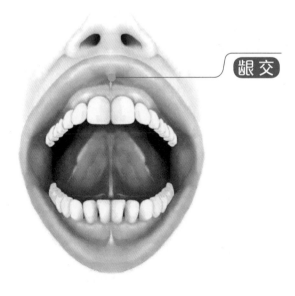

龈交

第三部分　经外奇穴与儿童按摩特定穴

第十七章　经外奇穴

★ **四神聪——头痛、健忘多点按**

【功效主治】镇静安神、清头明目、醒脑开窍。主治头痛、眩晕、失眠、健忘、癫痫、痴呆。

【位　　置】在头部，百会前后左右各旁开1寸，共4穴。

【快速取穴】先确定百会，再由百会向前后左右各1横指处即是。

【特效按摩】用示指指腹点按本穴3~5分钟，以酸胀为度，可缓解头痛、健忘、失眠等。

当阳——头痛、眩晕当阳属

【功效主治】疏风通络、清头明目。主治偏正头痛、眩晕、目赤肿痛。

【位　　置】在头部，瞳孔直上，前发际上1寸。

【快速取穴】直视前方，沿瞳孔垂直线从前发际向上1横指处即是。

【特效按摩】用示指指腹按揉本穴3~5分钟，每日2次，可有效改善偏正头痛、神经性头痛、眩晕等。

鱼腰——目胀酸痛效果佳

【功效主治】镇惊安神、疏风通络。目赤肿痛、目翳、眼睑下垂、眼睑痉挛、高血压。

【位　　置】在头部，瞳孔直上，眉毛中。

【快速取穴】直视前方，从瞳孔直上眉毛中即是。

【特效按摩】1.点按本穴3~5分钟，以酸胀感出现为效佳，可改善目胀酸痛。2.眉棱骨痛者以拇指指腹点按鱼腰10分钟，而后用示指桡侧刮眉棱骨20次。

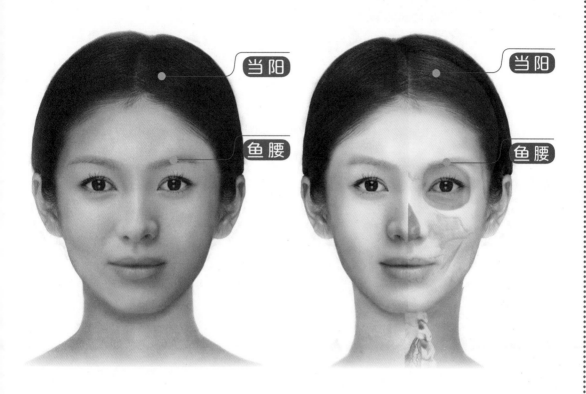

当阳
鱼腰
当阳
鱼腰

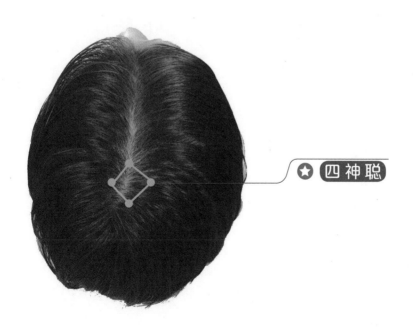

★ 四神聪

★ 太阳——有效调节脑神经

【功效主治】清肝明目、通络止痛。主治头痛、目疾、牙痛、头晕、神经衰弱、假性近视。

【位　　置】在头部，眉梢与目外眦之间，向后约一横指的凹陷中。

【快速取穴】目外眦与眉梢连线向后 1 横指处即是。

【特效按摩】用示指指腹点按本穴 3~5 分钟，以酸胀感出现为佳，可有提神醒脑之功效，亦可改善近视、目赤肿痛、视神经萎缩等。

★ 耳尖——缓解偏正头痛

【功效主治】清热祛风、解痉止痛。主治目赤肿痛、目翳、睑腺炎、咽喉肿痛。

【位　　置】在耳区，在外耳轮的最高点。

【快速取穴】将耳廓折向前方，耳廓上方的尖端处即是。

【特效按摩】揉搓本穴 200 次，每日 1 次，以局部透热为佳，可清热祛风、解痉止痛，也可缓解偏正头痛。

● 球后——防治眼疾

【功效主治】清热明目。主治目疾。

【位　　置】在面部，眶下缘外 1/4 与内 3/4 交界处。

【快速取穴】承泣的稍外上方处即是。

【特效按摩】用示指指尖按揉本穴 3~5 分钟，每日坚持按摩，可以缓解眼部疾病，如近视、斜视、青光眼等。

★ 上迎香——专治鼻部病症

【功效主治】清利鼻窍、通络止痛。主治鼻塞、鼻窦炎、目赤肿痛、迎风流泪、头痛。

【位　　置】在面部，鼻翼软骨与鼻甲的交界处，近鼻翼沟上端处。

【快速取穴】鼻侧，鼻唇沟上端尽处即是。

【特效按摩】点按本穴 3~5 分钟，以酸胀为度，可有效缓解鼻部病症，也可减轻头痛。

● 内迎香——预防鼻炎

【功效主治】清热通窍。主治鼻疾、目赤肿痛。

【位　　置】在鼻孔内，鼻翼软骨与鼻甲交界的黏膜处。

【快速取穴】与上迎香相对处的鼻黏膜上即是。

【特效按摩】按揉本穴 3~5 分钟，每日 3 次，可有效辅助治疗鼻炎，对目赤肿痛、头痛也有很好的功效。

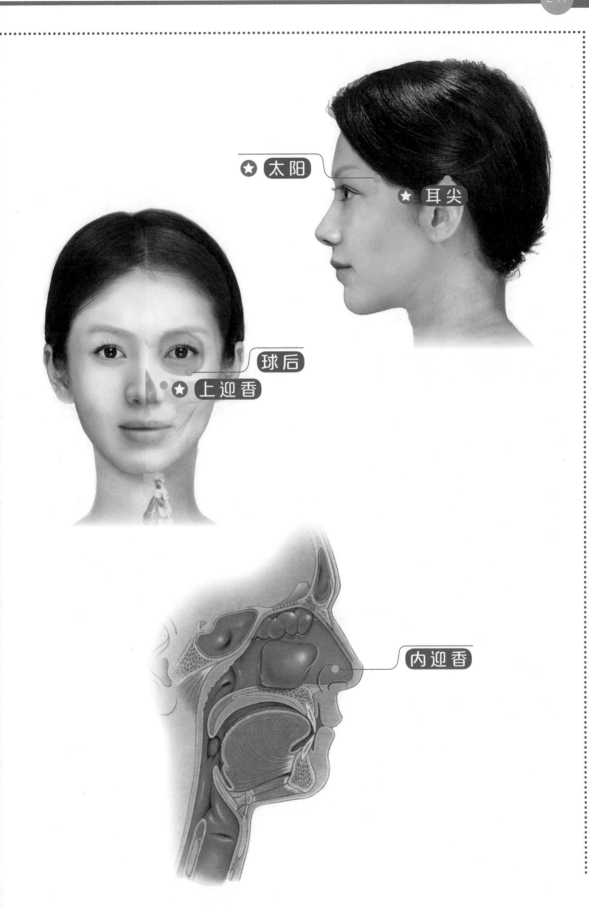

★ 太阳

★ 耳尖

球后

★ 上迎香

内迎香

聚泉——味觉减退就按它

【功效主治】清散风热、祛邪通窍。主治舌强、舌缓、食不知味、糖尿病、气喘。

【位　　置】在口腔内，舌背正中缝的中点处。

【快速取穴】张口伸舌，在口腔内，舌背正中缝的中点处即是。

【特效按摩】本穴不宜按摩。

★ 海泉——主治口腔炎症

【功效主治】祛邪开窍、生津止渴。主治舌体肿胀、舌缓不收、糖尿病。

【位　　置】在口腔内，舌下系带中点处。

【快速取穴】张口，舌卷上翘，抵上腭，在口腔内舌下系带中点处即是。

【特效按摩】本穴不宜按摩。

金津——中暑昏迷可刺它

【功效主治】清泄热邪、生津止渴。主治舌强不语、口疮、呕吐、糖尿病。

【位　　置】在口腔内，舌下系带左侧的静脉上。

【快速取穴】张口，将舌向上转卷至后方，可见舌系带两旁的静脉青筋隐约处，左
　　　　　　侧即是。

【特效按摩】本穴不宜按摩。

玉液——预防口腔疾病

【功效主治】清泄热邪、生津止渴。主治舌强不语、口疮、呕吐、糖尿病。

【位　　置】在口腔内，舌下系带右侧的静脉上。

【快速取穴】张口，将舌向上转卷至后方，可见舌系带两旁的静脉青筋隐约处，右
　　　　　　侧即是。

【特效按摩】本穴不宜按摩

翳明——善治各种眼疾

【功效主治】明目聪耳、宁心安神。主治目疾、耳鸣、失眠、头痛。

【位　　置】在项部，翳风后 1 寸。

【快速取穴】将耳垂向后按，从正对耳垂的边缘，按压有凹陷处向后拇指 1 横指处
　　　　　　即是。

【特效按摩】1.用示指指腹点按本穴 3~5 分钟，每日 1 次，对耳鸣、失眠、头痛有
　　　　　　很好的功效。2.坚持按摩本穴，可以改善各种眼疾症状。

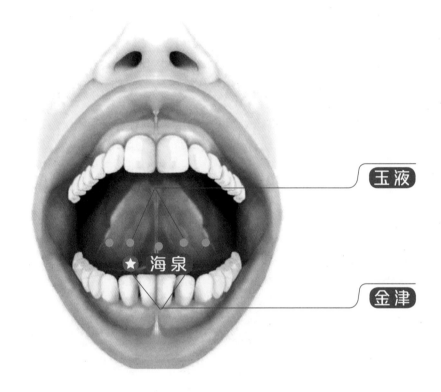

玉液

★ 海泉

金津

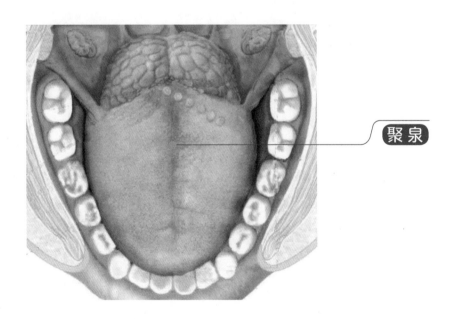

聚泉

颈百劳——颈肩不适的克星

【功效主治】滋补肺阴、舒筋活络。主治颈项强痛、咳嗽气喘、潮热、盗汗。

【位　　置】在项部，第7颈椎棘突直上2寸，后正中线旁开1寸。

【快速取穴】在项部，第7颈椎棘突直上2横指处旁开1寸处即是。

【特效按摩】每日坚持点按本穴3~5分钟，以酸胀为度，可缓解颈肩部不适。

★ 子宫——摆脱女人难言苦恼

【功效主治】调经理气、升提下陷。主治子宫脱垂、不孕、痛经、崩漏、月经不调。

【位　　置】在下腹部，脐中下4寸，前正中线旁开3寸。

【快速取穴】中极旁开4横指，按压有酸胀感处即是。

【特效按摩】用示指指腹点按或用掌根按揉本穴3~5分钟，每日2次，长期坚持可有效治疗和预防妇科疾病。

★ 定喘——即刻缓解咳喘

【功效主治】止咳平喘、通宣理肺。主治哮喘、咳嗽、落枕、肩背痛、上肢疼痛不举。

【位　　置】在脊柱区，横平第7颈椎棘突下，后正中线旁开0.5寸。

【快速取穴】大椎旁开0.5寸即是。

【特效按摩】1.用示指指腹点按本穴3~5分钟，每日2次，可有效治疗呼吸系统之病症。2.肩部疼痛时，点按本穴至酸胀感为佳，可缓解疼痛。

夹脊——调节脏腑功能

【功效主治】调节脏腑功能。①胸1~5夹脊：心肺、胸部及上肢疾病。②胸6~12夹脊：主治胃肠、脾、肝、胆疾病。③腰1~5夹脊：主治下肢疼痛，腰、骶、小腹部疾病。④辅助治疗高血压。

【位　　置】在脊柱区，第1胸椎至第5腰椎棘突下两侧，后正中线旁开0.5寸，一侧17穴。

【快速取穴】颈背交界处之椎体的最高点（第7颈椎）向下循推分别是第1胸椎（12个胸椎）至第5腰椎（5个腰椎），从各椎棘突下旁开半横指处即是。

【特效按摩】用示指指腹点按本穴3~5分钟，每日1次，以酸胀感出现为佳，可有效调节全身脏腑功能。

胃脘下俞——治疗胰腺炎

【功效主治】健脾和胃、理气止痛。主治胃痛、腹痛、胸胁痛、糖尿病、胰腺炎。

【位　　置】在脊柱区，横平第8胸椎棘突下，后正中线旁开1.5寸。

【快速取穴】平肩胛骨下角之椎体再往下推1个椎体，其下缘旁开2横指处即是。

【特效按摩】用示指指腹点按本穴3~5分钟，以酸胀为度，对缓解胰腺炎症状有很好的功效。

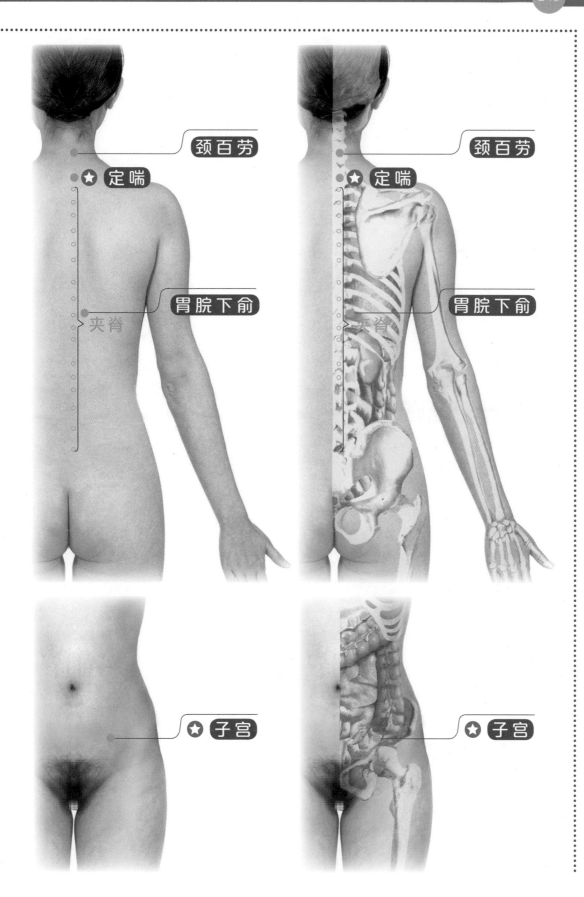

颈百劳

定喘

胃脘下俞

夹脊

颈百劳

定喘

胃脘下俞

夹脊

子宫

子宫

痞根——胃部病症效果佳

【功效主治】健脾和胃、理气止痛。主治腰痛、腹部肿块、内脏肿瘤。

【位　　置】在腰区，横平第 1 腰椎棘突下，后正中线旁开 3.5 寸。

【快速取穴】肓门外 0.5 寸处即是。

【特效按摩】用示指指腹点按本穴 3~5 分钟，每日 1 次，可辅助治疗胃痉挛、胃炎、肝炎等。

下极俞——壮腰能手

【功效主治】强腰健肾。主治腰痛、小便不利、遗尿。

【位　　置】在腰区，第 3 腰椎棘突下。

【快速取穴】命门下 1 个棘突处即是。

【特效按摩】用示指指腹点按本穴 3~5 分钟，每日 1 次，以酸胀为度，对腰肌劳损有特效。

腰宜——强腰益肾有高招

【功效主治】强腰益肾。主治腰痛、小便不利、遗尿。

【位　　置】在腰区，横平第 4 腰椎棘突下，后正中线旁开 3 寸。

【快速取穴】大肠俞外 1.5 寸处即是。

【特效按摩】用示指指腹点按本穴 3~5 分钟，每日 2 次，有强腰益肾之功，可辅助治疗腰痛、脊柱强直。

✪ 腰眼——腰痛当然找腰眼

【功效主治】强腰健肾。主治妇人血崩、腰痛、脊柱强直。

【位　　置】在腰区，横平第 4 腰椎棘突下，后正中线旁开约 3.5 寸凹陷中。

【快速取穴】直立时，约横平腰阳关两侧呈现的圆形凹陷中即是。

【特效按摩】用示指指腹点按本穴 3~5 分钟，每日 1 次，以酸胀为佳，可减轻腰痛、腹痛。

十七椎——胎位不正最有功

【功效主治】强腰益肾。主治腰骶痛、痛经、崩漏、月经不调、遗尿。

【位　　置】在腰区，第 5 腰椎棘突下凹陷中。

【快速取穴】腰阳关下 1 个棘突处即是。

【特效按摩】点揉十七椎 3~5 分钟，以酸胀为佳，对胎位不正有很好的效果。

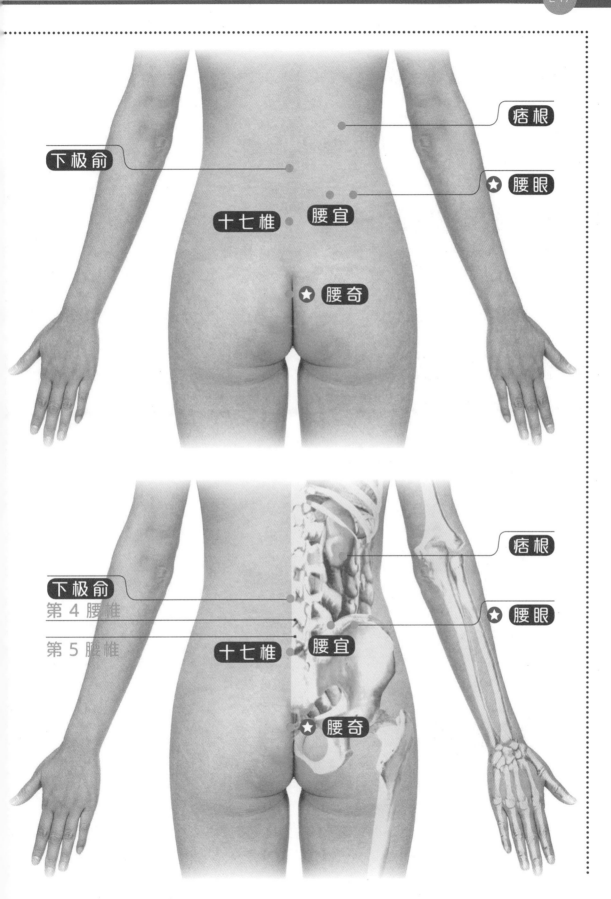

痞根

下极俞

★ 腰眼

十七椎　　腰宜

★ 腰奇

痞根

下极俞
第 4 腰椎

★ 腰眼

第 5 腰椎

十七椎　　腰宜

★ 腰奇

★ 腰奇——治痔疮就找它

【功效主治】防痔疮、止便秘。主治便秘、癫痫、失眠、头痛。

【位　　置】在骶区，尾骨端直上2寸，骶角之间凹陷中。

【快速取穴】尾骨端直上3横指凹陷处即是。

【特效按摩】点按本穴3~5分钟，每日2次，以酸胀为佳，是治疗痔疮之要穴。

肘尖——防治颈淋巴结结核

【功效主治】化瘀消肿。主治痈疽、疔疮、颈淋巴结结核。

【位　　置】在肘后区，尺骨鹰嘴的尖端。

【快速取穴】屈肘，尺骨鹰嘴突起之尖端处即是。

【特效按摩】按揉本穴3~5分钟，以酸胀为度，每日2次，可有效防治淋巴结结核。

二白——治疗痔疮脱肛的要穴

【功效主治】调和气血、提肛消痔。主治痔疮、脱肛、前臂痛、胸胁痛。

【位　　置】在前臂前区，腕掌侧远端横纹上4寸，桡侧腕屈肌腱的两侧，一肢2穴。

【快速取穴】屈腕，呈现两条肌腱，其中一个穴点在间使后1寸两腱间，另一穴点在桡侧腕屈肌腱的桡侧。

【特效按摩】用示指指腹点按本穴3~5分钟，以酸胀为度，每日2次，可提肛消痔，对痔疮脱肛有很好的功效。

中泉——治哮喘效果佳

【功效主治】理气宽胸、调和气血。主治胸胁胀满、咳嗽气喘、胃脘疼痛、掌心发热。

【位　　置】在前臂后区，腕背侧远端横纹上，指总伸肌腱桡侧的凹陷中。

【快速取穴】阳溪与阳池连线的中点处即是。

【特效按摩】用示指指腹点按本穴3~5分钟，以出现酸胀感为佳，每日2次，可防治哮喘。

中魁——止呕、止反胃的要穴

【功效主治】疏通活络、降逆和胃。主治牙痛、鼻出血、反胃、呕吐。

【位　　置】在手指，中指背面，近侧指间关节的中点处。

【快速取穴】在中指背侧第2指骨关节横纹中点即是。

【特效按摩】1.呃逆时，用示指指腹点按本穴至酸胀透热感为上佳，能缓解呃逆。

　　　　　　2.以手指向下直按30秒后放开，重复按摩几次，可止呕、止反胃。

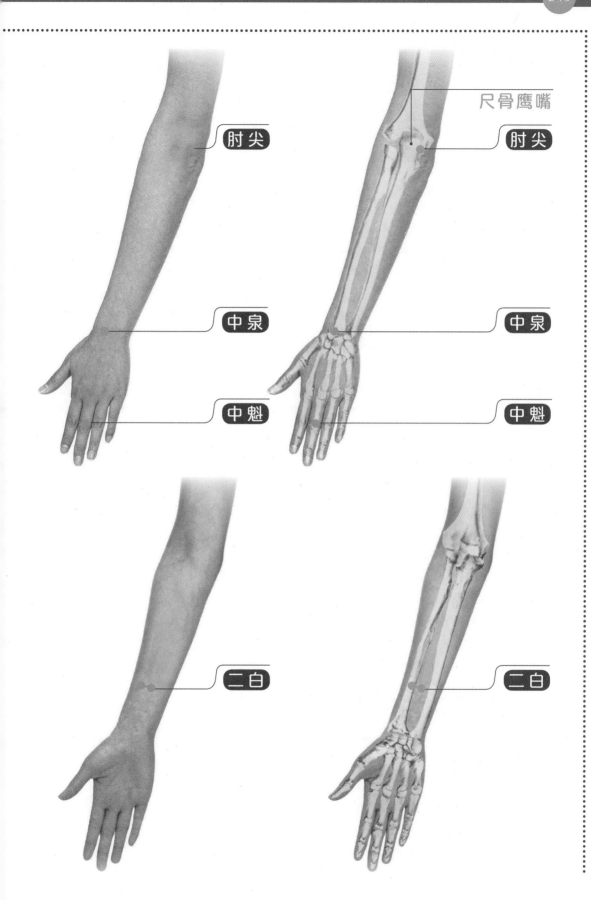

尺骨鹰嘴

肘尖

肘尖

中泉

中泉

中魁

中魁

二白

二白

大骨空——退翳明目

【功效主治】祛风泻火、退翳明目。主治目痛、目翳、吐泻、鼻出血。

【位　　置】在手指，拇指背面，指间关节的中点处。

【快速取穴】在拇指指关节背侧中点，当横纹上即是。

【特效按摩】用示指指腹点按本穴 3~5 分钟，每日 2 次，以酸胀为度，可退翳明目。

小骨空——治目赤肿痛

【功效主治】明目止痛。主治目赤肿痛、目翳、咽喉肿痛。

【位　　置】在手指，小指背面，近侧指间关节的中点处。

【快速取穴】在小指背侧第 2 指骨关节横纹中点处即是。

【特效按摩】点按本穴 3~5 分钟，每日 2 次，以酸胀为佳，可有效治疗目赤肿痛。

腰痛点——急性腰扭伤就点它

【功效主治】舒经活络、化瘀止痛。主治急性腰扭伤。

【位　　置】在手背，第 2、3 掌骨间及第 4、5 掌骨间，腕背侧远端横纹与掌指关节的中点处，一手 2 穴。

【快速取穴】伏掌，一穴在手背第 2、3 掌骨间当掌骨长度之中点；另一穴在手背第 4、5 掌骨间当掌骨长度之中点。

【特效按摩】用示指指腹或肘尖点按本穴 3~5 分钟，每日 1 次，以酸胀透热感出现为佳，可有效治疗急性腰扭伤。

外劳宫——落枕找外劳宫

【功效主治】理气和中、通经活络、祛风止痛。主治落枕、手指麻木、手指屈伸不利。

【位　　置】在手背，第 2、3 掌骨间，掌指关节后 0.5 寸（指寸）凹陷中。

【快速取穴】与劳宫前后相对处即是。

【特效按摩】落枕发作时，用示指指尖关节点按对侧外本穴 3~5 分钟，以酸胀透热为度，同时活动颈部，能有效缓解疼痛以及改善颈部的活动度。

八邪——头痛、咽痛可找它

【功效主治】祛风通络、清热解毒。主治烦热、目痛、毒蛇咬伤、手指麻木、小儿厌食。

【位　　置】在手背，第 1~5 指间，指蹼缘后方赤白肉际处，左右共 8 穴。

【快速取穴】微握拳，第 1~5 指间缝纹端凹陷中即是。其中第 4、5 指间处即液门。

【特效按摩】用示指指间关节点按本穴 3~5 分钟，以酸胀为度，可疏通局部气血，缓解头痛、咽痛。

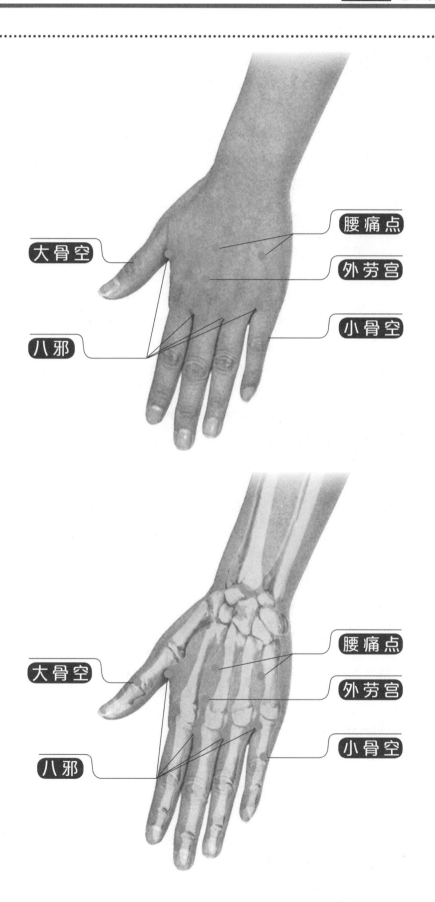

大骨空

腰痛点

外劳宫

小骨空

八邪

大骨空

腰痛点

外劳宫

小骨空

八邪

四缝——告别小儿食积

【功效主治】消食导滞、祛痰化积。主治小儿疳积、腹泻、百日咳、气喘、咳嗽、蛔虫病。

【位　　置】在手指，第2~5指掌面的近侧指间关节横纹的中央，一手4穴。

【快速取穴】第2至第5指的第2指关节横纹的中点处即是。

【特效按摩】本穴可刺络放血，不宜按摩。

十宣——降低中风者脑压

【功效主治】清热开窍。主治昏迷、高热、昏厥、中暑、癫痫、咽喉肿痛。

【位　　置】在手指，十指尖端，距指甲游离缘0.1寸（指寸），左右共10穴。

【快速取穴】在手十指尖端，距指甲游离缘0.1寸处即是。

【特效按摩】按摩本穴时，用拇指的指甲用力反复重掐，以有酸痛感为主，刺激总时间每次以不超过5分钟为宜。也可选用牙签等物品，以适当的力量进行按压，时间3~5分钟，视个人感觉可稍加长时间，可降低中风者的脑压。

髋骨——治膝关节炎就找它

【功效主治】祛风湿、清热。主治结核性关节炎、下肢痿痹。

【位　　置】在股前区，梁丘两旁各1.5寸，一肢2穴。

【快速取穴】坐位，大腿前面下部，梁丘两旁各1.5寸处。

【特效按摩】用示指指腹点按本穴3~5分钟，以酸胀为度，可有效防治膝关节炎。

★ 鹤顶——下肢无力按按它

【功效主治】通利关节。主治膝关节酸痛、腿足无力、结核性关节炎。

【位　　置】在膝前区，髌底中点的上方凹陷中。

【快速取穴】屈膝，在髌骨上缘正中可触及一凹陷处即是。

【特效按摩】用示指指腹点按本穴3~5分钟，以酸胀为佳，每日2次，可防治膝关节痛，缓解下肢无力。

百虫窝——止皮肤瘙痒

【功效主治】祛风、驱虫、止痒。主治皮肤瘙痒、风疹、湿疹、疮疡、蛔虫病。

【位　　置】在股前区，髌底内侧端上3寸。

【快速取穴】屈膝，血海上1寸处即是。

【特效按摩】用示指指腹点按本穴3~5分钟，每日2次，以酸胀为度，可辅助治疗皮肤瘙痒。

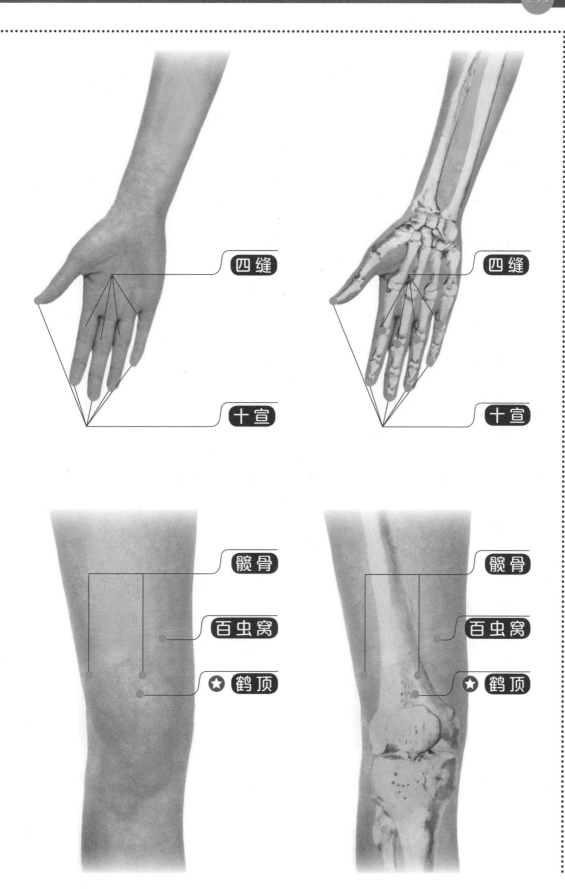

★ 内膝眼——治疗膝关节炎

【功效主治】活血通络、通利关节。主治膝肿痛、膝骨性关节炎。

【位　　置】在膝部，髌韧带内侧凹陷处的中央。

【快速取穴】与犊鼻内外相对处即是。

【特效按摩】点按本穴 3~5 分钟，以酸胀透热为度，每日 2 次，可预防和治疗膝
　　　　　　关节炎。

胆囊——胆囊炎的急用穴

【功效主治】利胆通腑。主治急、慢性胆囊炎，胆石症，胆绞痛，胆道蛔虫症。

【位　　置】在小腿外侧，腓骨小头直下 2 寸。

【快速取穴】在阳陵泉下 2 寸左右之压痛明显处即是。

【特效按摩】本穴是胆囊炎急用穴。以拇指向下按压 30 秒后放开，重复几次；或握
　　　　　　空拳敲打数分钟，可缓解胆囊炎疼痛。

阑尾——阑尾炎找阑尾

【功效主治】清热解毒、化瘀通腑。主治急、慢性阑尾炎。

【位　　置】在小腿外侧，髌韧带外侧凹陷下 5 寸，胫骨前嵴外一横指（中指）。

【快速取穴】上巨虚上 1 寸处即是。

【特效按摩】点按或握空拳敲打本穴 3~5 分钟，每日 2 次，以酸胀为佳，可辅助治
　　　　　　疗阑尾炎。

外踝尖——舒筋活络止拘急

【功效主治】舒筋活络。主治十趾拘急、小腿外侧肌肉拘紧疼痛、牙痛、重舌。

【位　　置】在踝区，外踝的最凸起处。

【快速取穴】外踝的最高点处即是。

【特效按摩】点按本穴 3~5 分钟，每日 1 次，以酸胀为度，长期坚持可有效防治十
　　　　　　趾拘急。

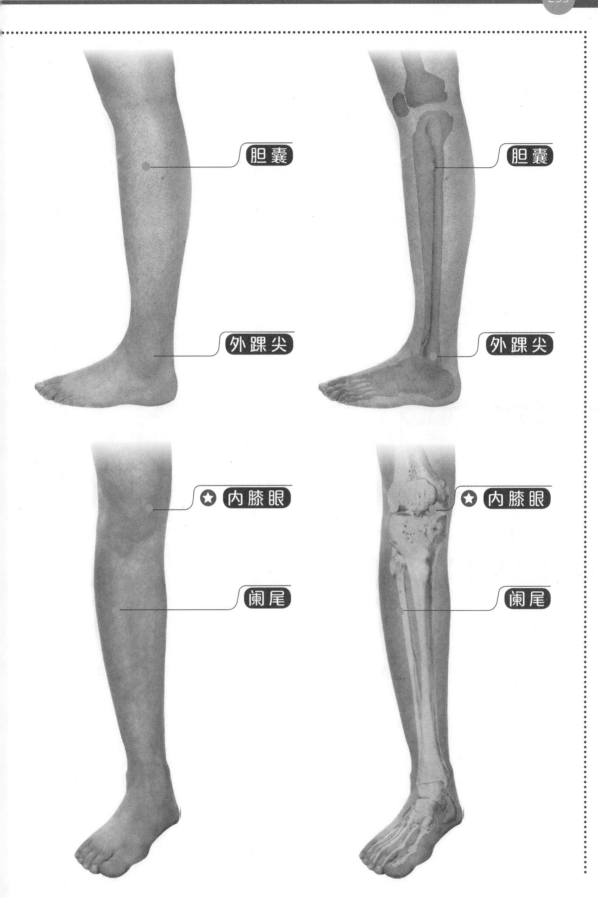

胆囊

胆囊

外踝尖

外踝尖

★ 内膝眼

★ 内膝眼

阑尾

阑尾

内踝尖——远端取穴治牙痛

【功效主治】舒筋活络。主治乳蛾、牙痛、小儿不语、霍乱转筋。

【位　　置】在踝区，内踝的最凸起处。

【快速取穴】内踝之最高点处即是。

【特效按摩】点按本穴 3~5 分钟，每日 1 次，以酸胀为度，可止牙痛。

★ 八风——足部肿痛选八风

【功效主治】祛风通络、清热解毒。主治趾痛、足背肿痛、足趾麻木。

【位　　置】在足背，第 1~5 趾间，趾蹼缘后方赤白肉际处，左右共 8 穴。

【快速取穴】于足 5 趾各趾间缝纹头尽处即是。

【特效按摩】揉搓本穴至穴位胀红酸痛为佳，可祛风通络、清热解毒，有效止牙痛等。

独阴——缓解心绞痛

【功效主治】调理冲任。主治胸胁痛、心绞痛、呕吐、胞衣不下、月经不调、疝气。

【位　　置】在足底，第 2 趾的跖侧远端趾间关节的中点。

【快速取穴】仰足，在第 2 足趾掌面的远端趾关节横纹中点处即是。

【特效按摩】用示指指腹点按本穴 3~5 分钟，以酸胀为度，可缓解心绞痛。

气端——中风急救按气端

【功效主治】镇痉舒筋。主治足趾麻木、足背红肿疼痛、卒中。

【位　　置】在足趾，十趾端的中央，距趾甲游离缘 0.1 寸（指寸），左右共 10 穴。

【快速取穴】在足十趾尖端取穴，左右共 10 穴。

【特效按摩】点揉本穴至局部发红酸痛为佳，可缓解足痛，也是中风急症的急救穴。

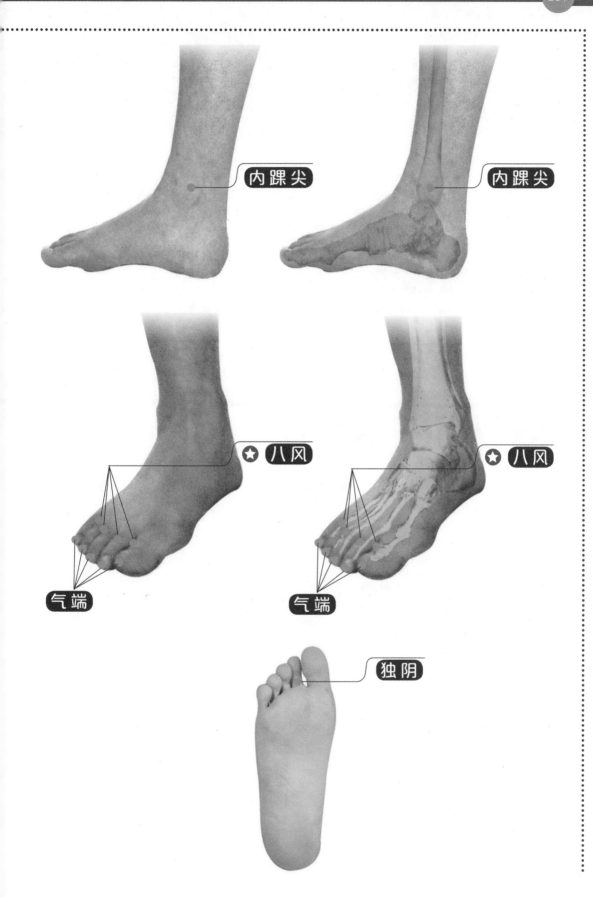

　　小儿按摩时常用到一些儿童特有的穴位，这些穴位被称为特定穴。这些穴位不仅有"点"状，还有"线"状及"面"状，且以两手居多，正所谓"小儿百脉汇于两掌"。

坎宫——疏风解表推坎宫

【功效主治】疏风解表、醒脑明目、止头痛。主治感冒、发热、抽搐、癫痫、头痛、目赤痛。

【位　　置】自眉头起沿眉向眉梢成一横线。

【特效按摩】从眉心向额上交替直推，称开天门，推 30~50 次。与攒竹、太阳合用可治疗外感发热。与肝经、小天心、天河水合用可治疗目赤肿痛。

天门（攒竹）——镇静安神推天门

【功效主治】发汗解表、镇静安神、开窍醒神。主治发热、头痛、感冒、精神萎靡、惊恐不安。

【位　　置】两眉中间至前发际线成一直线。

【特效按摩】用拇指指腹按揉 50~100 次，或两拇指自下而上交替直推。与坎宫、太阳合用可治疗风寒感冒。与五指节、肝经、百会合用可治疗小儿烦躁不安。

耳后高骨——缓解烦躁有奇效

【功效主治】疏风解表、安神除烦。主治头痛、抽搐、癫痫、烦躁不安。

【位　　置】耳后入发际高骨下凹陷中。

【特效按摩】两拇指或中指按揉 30~50 次，可缓解神昏烦躁等。与坎宫、太阳、天门合用治疗感冒头痛。

天柱骨——恶心、呕吐找天柱骨

【功效主治】降逆止呕、祛风散寒。主治呕吐、恶心、颈项强痛、发热、抽搐、癫痫。

【位　　置】颈后发际正中至大椎成一直线。

【特效按摩】可用汤匙稍蘸水后由上向下刮，或用拇指或示指由上向下推按，可缓解恶心、呕吐。配中脘、横纹推向板门，可治疗呕吐。配风池、二扇门可治疗外感发热、颈项强痛。

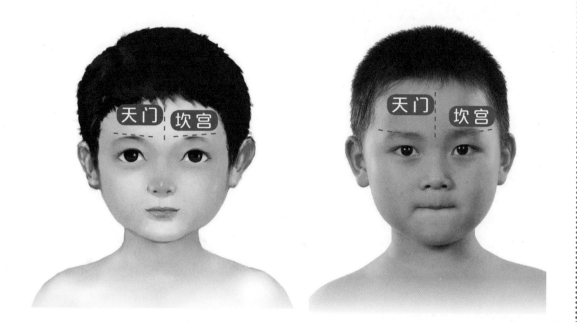

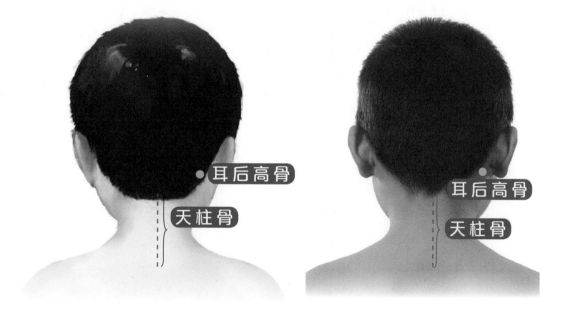

乳根——胸闷、咳嗽寻乳根

【功效主治】宽胸理气、止咳化痰。主治咳嗽气喘。

【位　　置】乳下 2 分。

【特效按摩】中指指端揉本穴，可治疗胸闷、咳嗽、痰鸣、呕吐等。常配乳旁共用，以示、中两指同时操作。

乳旁——痰鸣、呕吐最有功

【功效主治】宽胸理气、止咳化痰。主治胸闷、咳嗽、痰鸣、呕吐。

【位　　置】乳头外旁开 0.2 寸。

【特效按摩】中指指端揉，称揉乳旁，20~50 次，可治疗胸闷、咳嗽、痰鸣、呕吐等。常配乳根共用，以示、中两指同时操作。

胁肋——顺气化痰搓胁肋

【功效主治】顺气化痰、除胸闷、开积聚。主治胁痛、胸闷、疳积、气急痰喘、肝脾肿大。

【位　　置】从腋下两胁至天枢处。

【特效按摩】以两手掌从两胁腋下搓摩至天枢处，50~100 次，多用于小儿由于食积、痰壅、气逆所致的胸闷、腹胀等。多与捏脊相配合，治疗小儿食积。中气下陷、肾不纳气者慎用。

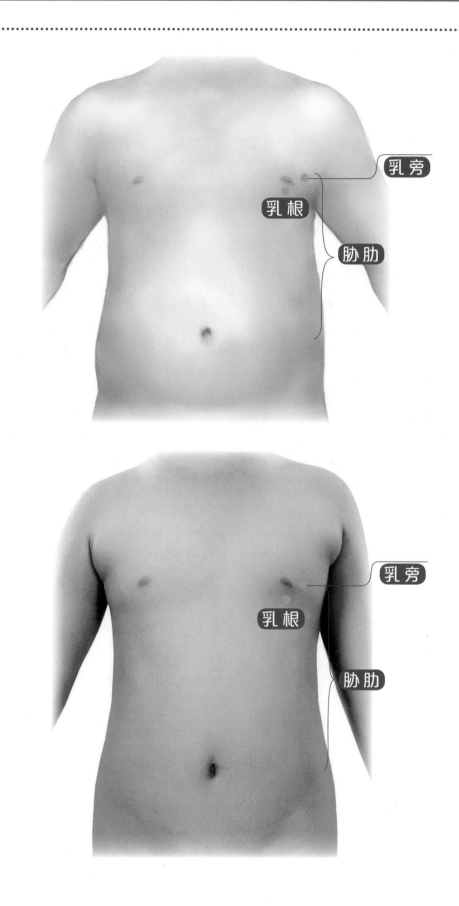

乳旁

乳根

胁肋

乳旁

乳根

胁肋

腹——小儿厌食分推腹

【功效主治】健脾和胃、理气消食。主治腹痛、腹胀、呕吐、泄泻、便秘、消化不良。

【位　　置】腹部。

【特效按摩】沿肋弓角边缘或自中脘至脐，向两旁分推，100~200 次；以掌或四指摩腹 5 分钟。对于小儿腹泻、呕吐、恶心、便秘、腹胀、厌食等消化功能紊乱病症效果较好。常与捏脊、按揉足三里合用，为小儿常用保健手法。

丹田——培肾固本属丹田

【功效主治】培肾固本、温补下元、分清别浊。主治少腹痛、遗尿（尿床）、脱肛、小便赤少。

【位　　置】小腹部（脐下 2 寸与 3 寸之间）。

【特效按摩】或揉或摩，揉 50~100 次，摩 5 分钟，临床上常与推三关、揉外劳等合用，可用于小儿腹痛、疝气、遗尿、脱肛等。

肚角——小儿腹痛效果佳

【功效主治】止腹痛。主治腹胀、腹痛、泻痢。

【位　　置】脐下 2 寸，前正中线旁开 2 寸。

【特效按摩】用拇、示、中三指做拿法，3~5 次，常与丹田合用，对小儿腹痛效果显著。对各种原因引起的腹痛均可应用，特别对寒痛、伤食痛效果更佳。

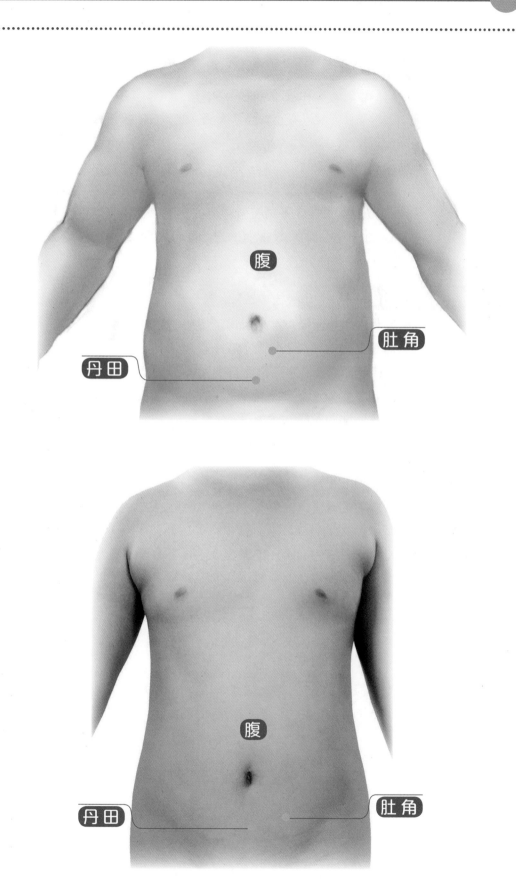

脊柱——疳积、腹泻可捏脊

【功效主治】调阴阳、理气血、和脏腑、通经络、培元气、清热。主治发热、感冒、
腹泻、腹痛、恶心、呕吐、营养不良、便秘、抽搐、癫痫、夜啼、脱肛、
遗尿（尿床）等。

【位　　置】大椎至长强呈一直线。

【特效按摩】用示、中二指面自上而下推，推 100~300 次。然后自下而上捏脊，一
般捏 3~5 遍，每捏 3 下再将背脊皮提一下，捏 3~5 次。常与补脾经、
补肾经、推三关、摩腹、按揉足三里等配合应用，用于小儿疳积、腹泻等。

七节骨——气虚下陷最有功

【功效主治】温阳止泻、泄热通便。主治泄泻、便秘、腹胀、脱肛。

【位　　置】第 4 腰椎至尾椎骨端（长强）成一直线。

【特效按摩】用拇指桡侧面或示、中二指面自下向上或自上向下直推，100~300 次，
能泄热通便，用于肠热便秘、痢疾等。常与按揉百会、揉丹田等合用
治疗气虚下陷的脱肛、遗尿等。

龟尾——揉龟尾理大肠

【功效主治】调理大肠。主治泄泻、痢疾、便秘、脱肛、遗尿（尿床）。

【位　　置】尾骨骨端。

【特效按摩】拇指指端或中指指端揉，100~300 次，有调理大肠之功效。常与揉脐、
推七节骨配合使用，治疗腹泻、便秘等。

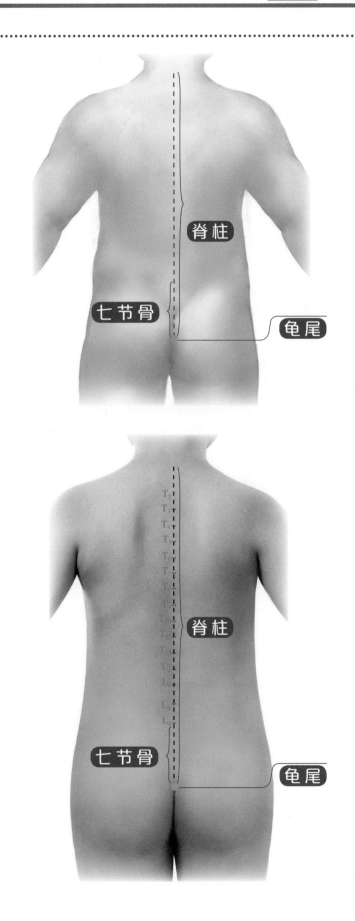

脾经——小儿脾疾推脾经

【功效主治】补脾经能健脾胃、补气血；清脾经能清热利湿、化痰止呕。主治伤食（饮食不当，损伤脾胃）、腹泻、便秘、呕吐、痢疾、食欲不振、黄疸、精神萎靡。

【位　　置】拇指桡侧缘，自指尖至指根赤白肉际处。

【特效按摩】小儿拇指屈曲，循拇指桡侧缘向指根方向直推为补，称为补脾经；由指根向指端方向直推为清，称为清脾经。补脾经可治疗食欲不振、肌肉消瘦、消化不良等。清脾经用于湿热熏蒸、皮肤发黄、恶心、呕吐、腹泻、痢疾等。

肝经——小儿肝疾推肝经

【功效主治】平肝泻火、息风镇惊、解郁除烦。主治烦躁不安、五心烦热、口苦咽干、头痛、头晕、目赤、抽搐、癫痫。

【位　　置】示指末节罗纹面。

【特效按摩】自指尖向示指掌面末节指纹方向直推为补，称为补肝经；自示指掌面末节指纹推向指尖为清，称为清肝经。100~500次。清肝经常用于惊风、抽搐、烦躁不安、五心烦热等。肝经一般宜清不宜补。

心经——小儿心疾推心经

【功效主治】清心经可清心泻火；补心经可养心安神。主治高热神昏、五心烦热、口舌生疮、小便赤涩、心烦不安。

【位　　置】中指末节罗纹面。

【特效按摩】自指尖向中指掌面末节指纹方向直推为补，称为补心经；自中指掌面末节指纹向指尖方向直推为清，称为清心经。100~500次。清心经常用于高热神昏、面赤口疮、小便短赤等。心经宜清不宜补。与清天河水、清小肠等合用，清心火效更佳。

肺经——小儿肺疾推肺经

【功效主治】补肺经可补益肺气；清肺经可宣肺清热、疏风解表、化痰止咳。主治感冒、发热、咳嗽气喘、胸闷、脱肛、虚汗怕冷。

【位　　置】环指末节罗纹面。

【特效按摩】自指尖向环指掌面末节指纹方向直推为补，称为补肺经；自环指掌面末节指纹向指间方向直推为清，称为清肺经。100~500次。补肺经常用于肺气虚损、咳嗽气喘、虚汗怕冷等；清肺经用于感冒发热及咳嗽气喘、痰鸣等。

肾经——小儿肾疾推肾经

【功效主治】补肾经可补肾益脑、温养下元；清肾经可清利下焦湿热。主治肾虚腹泻、遗尿（尿床）、虚喘、先天不足、久病体虚、小便赤涩。

【位　　置】小指至掌根尺侧边缘成一直线。

【特效按摩】自指根向指尖方向直推为补，称为补肾经；自指尖向指根方向直推为清，称为清肾经。100~500 次。补肾经用于先天不足、久病体虚、久泻、多尿、遗尿、虚汗喘息等；清肾经用于膀胱蕴热、小便赤涩等。

小肠——清热利尿推小肠

【功效主治】清热利尿。主治水泻、遗尿（尿床）、小便赤涩、尿闭、口舌糜烂。

【位　　置】小指尺侧边缘，自指尖到指根成一直线。

【特效按摩】自指尖直推向指根为补，称为补小肠；自指根推向指尖，称为清小肠。100~300 次。清小肠多用于小便短赤不利、尿闭、水泻等。补小肠多用于多尿、遗尿。

大肠——肠腑病症寻大肠

【功效主治】补大肠可涩肠固脱、温中止泻；清大肠可清利肠腑、除湿热、导积滞。主治泄泻、痢疾、便秘、脱肛、腹痛。

【位　　置】示指桡侧缘，自示指指尖至虎口成一直线。

【特效按摩】从示指指尖推向虎口为补，称为补大肠；从虎口推向示指指尖，称为清大肠。100~300 次。补大肠多用于虚寒腹泻、脱肛等。清大肠多用于湿热、积食滞留肠道、痢下赤白、大便秘结等。

肾纹——小儿目疾揉肾纹

【功效主治】祛风明目、散瘀结。主治高热、目赤肿痛、鹅口疮。

【位　　置】手掌面，小指第 2 指间关节关节横纹处。

【特效按摩】中指或拇指端按揉，称为揉肾纹。100~500 次。揉肾纹可治疗高热、呼吸气凉、手足逆冷等。

肾顶——小儿汗证最有功

【功效主治】收敛元气、固表止汗。主治盗汗、自汗、小儿囟门应合不合。

【位　　置】小指指端。

【特效按摩】以中指或拇指指端按揉肾顶，100~500 次。对自汗、盗汗或大汗淋漓不止等均有一定的疗效。

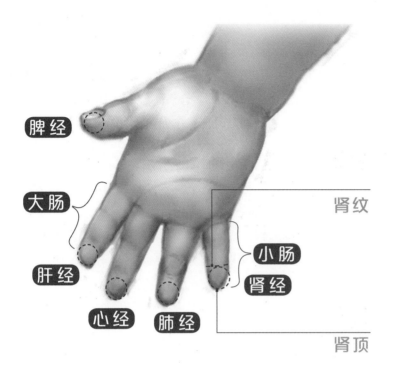

脾经

大肠

肝经

心经　肺经

小肠

肾经

肾纹

肾顶

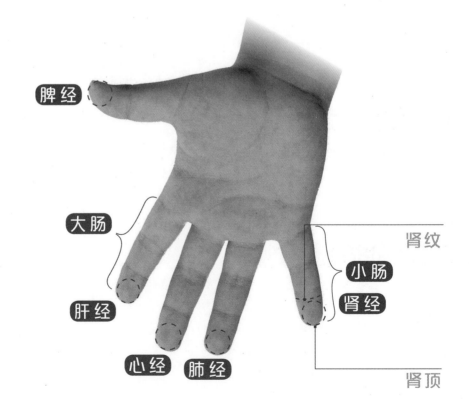

脾经

大肠

肝经

心经　肺经

小肠

肾经

肾纹

肾顶

四横纹——小儿食积效果佳

【功效主治】掐四横纹可退热除烦、散瘀结；推四横纹可调中行气、和气血、消胀满。主治腹胀痛、消化不良、抽搐、癫痫、疳积（营养不良）。

【位　　置】掌面示、中、环、小指第一指间关节横纹处。

【特效按摩】拇指指甲掐揉，称为掐四横纹；示指并拢从示指横纹处推向小指横纹处，称为推四横纹。掐5次，推100~300次。与补脾经、揉中脘等合用可治疗疳积、腹胀、气血不和、消化不良等。

小横纹——退热散结效果宜

【功效主治】退热、消胀、散结。主治口疮、唇裂、烦躁、腹胀。

【位　　置】掌面示、中、环、小指掌指关节横纹处。

【特效按摩】以拇指指甲掐，称掐小横纹；拇指侧推，称推小横纹。掐5次，推100~300次。可治疗口疮、腹胀等。

掌小横纹——掌小横纹清散结

【功效主治】清热散结、宽胸宣肺、化痰止咳。主治口舌生疮、痰热喘咳、百日咳、肺炎、流涎。

【位　　置】掌面小指根下，尺侧掌纹头。

【特效按摩】中指和拇指端按揉100~500次，常与推掌小横纹合用，治疗肺部干湿性啰音。

胃经——胃好身体好

【功效主治】健脾胃、助运化、和胃降逆。主治烦渴善饥、食欲不振、呕恶、呃逆、吐血、鼻出血。

【位　　置】拇指掌面近掌端第一节。

【特效按摩】自指根向掌根方向推，称补胃经；自掌根推向指根方向，称作清胃经。补胃经常与脾经、中脘、摩腹、足三里合用治疗小儿消化不良；清胃经常与大肠、天柱骨、天枢、下七节骨合用治疗小儿腹胀、呕吐等。

板门——厌食不再困扰

【功效主治】健脾和胃、消食化滞。主治食欲不振、食积、腹胀、呕吐、腹泻、呃逆。

【位　　置】手掌大鱼际平面。

【特效按摩】用拇指指腹揉大鱼际平面50~100次。与五经纹、小横纹合用，常用治小儿食欲不振等。

内劳宫——与烦热说再见

【功效主治】清热除烦、清虚热。主治发热、口疮、齿龈糜烂、虚烦内热。

【位　　置】掌中心，屈指时中指与环指指端之间中点。

【特效按摩】用拇指或中指指腹揉本穴 100~300 次。与小肠、心经、天河水等同用，可治疗小儿口舌生疮。

小天心——清热泻火的"小明星"

【功效主治】清热、镇惊、利尿、明目。主治烦躁不安、癫痫、抽搐、目赤痛、小便赤涩。

【位　　置】手掌面大小鱼际肌交接处凹陷中。

【特效按摩】用中指腹或示指腹揉本穴 100~150 次。与心经、天河水、肝经配合可治疗目赤肿痛、口舌生疮等。

总筋——若是实热找总筋

【功效主治】清心经热、散结止痉、调畅气机。主治癫痫、抽搐、夜啼、口舌生疮。

【位　　置】掌后横纹中点。

【特效按摩】拇指指腹按揉本穴 100~300 次，或用指甲掐本穴 3~5 次。与天河水、心经、老龙等合用对夜啼、惊风有一定的疗效。

大横纹——平衡阴阳功效卓

【功效主治】平衡阴阳、调和气血、行滞消食。主治腹泻、腹胀、痢疾、寒热往来、呕吐、食积、烦躁不安、痰结、咳嗽。

【位　　置】仰掌，掌面横纹。靠近拇指端称作阳池，靠近小指端称作阴池。

【特效按摩】双手拇指指腹从掌后横纹中央向两侧分推，称作分阴阳；自两侧向总筋处合推，称合阴阳。各30~50 次，可治疗乳食积滞、腹胀，称分阴阳。

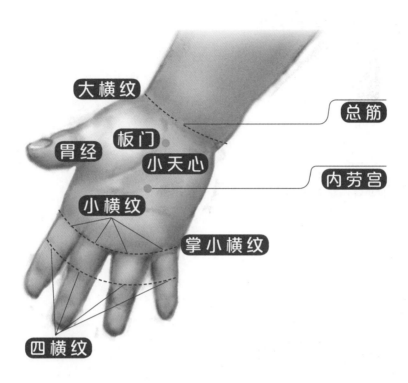

大横纹

胃经

板门

小天心

小横纹

掌小横纹

四横纹

总筋

内劳宫

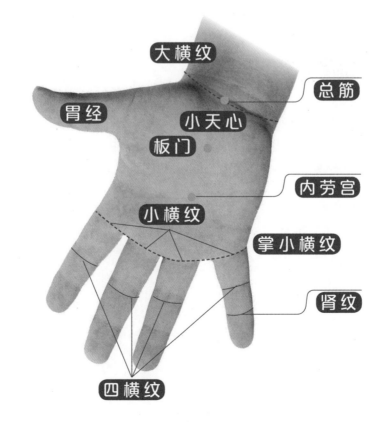

大横纹

胃经

小天心

板门

小横纹

掌小横纹

四横纹

总筋

内劳宫

肾纹

端正——止泻须知左端正

【功效主治】利湿止泻。主治呕吐、泄泻、痢疾、鼻出血、抽搐、癫痫。

【位　　置】中指甲根两侧赤白肉际处。桡侧称左端正，尺侧称右端正。

【特效按摩】用拇指掐本穴 3~5 次，或揉本穴 50 次。与脾经、大肠配合，治疗小儿水泻。与胃经、横纹、板门合用治疗恶心、呕吐。

老龙——开窍醒神掐老龙

【功效主治】开窍醒神。主治抽搐、癫痫、高热、昏迷不醒。

【位　　置】中指甲后一分处。

【特效按摩】掐中指甲后一分处，3~5 次，或至醒为止。急惊风时可掐老龙，掐时小儿感觉疼痛则预后较好，反之，难治。

五指节——促进智力发育

【功效主治】安神镇惊、祛风开窍。主治抽搐、癫痫、惊恐不安、吐涎、咳嗽。

【位　　置】掌背五指第 1 指关节。

【特效按摩】用拇、示二指从小指或拇指依次揉之，每指 20~50 次。与内八卦、膻中配合治疗胸闷、咳嗽。

二扇门——体虚外感快速揉

【功效主治】发汗透表、退热平喘。主治癫痫、抽搐、身热无汗、感冒。

【位　　置】掌背中指根本节两侧凹陷处。

【特效按摩】用两拇指掐之后揉 3~5 次，用示、中二指指腹揉本穴 100~500 次。与肾顶、脾经、肾经配合，多用于体虚外感风寒。

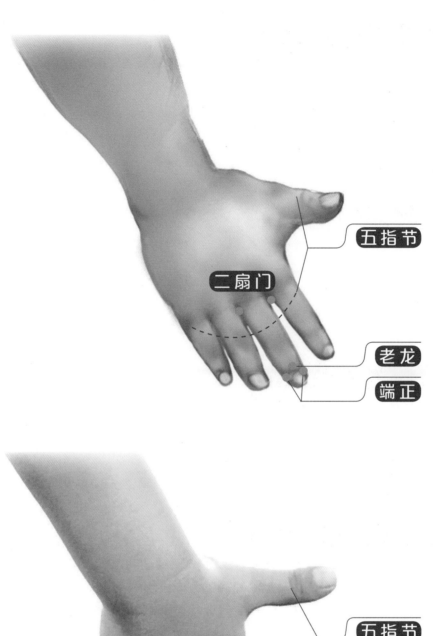

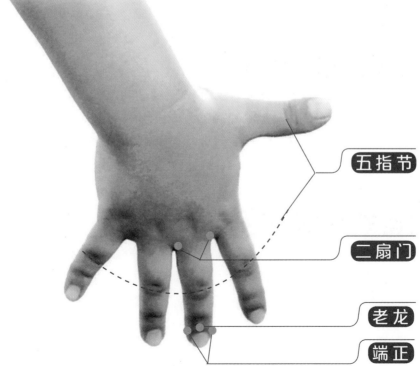

上马——改善烦躁有奇功

【功效主治】滋阴补肾。主治小便赤涩、消化不良、腹痛、体虚、喘咳、脱肛、遗尿（尿床）。

【位　　置】手背环指与小指掌指关节后凹陷处。

【特效按摩】用拇指掐本穴 3~5 次，揉之 300~500 次。与小横纹合用可治疗肺部感染。

威灵——突然昏迷它来救

【功效主治】开窍醒神。主治抽搐、癫痫、头痛、昏迷不醒。

【位　　置】手背外劳宫旁，第 2、3 掌骨间。

【特效按摩】令小儿掌背向上，用拇指指甲掐本穴 5 次，或者掐后稍揉，醒后停止。昏迷不醒时常同精宁配合，加强疗效。

精宁——化痰行气掐一掐

【功效主治】行气、化痰、破结。主治疳积（营养不良）、痰喘、干呕。

【位　　置】手背外劳宫旁，第 4、5 掌骨间。

【特效按摩】令小儿掌背向上，用拇指指甲掐本穴 5 次。常与脾经、三关、捏脊同用，治疗痰喘、干呕等。

膊阳池——感冒头痛揉揉看

【功效主治】解表清热、通络止痛。主治大便秘结、小便赤涩、感冒头痛。

【位　　置】前臂，尺骨与掌骨之间，与内间使相对处。

【特效按摩】用拇指指甲掐本穴 3~5 次，然后揉它，或揉本穴 300~500 次，治疗小儿感冒头痛有一定的疗效。

一窝风——温中行气一窝风

【功效主治】温中行气、除痹痛。主治关节痹痛、腹痛、肠鸣、伤风感冒。

【位　　置】手背腕横纹正中凹陷处。

【特效按摩】拇指指腹按揉本穴 100~300 次。常与肚角、三关、中脘同用，治疗食积腹痛。

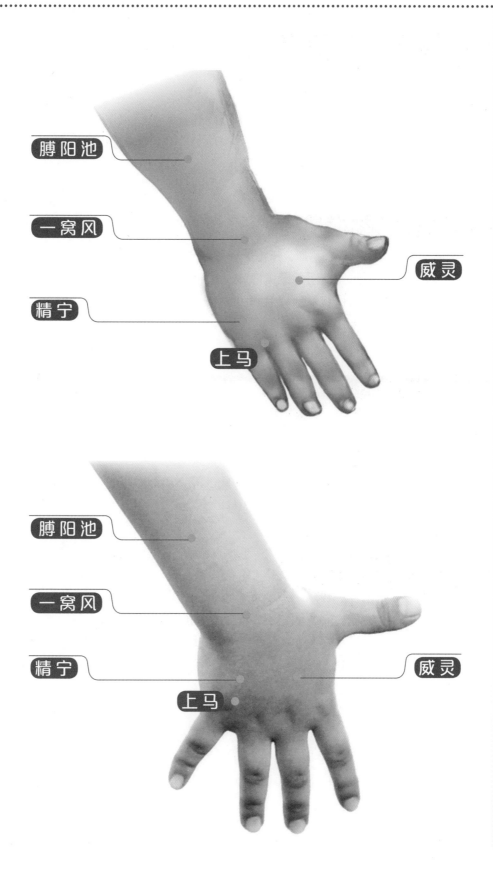

膊阳池

一窝风

精宁

上马

威灵

膊阳池

一窝风

精宁

上马

威灵

三关——风寒感冒推三关

【功效主治】温阳散寒、补气行气、发汗解表。主治气血虚弱、阳虚肢冷、腹痛、泄泻、风寒感冒、疹出不透。

【位　　置】前臂桡侧缘，太渊至曲池成一条直线。

【特效按摩】用拇指指腹从腕横纹推向肘 100~500 次。与肺经、攒竹合同，治疗风寒感冒。

六腑——清热凉血退六腑

【功效主治】清热解毒、凉血。主治高热、抽搐、癫痫、咽喉肿痛、热痢、大便干燥。

【位　　置】前臂尺侧，阴池至鹰嘴突处成一条直线。

【特效按摩】用拇指指腹从肘横纹推向腕横纹 100~500 次。与脾经配合用于止汗；与三关同用有助于清热。

天河水——感冒发热常找它

【功效主治】清热解表、泻火除烦。主治外感发热、高热、烦躁不安、口渴、抽搐、癫痫。

【位　　置】前臂正中，总筋至洪池成一条直线。

【特效按摩】用示指、中指指腹自腕横纹推或轻拍向肘横纹 100~300 次。与攒竹、坎宫、太阳配合治疗风热感冒；与心经、六腑同用治疗夜啼。

箕门——清热利尿效果好

【功效主治】利尿、清热。主治小便赤涩、尿闭、尿潴留。

【位　　置】在大腿内侧，膝盖上缘至腹股沟成一条直线。

【特效按摩】拇指指腹自膝盖内上推至腹股沟 100~300 次。与丹田、三阴交配合治疗尿潴留。

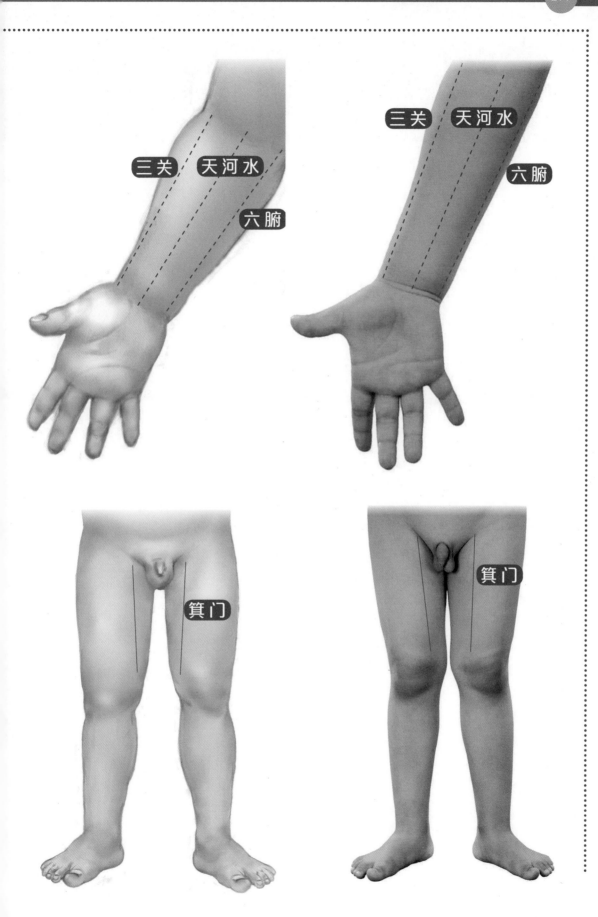

三关　天河水

六腑

三关　天河水

六腑

箕门

箕门